伤寒杂病论类编

［日］内藤希哲　原著

［日］小岛伯玉　续编

［日］大岛仲和　小岛伯象　修定

张耕铭　李政霖　郑广达　校注

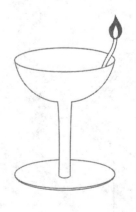

U0308673

全国百佳图书出版单位

中国中医药出版社

·北京·

图书在版编目（CIP）数据

伤寒杂病论类编 /（日）内藤希哲原著;（日）小岛伯玉
续编;（日）大岛仲和，小岛伯象修定；张耕铭，
李政霖，郑广达校注 . —北京：中国中医药出版社，
2022.5

ISBN 978-7-5132-7492-0

Ⅰ.①伤… Ⅱ.①内… ②小… ③大… ④小… ⑤张…
⑥李… ⑦郑… Ⅲ.①《伤寒杂病论》Ⅳ.① R222.1

中国版本图书馆 CIP 数据核字（2022）第 041882 号

中国中医药出版社出版

北京经济技术开发区科创十三街 31 号院二区 8 号楼
邮政编码 100176
传真 010-64405721
山东临沂新华印刷物流集团有限责任公司印刷
各地新华书店经销

开本 880×1230 1/32 印张 17 字数 349 千字
2022 年 5 月第 1 版 2022 年 5 月第 1 次印刷
书号 ISBN 978－7－5132－7492－0

定价 68.00 元
网址 www.cptcm.com

服 务 热 线 010-64405510
购 书 热 线 010-89535836
维 权 打 假 010-64405753

微信服务号 zgzyycbs
微商城网址 https://kdt.im/LIdUGr
官 方 微 博 http://e.weibo.com/cptcm
天猫旗舰店网址 https://zgzyycbs.tmall.com

如有印装质量问题请与本社出版部联系（010-64405510）
版权专有 侵权必究

　　《伤寒杂病论类编》，原名为《金匮玉函经类编》，初由内藤希哲执笔，撰成太阳病三卷、阳明病一卷、坏病篇二卷，共计六卷。希哲去世后，门人小岛伯玉继承其业，耗时近三十年完成全书十二卷，于日本明和二年（1765）脱稿，京都大学藏其写本。后又经馆林藩医大岛仲和与其侄小岛伯象重加修定，编为十三卷，于日本文政二年（1819）刊行。

　　本书将《伤寒杂病论》条文分类重编，并加注解，卷一为序论、脉法、辨证、治法篇，卷二至卷五为太阳篇，卷六至卷七为阳明篇，卷八至卷十为少阳、太阴、少阴、厥阴篇，卷十一至卷十三为辨坏病脉证并治，末附《伤寒杂病论类编》附言、《平脉法》贬伪及后叙。如果把内藤希哲所撰《医经解惑论》看作希哲学术思想体系的总论，那么后人为希哲整理的《伤寒杂病论类编》则可以看作研究各论，二书互为根本与补充，构成了内藤希哲医著的完整框架。若将二书相互参照研究，对于我们系统、全面研究内藤希哲的伤寒学术思想体系将大有裨益。

内藤希哲，字师道，通称泉庵，日本信州松本人，生于日本元禄十四年（1701），卒于日本享保二十年（1735），是江户中期后世别派医家。著有《医经解惑论》《伤寒杂病论类编》二书，其学术思想颇为当今汉方家所重视。

希哲自幼酷爱医术，重视理论与实践的结合。希哲初读《万病回春》，试方不验而生疑惑。继读《内经》《难经》《本草纲目》、金元百家之作及内外妇儿各科医书，遍求日本诸家秘方验方，疑惑未解，便寻得《伤寒论》《金匮要略》二书，废寝忘食研读，并参阅诸家之注，然后用于临床，疗效显著。在此基础上重读《内经》《难经》，深刻领悟中医的思想体系。其后又得《金匮玉函经》，深为仲景书的散乱而叹惜，故对其进行归纳整理，分类编次，订正错杂，博采众说，间附己见，而成《金匮玉函经类编》。后又撮其大意，分题释疑，命名为《医经解惑论》。希哲博极群书，上自《内经》《难经》，下至中日先贤诸家，无所不求，不唯旧注，沉思力索，反复实践，融会贯通，直至领悟其本质。这种沉潜严谨的治学态度、理论联系实际的治学方法，迄今仍值得借鉴。

学术见解上，希哲首先提倡"五经一贯""三书本一"。希哲曾明确提出医家当以《素问》《灵枢》《难经》《本草经》《伤寒杂病论》为五经，认为五经有一贯之旨，仲景著《伤寒杂病论》正洞视了四经之理，"诚四经之总括"。治医之道当先通四经之大体，乃向仲景之书，"十有六卷之文，谙记精识，不遗一字，更善融会贯通""于是读四经，则其义莫不明晰而符合矣""然后读诸书，则其是非得失，尽彰彰如分黑白；临诸病，则其虚实死生，皆瞭瞭如辨水火，而放手施治，乃得十全之功矣"。

希哲还主张《伤寒论》《金匮要略》《金匮玉函经》三书本为一书，即《伤寒杂病论》。《玉函经》同《伤寒论》大同小异，《金匮要略》是《伤寒杂病论》之末六卷。他反对《伤寒论》专为伤寒设、《金匮要略》为杂病专书之说，认为仲景书是一部万病之全书，"前十卷万病通治之活法"，"后六卷但附录前十卷之余裔"。为此他的著作是合三而一，以《玉函经》为参考，以《伤寒论》为主体，糅入《金匮要略》有关内容。如将《金匮要略》"脏腑经络先后病脉证"为全书总论，将痉、湿、暍列于太阳病中，将百合、狐惑、阴阳毒列于坏病中等。虽未能将《金匮要略》的全部内容糅进，且其编次是否真与仲景书原貌接近尚不可知，然此举大胆果断，在汉方医学中堪称开编次仲景全书方法之别径。

希哲还提出"六经括百病，以法类方证""万病虽多，而感于外者不过六气；伤于内者，不过饮食劳倦七情；而至其为病，则不过于在表里上下而为虚实寒热也"，仲景之书"正欲穷万病之本源，极万病之变态，尽脉证治法之枢机"。为此他研究整理的方法是以六经为纲，六病为纬，辨病、治病之法为目，以法类方证，重新编次。如此归类，层次清晰，简明扼要，"六经括百病"之旨昭彰易见。希哲又指出，诸方虽不足以愈诸病，然深得其本旨，可以见病知源，临证或"直用其方，或加减用之，或准其方而用后贤之方，或效其法自制方"。并介绍临证经验，"二书固无眼目小儿科等方论，而今遇此诸病，详其脉证以六经方法治之，得效如神者甚多。且痉病篇中无桂枝加附子汤、乌梅丸证；疝气篇中无八味丸、当归四逆汤证……而予用之取即效，起危废者数百人"。希哲深达仲师奥旨，善用圆机活法，经验丰富，论述贴切。

希哲精通五经，深研金元明清名家医著，临床经验丰富，其对《伤寒杂病论》的研究在日本尚属先驱。若说日本研究《伤寒论》是以古方派为中心发展起来的，吉益东洞为其核心人物，东洞60岁纂成《类聚方》，而希哲年长吉益东洞1岁，30岁前后便著成《金匮玉函经类编》《医经解惑论》二书。当时日本研究仲景书者尚少，甚者连《金匮玉函经》是何书都不知晓，有学习者也只知其一，不知其二，在此情形下，希哲能系统、深入地进行研究，实在难能可贵。

由上可知，希哲既不同于后世流散之杂学，也不同于考证派专事训诂笺注，与古方派尊仲景而贬《内经》《本草》、重《伤寒》而轻《金匮》、法方证而疏理论也大相径庭。他立足于经典著作的根本理论，统一仲景三书，并参考金元以后医学，密切联系临床实际，着重阐发仲景理法方药的真髓，在汉方医家中是别具特色的。

鉴于国内目前尚未出版过《伤寒杂病论类编》，内藤希哲的学术体系亦不为国人所知，而湮没于无尽茫茫之医海，非常可惜，故我们不揣冒昧，抱着无愧于作者、对得起读者、服务于临床的态度担负起了这部书的校注任务。佛家禅宗有云："千年暗室，一灯即明。"但愿此书的出版能为中医界增添一分新的生机与希望。

此次整理校注，以日本文政二年（1819）大岛燮即省庵刻本为底本，校勘以对校、本校、他校为主，酌情运用理校，具体问题的处理，见以下各点。

1. 底本为竖排繁体字，本书皆改为横排规范化简体字。

2. 对原书予以重新标点。

3. 书中原注释性文字于文中做小字以示区分。

4. 对于书中出现的明显错字、俗字、误字（包括笔画有误、刊刻有误等）、异体字、古字予以径改，不出注。

5. 原作者于书中引录他书之文献，部分出现阙漏或改动（未影响原义），今据原底本予以部分改正，不出校记。

6. 对些许疑难字词做了注解与补充，注音则以现代汉语拼音方式。

7. 各序末原刊印章，今删。

8. 原文中出现的图示予以保留并影印置于对应文后。

9. 原书中表示上下的"右""左"径改为"上""下"。

10. 原书由于篇幅较长，原先每卷前各有分卷目录，此次整理，将分卷目录统一放置于卷首，并予以重新编排。

11. 为了阅读方便，特将原书中对应论述的《伤寒论》《金匮要略》《难经·十八难》《素问·风论》条文做楷体以示区分，原书中条文上方以小字标注有条文序目或对应出处，今删。

由于校注者水平及条件有限，错误及疏漏之处在所难免，衷心希望读者提出宝贵意见，以便进一步完善提高。

点校者

2020 年 3 月

参考文献

谭素娟.内藤希哲及其论著［J］.辽宁中医杂志，1989（6）：12-13.

目录

二

三

序

　　馆林医员大岛仲和携《伤寒论类编》来示予，且请序。予取而阅之，乃其伯父小岛伯玉据其师内藤希哲遗稿而补其不足、订其未定，将以行于世，有志而未果。至仲和，更雠校删定，始成全书者也。盖《伤寒论》之为书也，自经王氏撰次以来，千有余年于今矣，注者无虑数百家，各因其所见为说，纷纷淆错，一是一非，未有归一之说也。如此书乃希哲氏以英迈之才创业之，伯玉继补订之，仲和亦校定之，经三人之手而后始成全书焉。则知其说，皆有所研覈①而非苟发者也。后学依此书为舟筏，以沂其渊源，则仲景氏之底蕴庶几乎可得而窥焉耳！然则三子者之有功于仲景，不亦伟乎？予感读之余，聊志鄙言以题其卷端。

文政己卯冬十一月

庞泽　越智　雄鸣乡　撰

---

① 研覈（hé）：亦作"研核"。审察考查；研究考核。

叙

·

庆元以来，唱古医方注《伤寒论》者不乏其人，而其可以传世行远者，落落乎晨星尔。根据喻嘉言、程郊倩详明表里虚实者，内藤泉庵、小岛盛庵《类编》是也；不依古人门墙，别为一家，针王氏之顶门者，中西深斋《辨正》是也；一字一句为之考证，其大意不异于深斋者，山田图南《集成》是也；不创自家之说，率由古训援引宏博、考镜精密者，多纪桂山《集谊》是也。之四家识见虽各异，而其丹心碧血存于简编可以传世行远则一也。其他泛泛常常之注释，不足挂齿牙也。余以谓《辨正》《集成》《集谊》既上木，而《类编》乃写本，流传豕亥①颇多，而未闻镂于梨枣，不亦遗憾乎？大岛仲和损资刻《类编》，余剧喜，自今《类编》与三家之注并行，泉庵、盛庵而有知，当破颜于无何有之乡为！仲和，盛庵之侄也，名燮，号養运，仲和其字也；

———————————

① 豕(shǐ)亥：书籍传写或刊印中的文字错误。

世以医谷于馆林侯，资性笃实，勤思医籍，尝慨《类编》将归于湮没，节缩百费，以不朽其伯父苦心，可谓奇男子也！

文政己卯冬十一月

樗园　杉本　良　忠温撰

序

在昔仲景氏，以天纵之才，感亲戚之沦丧，作《伤寒杂病论》，合十六卷，以立万世不易之法也，述万病通治之式也，而后世无以尚焉。可谓医药之道，于是大成矣。然其书经三国扰乱之会，湮晦不显者，殆数十年矣。至西晋王叔和，初知其法，可据其方可用也，乃为撰次，且作例而行于世。王氏之功于后世者，岂少少哉？

继之唐高继冲，又重编录上进，于是夫人知有仲景《伤寒论》而不知其所谓《伤寒论》则叔和以后《伤寒论》而非仲景《伤寒论》也。惜乎王叔和不知仲景之意，妄撰次且作例令，千载之后，如瞽①无相，怅怅乎不可行者，是谁之咎乎？非齐之

---

① 瞽（gǔ）：眼睛瞎，或指没有识别能力。

田①，则秦之吕②耳。独明方中行唱义于邈为之后，首削叔和之例，更编次以作条辨次之。喻、程二氏亦驳其例而尚论之、条辨之，于是乎叔和撰次之妄例之伪，昭昭乎著矣，可谓三氏之功大也。

虽然，三氏之说亦各有得失，未全得其义，九仞③室之难窥，曷责三氏？千载之遐也，西土之广也，为医者何啻亿，而无一人知仲景之法者焉，可胜叹矣哉！虽然余尝思方，今承千百有余年，文教大阐，豪杰比肩，于是圣人之道复明我东方也，此岂非神祖仁德之所致乎？

由此观之，黄岐之遗法，虽西土不能明之，而我邦特不能之，况医方特不蒙神祖之仁德乎？顾当今之世，岂无其人乎？于是遍求广问，如有马名古屋诸氏，虽各有著述，其言偷薄，不可以载而传矣。近世香川氏，主其师说，以唱古法，破魏晋以来之陋说，以立一家言，可谓豪杰之士也。虽然操心之锐不屑越人，仲景则必取，诸臆以议古人者而已矣。

吾友内藤氏，一日语余曰：先人尝潜心于《伤寒论》，征于《素》《难》，折衷诸氏研究之久，所著有若而篇，其业未半，不幸短命而死矣，憾其书不全备也。余乃得其书谨读之，数回喟然叹曰：有斯人哉！有斯人哉！果矣哉！黄岐之遗法复明于我东方

---

① 齐之田：齐国田氏家族田成子。庄子《南华经·胠箧》记载田成子盗齐国之事，指他为诸侯大盗，被称为"田成子取齐"。也是后世常引用之成语"窃钩者诛，窃国者侯"的由来。

② 秦之吕：指吕相绝秦，出自《左传·成公十三年》。

③ 九仞：基本意思是六十三尺。一说七十二尺。常用以形容极高或极深。

也！亦唯神祖仁德之所暨哉！虽其书未全备乎，由其说以读《伤寒论》，则仲景之堂，岂难升哉？余虽不敏，请反三偶，以继先君之业也。于是决志向此书寻问讲究，三十年一日稽古征今，而后合《金匮要略》为一书，纂诸家之注问，亦加愚说集斯大成，名曰《伤寒杂病论类编》。不敢自私之上梓桑，以问正于世，大方君子，无啬斧斤①，则不特此书，幸又生民无穷大幸也。

明和乙酉仲冬朔
盛庵小岛瑞伯玉识

---

① 斧斤：以斧子修削。亦喻指过分雕琢。

序

《伤寒杂病论》集经编次者数，若夫注家，宋则无己成氏，明则中行方氏、嘉言喻氏，清则郊倩程氏，其选也；旁证者，则《千金》《外台》之书，《肘后》《脉经》，又其选也。然而学者，犹若漫衍无方，望洋无际，而治疗之间，其言与事也，间有不符者焉。故摸尾索脚，扫帚云漆桶云者，世多有焉，君子盖悲焉。本邦艺文之盛，虽豪杰辈出，世不乏其人，而大率以为名作家为急务，是以未见其全注者也。信阳泉庵内藤氏，才秀学博有妙识，惧医法其若斯颓废，而天下被其祸也，迺稽古征今，迮试诸实事，折衷诸家之说而类注。

此篇言详载于《解惑论》，惜乎业未半而天夺其功，我伯父伯玉氏后出继志，率业研究殆乎三十年，勤矣！未及问于世，而淹然长逝矣。余幼犹逮于见其精忠不懈之状。余已决志向医法也，寻师负笈平安浪华西北诸侯之邦，及九国长崎之滨，无所不求，则无所不学，以扫试业于东都之市，似矣隔靴挠痒也。于是又馨所家尝贮读之，最后翻此稿而阅之，吁殊异于所我昔尝肄讲也。益读而信之，重试诸于病者，逾益信之，加所昔尝肄者，而逾进于道矣，亦二十余年于今矣。虽未能免识者之悄乎，谓有少得者，此书之力也，遂有不自私而公于世与众之志。于是迺削重复，去剩语，间有所见则损益之，手自誊写数次，与侄鼎谋校而订之，以不朽梨枣，翼使世之志于医法者知，方而彰告二氏之功于其人也。若能因是说，救万一于几死，则二氏死而不朽也。若言与事不符，试而不可，则己已必不强作之辞，此谓二氏志也。

文化十三年龙集丙子二月望

馆林医学　大岛燮仲和撰

此书先辈内藤氏所草创，既编太阳篇三卷、阳明篇一卷及坏病篇二卷，合六卷。而其业未半，天夺其功，余私淑其教，朝研夕究，略得其肯綮^①，于是不量愚陋，继而注解，非敢言得仲景之本旨，高明君子幸正之。

此书内藤氏初名之曰《金匮玉函经类编》，盖尊敬仲景而美称其书也。余今复于古名者，亦尚古之意也。且称《玉函经》，则不知者以为八卷之《玉函经》，故改名《伤寒杂病论类编》云。

旧编历王叔和及高继冲等编次，乃非仲景之古矣。自是厥后，诸家虽各改编次，亦未得其正。今又以类编之，令不混杂，故名《类编》也。

仲景之书，《经籍志》所载其目虽多，而后世所传，唯《伤寒论》十卷、《金匮玉函经》八卷、《金匮要略》三卷耳。盖三书

---

① 肯綮（qìng）：典故名，典出《庄子·内篇·养生主》"肯，著骨肉。綮，犹结处也"。后遂以"肯綮"指筋骨结合的地方，比喻要害或关键之处。

虽其名各异，而仲景所自名《伤寒杂病论》也。王叔和分十卷名《伤寒论》且作例，或尊称《金匮玉函经》；又分六卷名《金匮要略》，以为《杂病论》，于是一书分为二、为三，则非仲景之古也。故今合《伤寒论》《金匮要略》以为一书，此据仲景自序曰"为《伤寒杂病论》，合十六卷"也。

《辨脉法》不止辨脉，而辨证混说，此后人之鲁莽也。故今削《辨脉法》之篇名而分其辨脉条与辨证条，且合《要略》初篇，以立《序论》《脉法》《辨证》《治法》四篇，此欲使读者易喻也。

《平脉法》一篇，全然非仲景之笔，盖后人观仲景序中有平脉辨证之语，妄集诸说，拟为《平脉法》也，故文辞鄙陋且意义不的切，今皆削去，不令布鼓奏雷门[①]。

凡论中称"师曰"立论者，皆非仲景之语气，暂存拟难朙[②]。又有缺文断篇不可读者，亦不敢为之注举，以俟后考。

削叔和序例之说，诸家辨之明白，故不复赘。

叔和所编次之《伤寒论》，十卷二十二篇，其从第十五篇至末篇，凡八卷，为叔和之所立。故第十五篇首曰：夫以为疾病至急，仓卒寻按，要者难得，故重集诸可与不可方治，比之三阴三阳篇中，此易见也。虽叔和曰易见，然以余观之，混杂重沓，反不易见。故今皆削去可与不可诸篇，其中不载六经篇诸条尽取之，以类编入各篇云。

---

① 布鼓奏雷门：即布鼓雷门，在雷门前击布鼓。比喻在能手面前卖弄本领。
② 朙（tiāo）：太阳昏暗不明。

桂枝汤、麻黄汤，太阳里和表病者之主方也。盖太阳上篇所列之诸条，未足尽二汤之主治，特示一端令读者触类以长耳。二汤宜用岂止所列之数条乎？故今于方后具述主治以顾其义云，诸方仿之。

小岛瑞识

此书享保中内藤氏初草创及于明和二乙酉岁伯玉父继卒业，中间几乎四十年矣，尔来至于今，相距又五十年矣。其间流传相誉写布于世籍于人口者，亦不鲜也。有窃抄六经篇中一二册而十袭①宝惜为家珍者焉；至于或潜因其说，改易文辞，为自己之成说称新著者也。余伤其紊乱如是，又惜二氏创业举事而所以功于百世者于是湮灭不传也，乃除重复、去剩语，间又加所见誊写，数次漫拟成书，以公于世，以塞大方君子之望云。

此书本别为十四卷，今削去重剩，减纸数，以《平脉法》贬伪一卷附坏病篇卷末厘为十三卷尔。

方剂水率量衡之说，详载于《解惑论》焉。然以余观之，犹泥矣。盖人有强羸老幼，病有轻重缓急，已无一定之人，又无一定之病，则不可有一定之方也。故方下注斤、两、升、合、把、尺者，亦示其大概耳。如"强人可大附子一枚，干姜三两"及"强人一钱，羸者减之"，可以观已。况称把尺者，广幅细大，岂有定数乎？虽仲景之博学，必取诸其臆者而已，学者宜范我，驰驱而不失其行矣。

---

① 十袭：把物件一层层裹起来。形容很珍重地收藏。

药材真伪好劣及炮炙修治之辨，李时珍细目尽之，又详载于《解惑论》焉。而世医大率鹿①于择材，不辨真伪好劣也。欲抱此伪劣趋疾阵者，难矣哉。此以不习民战之类也，余不知其可矣。

凡读《伤寒论》，当须体认临疾人施治疗之日而思索之。若以为寻常文辞之看法，则其修多愆，其入不深矣，莫书与吾二而可始共言而已矣。吁！亦不啻读《伤寒论》法矣。

大岛燮识

---

① 鹿：粗，陋。

卷
一

"卒"，成本作"杂"是也。盖蠹鱼[①]食佳[②]与八，乃成"卒"字也，《序》中"《伤寒杂病论》合十六卷"可以证也。此序分为六节。

论曰：余每览越人入虢之诊，望齐侯之色，未尝不慨然叹其才秀也。怪当今居世之士，曾不留神医药，精究方术，上以疗君亲之疾，下以救贫贱之厄，中以保身长全，以养其生，但竞逐荣势，企踵权豪，孜孜汲汲，惟名利是务，崇饰其末，忽弃其本，华其外而悴其内，皮之不存，毛将安附焉？

第一节初叹越人医才之秀，而怪当今居世之士，无仁慈之志，竞逐荣势名利而伤损神志，其身亦毙者也，不止指医人而言。

卒然遭邪风之气，婴非常之疾，患及祸至，而方震栗，降志

---

① 蠹（dù）鱼：又称衣鱼，一种蛀蚀书籍、衣服的虫子。
② 佳（zhuī）：象形字，鸟之短尾总名也。

屈节，钦望巫祝，告穷归天，束手受败，赍百年之寿命，持至贵之重器，委付凡医，恣其所措，咄嗟呜呼！厥身已毙，神明消灭，变为异物，幽潜重泉，徒为啼泣，痛夫！举世昏迷，莫能觉悟，不惜其命，若是轻生，彼何荣势之云哉？而进不能爱人知人，退不能爱身知己，遇灾值祸，身居厄地，蒙蒙昧昧，蠢若游魂。哀乎！趋世之士，驰竞浮华，不固根本，忘躯徇物，危若冰谷，至于是也！

第二节叹世人蒙昧，自招夭殃也。

余宗族素多，向余二百。建安纪年以来，犹未十稔，其死亡者，三分有二，伤寒十居其七。感往昔之沦丧，伤横夭之莫救，乃勤求古训，博采众方，撰用《素问》《九卷》《八十一难》《阴阳大论》《胎胪药录》，并《平脉辨证》，为《伤寒杂病论》合十六卷，虽未能尽愈诸病，庶可以见病知源，若能寻余所集，思过半矣。

第三节述所以作《伤寒论》之意。

夫天布五行，以运万类；人禀五常，以有五脏。经络府俞，阴阳会通；玄冥幽微，变化难极。自非才高识妙，岂能探其理致哉！上古有神农、黄帝、岐伯、伯高、雷公、少俞、少师、仲文，中世有长桑、扁鹊，汉有公乘阳庆及仓公，下此以往，未之闻也。

第四节谕自非沉潜默识以入精微之才，则医方难明也。上古以来妙识理致者，若是其堇堇①也，以起今之医。

---

① 堇堇：假借为"仅"。少的。

观今之医，不念思求经旨，以演其所知，各承家技，终始顺旧。省疾问病，务在口给；相对斯须，便处汤药。按寸不及尺，握手不及足；人迎趺阳，三部不参；动数发息，不满五十。短期未知决诊，九候曾无仿佛；明堂阙庭，尽不见察，所谓窥管而已。夫欲视死别生，实为难矣！

第五节论时医之鲁莽，以明诊察医人之法，不可不详审也。

孔子云：生而知之者上，学则亚之，多闻博识，知之次也。余宿尚方术，请事斯语。

第六节引孔子之言，证虽非生知之人，困学可能亚生知也。

汉长沙太守南阳张机著

《医林列传》曰：张机，字仲景，南阳人也。受业于同郡张伯祖，善于治疗，尤精经方，举孝廉官，至长沙太守，后在京师为名医，时人以为扁鹊、仓公无以加之，故后世称为医圣。

序论第一

夫人禀五常，因风气而生长。

五常者，五行地之精也。风气者，兼寒暑燥湿火天之气也。言虽万物皆禀地之五行，因天之风气而生长，然或专禀木气或专禀金气，而不能兼具五行也。人者，万物之灵，故具地之五行而无遗，因天之六气而生长也。

风气虽能生万物，亦能害万物，如水能浮舟，亦能覆舟。

阴阳五行，衰旺进退之常，譬喻以示万理皆同。

若五脏元真通畅，人即安和。客气邪风，中人多死。

元真者，五脏之精气。客气邪风者，六气之害人者。言凡人五脏无虚，精气充实，而通行畅布于一身，则其人无病；若五脏虚弱，精气不充，则外邪侵入而多至死也。

千般疢难，不越三条。

人病虽千态万状乎，所以得病之由，不越三条也。

一者，经络受邪，入脏腑，为内所因也。

内藤氏曰：经络受客邪，渐入脏腑者，素因脏腑有偏虚，元真不通畅所致。故曰"内所因"。

二者，四肢九窍，血脉相传，壅塞不通，为外皮肤所中也。

内藤氏曰：若一时因腠理不密，虽经络受邪，而其脏气坚固，则邪不能内入，唯四肢九窍，血脉相传，壅塞不通耳，故为外皮肤所中也。

三者，房事、金刃、虫兽所伤。

房事兼饮食中毒，金刃兼跌仆闪挫，虫兽兼鸟鱼，言虽内无脏气虚，外无客邪之侵，而伤于此数者，则为病也。房事、饮食中毒，内伤也；金刃、虫兽，外伤也。此内外无虚而受邪也，后世所谓不内外因是矣。

以此详之，病由都尽。

万病虽多，其所原始则不外于此三因。

若人能养慎，不令邪风干忤经络，适中经络，未流传腑脏，即医治之。

若人能谨慎守保生之道，则五脏元真通畅，虽有邪风而不能干忤经络也。假令邪风适中经络，以其五脏无虚，故未流传腑脏也，于是医治之即可愈也。

四肢才觉重滞，即导引、吐纳、针灸、膏摩，勿令九窍闭塞。

医术有此四法：导引者，华佗五禽戏法之类，法见于诸书；吐纳，谓汤药，吐者，宣发之谓，纳者，收涩之类；膏摩者，谓外治，膏者，膏药，摩者，按摩也。重详邪风适中经络，未流传腑脏四肢，才觉重滞之时，早随四法则不令九窍闭塞，不流传脏腑，而其病可愈也。

更能无犯王法。

以下详保身长全，以养其生之道也。王法者，时王之法律也。苟犯时王之法律，则必刑罚从之，虽非病，而毁其身、损其命则一也。

按：沈目南本脱"犯"字。名古屋氏"王法"为"五法"，注亦不通。

禽兽灾伤，房事勿令竭乏。

禽兽兼虫鱼，灾伤兼坠堕、金刃等，房事兼七情。凡人不谨慎而伤于此数者，则皆能令气血竭乏而邪风易侵，非保身长全之道也。

服食节其冷、热、苦、酸、辛、甘，不遗形体有衰。

衣服言冷、热，食饵言苦、酸、辛、甘。衣服薄而过冷则伤阳，厚而过热则伤阴；食饵过苦则伤心，过辛则伤肺之类，皆能使脏腑偏胜乃形体有衰，而邪风易侵，亦非保身长全之道也。

病则无由入其腠理。

守保身长全之道，以养其生，则五脏元真通畅，虽有病邪，无由入其腠理也。

腠者，是三焦通会元真之处，为血气所注；理者，是皮肤脏腑之文理也。

三焦者，包罗脏腑之脂膜也，盖总一身表里上下而言之。通者，往来之谓；会者，聚会之义。五脏元真往来于三焦之处，谓之腠也。凡人之皮肤脏腑，皆有文理，而津液往来于其间，故曰

"理者，是皮肤脏腑之文理也"。以腠理指为玄府者，非也。

此仲景法于阴阳五行，以论人身生、病、死三等，盖《伤寒杂病论》之发端也。旧编以此条编《金匮要略》第二条。沈目南曰：此条是书中之大旨，通部之纲领，前人误编第二章，兹冠于首，以正头绪，令不致纷纭也。今从沈氏说，以此条为开卷第一章。

问曰：有未至而至，有至而不至，有至而不去，有至而太过，何谓也？师曰：冬至之后，甲子夜半少阳起，少阳之时阳始生，天得温和。以未得甲子，天因温和，此为未至而至也；以得甲子而天未温和，此为至而不至也；以得甲子，而天大寒不解，此为至而不去也；以得甲子，而天温如盛夏五、六月时，此为至而太过也。

问曰：阳病十八者，何谓也？师曰：头疼，项、腰、脊、臂、脚掣痛。阴病十八者，何谓也？师曰：咳、上气、喘、哕、肠鸣、胀满、心痛、拘急。五脏病各有十八，合为九十病，人又有六微，微有十八病，合为一百八病，五劳、七伤、六极、妇人三十六病，不在其中。清邪居上，浊邪居下，大邪中表，小邪中里，槃饪之邪，从口入者，宿食也。五邪中人，各有法度，风中于前，寒中于暮，湿伤于下，雾伤于上，风令脉浮，寒令脉急，雾伤皮腠，湿流关节，食伤脾胃，极寒伤经，极热伤络。

二条俱明明后人之加笔，故不加注解，后皆仿之。

脉法第二

问曰：脉有阴阳者，何谓也？答曰：凡脉大、浮、数、动、滑，此名阳也；脉沉、涩、弱、弦、微，此名阴也。凡阴病见阳脉者生，阳病见阴脉者死。

方氏曰：阴阳者，通脏腑、血气、表里、虚实、风寒而总言之也。大、浮、数、动、滑，皆阳之性能，故见则为阳气至可知也；沉、涩、弱、弦、微，皆阴之体段，故见则为阴气至可诊也。阴病，三阴之属也，见阳脉则阴消而阳长。阳主生，故有生之兆，先见可明也。阳病，三阳之类也，见阴脉则阳退而阴进。阴主杀，故应死之机，已著可审也。

按： 此条深义，沉潜默案，而后可能得也。以大、浮、数、动、滑五脉名阳，则洪、长、牢、实类皆为阳脉可知也；以沉、涩、弱、弦、微五脉为阴，则迟、芤、濡、紧类皆为阴脉可知也。阴病阳病，不止指三阴三阳病也。阴病者，谓视其病证，则无生理也；阳病者，谓视其病证，则无死证也。见阳脉、见阴脉者，不止指上文十脉也。见阳脉者，谓见有生气之脉也；见阴脉者，谓见无生气之脉也。如此论，则虽大、浮、数、动、滑五阳脉，时或以为阴脉，为死脉；虽沉、涩、弱、弦、微五阴脉，时或以为阳脉，为生脉也。可见不可拘泥脉之阴阳以决定吉凶也。仲景此条问答，才四十八言，而寓许多之妙旨，学者勿以文面平易勿诸。或问：此条阴阳脉与《难经·四难》阴阳脉其义同异？曰：《四难》所谓阴阳者，就平人无病之脉，论定五脏脉位之说也。故以轻手候之与重手候之为阴阳，以定心、肺、肝、肾部位也。"阴""阳"二字，其义狭而止一义。此条所谓阴阳者，非谓平人无病之脉，即临病人诊察脉之有生气与无生气而决定死生之法也。所谓大、浮、数、动、滑名阳，沉、涩、弱、弦、微名阴者，示大法耳。其实"阴""阳"二字，所兼甚广矣，与《四难》所谓"阴""阳"二字异矣，若文义同，则非仲景之意也。

　　脉蔼蔼，如车盖者，名曰阳结也；脉累累，如循长竿者，名曰阴结也。

　　阴阳者，指表气里气言，不必为气血看也。结者，指表气里气之结滞者言，不必为大便秘结看也。方氏曰：蔼蔼，团聚貌如车盖，言浮旋于上也；累累，联络貌如循长竿，言沉直于下也。《金鉴》曰：蔼蔼如车盖者，形容脉之浮大有力，即阳结浮数之脉也；累累如循长竿者，形容脉之沉石有力，即阴结沉迟之脉也。非也。何则？彼条论大便秘结分阴阳，以脉之浮、数、沉、迟名阴结、名阳结；此条诊脉以辨表气里气之结滞而名阴结、名阳结。文字虽同，其义各异也。故浮、数、沉、迟自浮、数、沉、迟，蔼蔼、累累自蔼蔼、累累，岂同一乎？若令蔼蔼、累累果同浮、数、沉、迟，则当直曰浮、数、沉、迟，何为难解之隐语？

按：此二条非死脉，故曰"名曰"，下条三脉死脉也，故不曰"名曰"，可见语势有缓急。

脉瞥瞥，如羹上肥者，阳气微也；脉萦萦，如蜘蛛丝者，阳气衰也。_{宋板细注曰：一云阴气。宜从。}

阳气微也者，一身阳气衰微也；阴气衰也者，一身阴气衰微也。"衰""微"二字，宜互视。方氏曰：瞥，过目暂见也。羹上肥，言轻浮而若有若无也。萦萦犹如绕绕蜘蛛丝，言柔弱而极细也。程氏曰：卫气衰之脉浮_{指其"脉浮而汗出如流珠者，卫气衰也"之条}，此复以瞥瞥如羹上肥者形其脉浮而衰之象；荣气微之脉沉，而此以萦萦如蜘蛛丝者形其脉沉而微之象。非也。彼条论荣卫二气之衰微，此条论一身阴阳二气之衰微，其脉应不同矣，若二条俱论荣卫二气之衰微，则属重复。

脉绵绵，如泻漆之绝者，亡其血也。

其人阴阳二气虽不衰微，而一时暴亡血，则阴阳俱竭，故见此脉也。成氏曰：绵绵者，连绵而软也。如泻漆之绝者，前大而后细也。

按：如泻漆之绝者，不俟解而其义明矣。成氏之解，却觉不的切。

《金鉴》曰：绵绵如泻漆之绝者，形容脉之沉而无力，即荣气微之弱脉。非也。彼条论虽有可发汗证，而其脉沉而兼筋急证，则不可发汗之义，与此条意大不同。

阳脉浮大而濡，阴脉浮大而濡，阴脉与阳脉同等者，名曰缓也。

阳脉阴脉者，兼尺部寸部及重手轻手言。同等者，无过不及之谓也。若有过不及，则病脉也。程氏曰：按缓脉有三样看法，阴阳同等为胃之正，脉阳浮阴弱为卫气不和之脉，阴阳同等而欠濡为胃气实之脉。三等脉势虽不同，却总无紧急之象，故得名之曰缓。缓者，宽绰之貌。脉不大，何由宽？

脉来缓，时一止复来者，名曰结；脉来数，时一止复来者，名曰促。脉阳盛则促，阴盛则结，此皆病脉。

脉一息六至，曰数。缓者，浮大而濡之谓也。凡脉动者，阳气运行之所致也，故邪正盛则脉数也。若数中一止者，名促，盖正气胜邪气彷徨与邪气胜正气彷徨皆见促脉也。观论中"太阳病下之，其脉促，不结胸者，此为欲解也"之证，可以见耳。正气虚则虽邪气盛，而其脉不数且无紧急之象，所谓缓脉也。缓中一止者，名曰结，正气虚阴邪盛之候也，如炙甘草汤证之结代是也。然又有非正气虚而见结脉者，如《难经》所谓"脉结甚则积甚"是也。凡脉者，不可一定者也，必详四诊而后可分虚实、决死生矣。阳盛则促、阴盛则结者，促脉属阳、结脉属阴也。脉法所谓阴阳者，其义甚广矣，表里、上下、气血、荣卫、尺寸、浮沉、生死、虚实、邪正、盛衰，无所不兼矣，故为一偏之解，则有所不通也。

阴阳相抟，名曰动。阳动则汗出，阴动则发热。形冷恶寒者，此三焦伤也。若数脉见于关上，上下无头尾，如豆大，厥厥动摇者，名曰动也。

程氏曰："若"字作"似"字读。

动脉虽五阳脉之一而主生，然有虚实之分，不可专以为生脉也。盖举一动脉之虚实，以明五阳五阴之脉，皆有虚实之分也。阴阳相抟者，邪正争击，荣卫不和，发热汗出，其脉三部俱见躁动不静之状，故曰"名曰动"也，此所谓此名阳之动脉也。阳动则汗出、阴动则发热者，释阴阳相抟之状也。"阴""阳"二字，不必为尺寸、浮沉而看；"动"字，不必为脉名而看。盖正气为邪气乘则躁动而汗出，邪气为正气所胜则躁动而发热也，脉亦躁动，而三部俱见动脉也。要见动脉，则发热而汗出，此为阴阳相抟也，此邪正两盛，治法宜援正逐邪。又有属虚之动脉，病不发热汗出，而反形冷恶寒者，其脉虽见动，而不充三部，见短缩之形也。所谓三焦者，原气之别使，故谓原气虚衰，曰三焦伤也。"若数脉"以下，释阳虚动脉之状也。言似数脉，见于关部也，上下无头尾如豆大者，言脉止团聚于一处而短缩也。厥厥者，程氏曰摆动无势力也。名曰动者，言此脉不似邪正有余之动脉而动摇不静则一也，故曰"名曰动也"。"动摇者"，下当加"亦"字看。

《金鉴》曰：阳动则"汗出"二字，当是"发热"二字；阴动则"发热"二字，当是"汗出"二字。其意以为动，阳脉也；寸，阳部也；尺，阴部也。阳动者，阳脉乘阳部也，当发热；阴动者，阳部乘阴部也，当汗出。此解阳阴为寸尺，解动为动脉，故改汗出为发热、发热为汗出，而后其义稳当也，未知然否。

脉浮而紧者，名曰弦也。弦者，状如弓弦，按之不移也。脉紧者，如转索无常也。

浮者，邪在卫之脉；紧者，邪在荣之脉；弦者，邪在半表里之脉也。"浮而紧者"之下，疑有脱文，故"名曰弦也"之一句，不属上文也。若曰弦紧相类，故辨之，则"浮而紧者，名曰弦也"之二句，属衍文。若以浮脉带紧脉为弦，则下文"弦者，状如弓弦"之二句属重复，且弦之状有二也。此诸注家所以含糊作说也。今窃补之曰：脉浮而紧者，邪在荣卫也；不浮不紧者，名曰弦也。何以言之？太阳篇曰：脉浮而紧，浮则为风，紧则为寒。风则伤卫，寒则伤荣。荣卫俱病，骨节烦疼，当发其汗。可见浮紧者，邪在荣卫也。由此观之，邪在半表半里，则知其脉不浮不紧也。其脉不浮不紧，名曰弦，此少阳受邪之脉也。下文释弦脉之状曰：弦者，状如弓弦，按之不移也。又释紧脉之状曰：脉紧者，如转索无常也。不释浮脉之状者，《难经》曰"浮者，脉在肉上行也"是也。

脉弦而大，弦则为减，大则为芤。减则为寒，芤则为虚。寒虚相抟，此名为革。妇人则半产、漏下，男子则亡血、失精。

弦者，如弓弦按之不移也；大者，脉道广也。弦而大，此为革也。言男子亡血、失精，妇人半产、漏下而阴虚，则其中减损而寒，寒虚相抟，是以见弦而大，外劲内空之脉也，此名为革。失精、漏下之人多见此革脉之状，非谓见革脉则必亡血、失精、半产、漏下也。

寸口脉浮为在表，沉为在里，数为在腑，迟为在脏。假令脉迟，此为在脏也。

以浮、沉、迟、数，配当表、里、脏、腑，而辨病之浅、深、虚、实也。寸口兼三部浮数为阳，邪正有余之脉；沉迟为阴，正气不足之脉。浮数则病为在表、为在腑而为实，沉迟则病为在里、为在脏而为虚。假令虽有表病可发汗证，阳脉中兼见一迟脉，则其病为系在脏而属虚也。举一迟脉为例，其余可推也。举一二证之，太阳篇曰：洒淅恶寒而复发热，其脉沉者，荣气微也。又曰：脉浮紧者，法当身疼痛，宜以汗解之。假令尺中一迟者，不可发汗，以荣气不足，血少故也。

诸脉浮数，当发热，而洒淅恶寒，若有痛处，饮食如常者，蓄积有脓也。

此承上条，示诊病之法。不单在诊脉，而脉证相照，而后病情无所逃也。夫三部脉皆浮数者，可汗而解，故曰"当发热，而洒淅恶寒"也。然若有痛处，饮食如常者，非可汗之证。凡外邪而疼痛者，一身尽疼也，今一处疼痛，则虽脉浮数发热恶寒而非外邪。饮食如常则里和无病，此邪热一处蓄积于肌肉之分而有脓也。

趺阳脉浮而涩，少阴脉如经也，其病在脾，法当下利。何以知之？若脉浮大者，气实血虚也。今趺阳脉浮而涩，故知脾气不足，胃气虚也。以少阴脉弦而浮—作沉，才见，此为调脉，故称如经也。若反滑而数者，故知当屎脓也。

诊阳明经趺阳脉者，候外邪兼候脾胃虚实也；诊少阴经太溪脉者，候下焦寒热虚实也。今趺阳脉浮者，外邪在表也，按之涩者，中焦虚寒而血流涩也。少阴脉如经者，下焦无寒热，肾无虚也，故曰"其病在脾"也，言在中焦也。若跌阳脉浮大者，此气实血虚、外邪在表之脉，为营弱卫强，所谓中风里和表病也。今跌阳脉浮而涩，此中焦不足而表受邪也，当先救里，后攻表也。"少阴脉弦而浮，才见，此为调脉"者，释上文"少阴脉如经也"之句也。"弦而浮"，一作"弦而沉"，为是盖少阴不受邪，故脉沉也。弦者，冬微石为平之谓。"才见"二字为紧要，若沉弦甚见，则非平脉，故曰"才见"。此为调脉也，调者，和调之谓。经者，常也。若少阴脉不如经，及滑而数者，邪热入下焦而血流瘀滞为脓也，故知当屎脓也，即便脓血也。盖少阴脉滑而数，则虽跌阳脉涩，非中焦虚寒之谓，即邪热入下焦而血流瘀滞故也。

按："若反滑而数者"之下有脱文，否则"故知"二字不妥帖。又按：《金鉴》曰"若脉浮大者，气实血虚也"二句与上文不属，当是衍文。非也。若以为衍文，则"今"字不妥帖。又曰：少阴脉弦而浮，岂可谓如经乎？当改沉而滑。亦非也。此不知以"才见"二字为紧要也。

师曰：病人脉浮者在前，其病在表；浮者在后，其病在里，腰痛背强不能行，必短气而极也。

此条本载于《金匮要略》，今以类移于此。

师曰：立夏得洪大脉，是其本位。其人病身体苦痛重者，须发其汗。若明日身不疼不重者，不须发汗。若汗濈濈自出者，明日便解矣。何以言之？立夏得洪大脉，是其时脉，故使然也。四时仿此。

辨证第三

问曰：脉有阳结阴结者，何以别之？答曰：其脉浮而数，能食，不大便者，此为实，名曰阳结也，期十七日当剧；其脉沉而迟，不能食，身体重，大便反硬，名曰阴结也，期十四日当剧。

按："问曰"下之"脉"字，当作"病"字，疑误，否则问答不相应也。

胃家实证，必大便硬，故大率以大便硬或不大便为里实之候。然又有非胃家实而大便硬或不大便者，故设问答以辨之。言大便秘结之证，胃家实之外有阳结、阴结，何以为阳结？何以为阴结？盖胃家实而大便硬者，其脉必不浮。今脉浮而数，则知非里实之脉。能食而不大便，则知胃家不虚，邪热亦盛也，故曰"此为实"。此虽属实热，而不可与承气汤，但解其热，大便自通，故曰"名曰阳结也"，不曰热结者，非可下之证也。若误下之，则作协热利，或作初硬后溏。此虽非胃家之虚，而亦非胃家实证也。阳明篇曰：病人无表证，但有里证，发热七八日，虽脉浮数者，可下之。假令已下，脉数不解，合热则消谷喜饥，至六七日不大便者，有瘀血也，宜抵当汤。若脉数不解而下不止，必协热便脓血。坏病篇曰：太阳病，外证未除而数下之，遂协热而利。此等论，皆取法于此矣。其脉沉而迟，沉者荣气微，迟者荣气不足、血少，此非胃家实之脉，亦非邪热之脉也。不能食者，胃中虚冷。身体重者，阳气虚衰，当必下利。今不下利反硬者，虽阴血虚阳气衰，而胃阳尚未虚竭也。扶其阳兼救津液，则大便自通。比之于下利不止者，则稍为易救。名曰阴结也者，亦示非可下之证也。太阴篇曰：若下之，必胸下结硬。少阴篇曰：阳已虚，尺脉弱涩者，复不可下之。厥阴篇曰：下之，利不止。盖三阴病，必有下利证，复不可下之也。然曰不可下之，或曰下之胸下结硬，或曰下之利不止者，以三阴病间有不下利反大便硬，似里实证者故也，是皆此条所谓阴结也。方氏曰：十七、十四未详何意，诸家强作说者，皆无用之辨也。

病者素不应食，而反暴思之，必发热也。

此条亦本载于《金匮要略》而不属上文，今改移于此。

内藤氏曰：素不应食者，胃病也。一旦胃中病去而暴思食，而胃中尚弱不能运化，故食则发热也。

夫实则谵语，虚则郑声。郑声者，重语也。

此条本载于阳明篇而不属上下文，今改移于此。

此明谵语有虚实之分也。

问曰：经曰"厥阳独行"，何谓也？师曰：此为有阳无阴，故称厥阳也。

问曰：病人有气色见于面部，愿闻其说？师曰：鼻头色青，腹中痛苦，冷者死一云：腹中冷，苦痛者死。鼻头色微黑者，有水气；色黄者，胸上有寒；色白者，亡血也。设微赤，亦非时者，死；其目正圆者，痉，不治。又色青为痛，色黑为劳，赤为风，色黄者便难，色鲜明者，留饮。

师曰：息摇肩者，心中坚，息引胸中上气者，咳；息张口短气者，肺痿唾沫。

师曰：病人语声寂然，喜惊呼者，骨节间病；语声喑喑然不彻者，心膈间病；语声啾啾然细而长者，头中病一作痛。

师曰：寸口脉动者，因其王时而动，假令肝王色青，四时各随其色。肝色青而色白，非其时色脉，皆当病。

师曰：吸而微数，其病在中焦，实也，当下之即愈，虚者不治。在上焦者，其吸促，在下焦者，其吸远，此皆难治。呼吸动摇振振者，不治。

以上六条俱载于《金匮要略》，今改移于此。

辨愈证

问曰：脉病欲知愈未愈者，何以别之？答曰：寸口、关上、尺中三处，大小、浮沉、迟数同等，虽有寒热不解者，此脉阴阳为和平，虽剧当愈。

程氏曰：寸口、关上、尺中，言部位大小，言脉形浮沉，言举按迟数，言息数。

言虽寒热剧者，而其脉和平，则知病在表而不在里也，故虽剧当愈。若其初不和平，用药之后，脉虽和平而寒热尚未止者，此虽邪去而荣卫未和也，故曰"虽有寒热不解者，此脉阴阳为和平"也，脉和平则其病可愈也。程氏曰：今人遇虚邪而妄行克伐，以此得解者多矣，表气暂平，虚机内伏，不多时而咳嗽烦冤，延成痨瘵，杀人而不任罪，可不凛凛欤！

问曰：凡病欲知何时得？何时愈？答曰：假令夜半得病者，明日日中愈；日中得病者，夜半愈。何以言之？日中得病，夜半愈者，以阳得阴则解也；夜半得病，明日日中愈者，以阴得阳则解也。

以日中、夜半辨病之阴阳，以得阴得阳示治法之寒温也。仲景素假设阴阳之理，而示治疗之大法也而已。

此条之解，诸家拘泥于"阴""阳"二字而立说。虽其言似可听，而视夜半得病者，未尝明日日中愈，日中得病者，未尝夜半愈，则仲景之言，无验于今日也。

问曰：伤寒三日，脉浮数而微，病人身凉和者，何也？答曰：此为欲解也，解以夜半。脉浮而解者，濈然汗出也；脉数而解者，必能食也；脉微而解者，必大汗出也。

伤寒三日，三阳为尽，三阴当受邪。而其邪甚，病人身无大热而躁烦者，阳去入阴之兆也。又虽不躁烦而其脉不静者，亦传于里之渐也。今伤寒三日，脉浮数，虽则浮数而不甚且身凉和者，邪气渐衰而无猖獗之势也。为欲解者，言虽邪气渐衰，而正气亦未振，必将待救援而发也。夜半者，阳生之时也。譬诸服扶阳补虚之药，正气于是大振而渐衰之邪解散也，故曰"解以夜半"也。浮为病在表，故借浮脉以明邪气在表也，服桂枝汤以救其阳，则正气胜而溅然汗出而解也。数为病在腑，借数脉以示胃虚不能逐邪，服理中汤以扶胃阳，则初不能食者，今能食而胃气张、正阳长而邪阴消也。微为正气虚，借微脉以明下焦阳虚不能逐邪，与四逆汤以复其阳，则大汗出而解也。大汗出者，少胜多之势也。

问曰：病有战而汗出，因得解者，何也？答曰：脉浮而紧，按之反芤，此为本虚，故当战而汗出也。其人本虚，是以发战，以脉浮，故当汗出而解也。若脉浮而数，按之不芤，此人本不虚，若欲自解，但汗出耳，不发战也。

凡伤寒欲解之时，战汗而解，或不战但汗出而解，或不战不汗出而解，其状各不同。夫战而汗出，因得解者，里虚表病也，当先救里，而后攻表，四逆、理中、建中、炙甘草等汤随证主之。服药后，里虚已复，则正气盛而与邪相争。正邪争则发战，正胜则汗出而邪去也。所以然者，脉浮而紧者，寒邪在表也，芤为虚也。凡伤寒表实里和之证者，其脉必阴阳俱紧也，今脉浮而紧，按之反芤者，阳实而阴虚也。阳实者，邪在表也；阴虚者，里气不充也。故曰"为本虚"也，此为里虚表病矣。表实者，战汗而解；表虚者，不战不汗出而解，如下条所言也。"本虚"以下，释所以发战。盖正气得力而与邪相争，故发战也。"脉浮"以下，释所以汗出脉浮。则知邪在表，邪在表而里气得药力奋发，则汗出而邪去也。脉浮而数，亦邪在表也。按之不芤者，其脉阴阳俱浮数而无虚候也，故曰"此人本不虚，此里和表病，当以汗解"也。邪气微而正气充，则虽不服药，亦汗出而解。若邪稍大而不能自解，则与桂枝汤、麻黄汤类扶正逐邪，则汗出而解也，故曰"但汗出耳，不发战也"。不发战者，表不甚实，里亦不虚者也。

问曰：病有不战而汗出解者，何也？答曰：脉大而浮数，故知不战汗出而解也。

上条浮紧按之芤，为里虚表病；浮数按之不芤，为里和表病。此条脉大为主，而浮数为标。大则为芤为虚，浮数为邪在表，里虚表病则同。而彼则表实而里虚者与表虚而里和者，此则表里俱虚而邪亦微者也，治法但宜救里，里已救，则不及复攻表而汗出解也。若其不解者，亦不可遽与攻表之剂，阴阳和必自愈。不战者，表虚不与邪相争也。

问曰：病有不战不汗出而解者，何也？答曰：其脉自微，此以曾发汗，若吐、若下、若亡血，以内无津液，此阴阳自和，必自愈，故不战不汗出而解也。

病人有表证者，经发汗、吐、下，若亡血而里虚、其脉自微者，若表邪未全解、里虚亦未甚者，务调护，令阴阳和则自愈也。如此者，虽有表证，欲解者，必不战不汗出。所以然者，以发汗、吐、下，若亡血而内无津液也。若其邪稍重不能自和者，于是当与桂枝加附子汤、新加汤辈以复津液、救正气而少解其肌，则邪气去而解也。

脉阴阳俱紧，至于吐利，其脉独不解，紧去入安，此为欲解也。若脉迟，至六七日不能食，此为晚发，水停故也，为未解；食自可者，为欲解。

此条文义不属，疑残缺之，余不可强解也。诸家强作说者，皆不可从。

病六七日，手足三部脉皆至，大烦而口噤不能言，其人躁扰者，必欲解也。若脉和，其人大烦，目重，睑内际黄者，此为欲解也。

凡烦躁，为凶兆，然又有吉者，今举一二例之。夫外邪趁虚直入少阴，元阳为邪所围住，则一身阳气尽郁闭而专见寒证也。有元阳为邪所驱逐，则一身阳气尽浮散而专见热证也。二证虽异，而元阳将亡则一也，俱四逆汤辈主之。病六七日，手足三部脉皆至者，言六七日前，其人三部脉皆不至，见蜷卧、足冷等纯寒证者可知也。于是急服四逆辈而援其阳，阳气得援而破邪围，则三部脉皆至，纯寒诸证亦止也。大烦而口噤不能言，其人躁扰者，邪势大争之势也。当此时，频与前件之剂，务援其阳，则邪气遂退去而解也。若脉和者，非平和之谓。大烦者，阳气还位与邪争之状。目重者，目中重浊也。睑者，面睑内际；黄者，面颊黄色也。此皆浮散之虚阳已收，热色退之兆，此为欲解也。

欲自解者，必当先烦，乃有汗而解。何以知之？脉浮，故知汗出解也。

此条本在太阳篇而本篇无所属，今移于此。

凡病发汗、吐、下，若亡血而后阴阳自和者，必自愈。然内无津液，邪亦微者，不战不汗出而解也。此条亦得病经日弥久，而邪气衰正气复，欲自解也。必当先烦者，言邪气虽衰，尚着在表分而与正气相抗也。其相抗胜败未决之间，必当先烦而彼负我胜，乃有汗而解也。所以彼负我胜者，我有力而乘彼之衰也。何以知彼衰而我有力？曰：脉唯浮而不微也。唯微，虽不汗出，阴阳自和乃解，而况唯浮而不微者乎？

燮按：曰"战而汗出"、曰"不战不汗出"、曰"不战而汗出"、曰"大烦"、曰"躁扰"、曰"当先烦"，所以解则同，而解之状则不同者，人以有盛虚，邪亦有微甚故耳。今临疾人验实地，大烦及躁扰而汗出解者，邪盛表实而其人亦素壮者也；战而汗出者次之；不战而汗出者又次之；不战不汗出而解者，其人虚怯，邪亦不甚者而已。今又有得病经日已久，少阳经病或二阳三阳合、并病，服柴胡桂枝汤、小柴胡汤辈，而临阳气回、病欲解之时，蒸蒸而振或大战栗而发热大汗出而解者，此是邪气发自少阳胆腑而与疟病相表里，积郁之邪于是宣发也。

辨死证

脉浮而洪，身汗如油，喘而不休，水浆不下，形体不仁，乍静乍乱，此为命绝也。

脉浮而洪者，浮数洪大，按之反如无也。身汗如油者，阴液将绝。喘而不休者，厥气上冲。水浆不下者，胃阳衰绝。形体不仁者，荣卫绝。乍静乍乱者，精神将绝，犹灯将灭复明也。成氏以为邪与正争者，迂矣。凡诸病见此脉证者，死在顷刻。

又未知何脏先受其灾。若汗出发润，喘不休者，此为肺先绝也；阳还独留，形体如烟熏，直视摇头者，此为心绝也；唇吻反青，四肢漐①习者，此为肝绝也；环口黧黑，柔汗发黄者，此为脾绝也；溲便遗失，狂言目反直视者，此为肾绝也。

燮曰：凡人得病不可救，则五脏失职，厥气上冲而绝。唯其绝有前后，亦各有形，皆形其损也。欲无噬脐②之悔，不若谋诸其初也。

又未知何脏阴阳前绝。若阳气前绝，阴气后竭者，其人死身色必青；阴气前绝，阳气后竭者，其人死身色必赤，腋下温心下热也。

凡人之生也，阳气为之主，阳去则死，故阳先绝阴后竭者常也。然又有阴先绝阳后竭者，视死后状色，可以见也。此虽非治疗之要务，而亦不可不知也，故论及之。

脉浮而滑，浮为阳，滑为实，阳实相抟，其脉数疾，卫气失度。浮滑之脉数疾，发热汗出者，此为不治。

浮而滑者，阳脉也，生脉也。浮为阳，滑为实，为热候。阳实相抟，其脉数疾，邪热凶张聚于一处，表阳窘逼。卫气失度，殊为难治。若夫元阳浮散，发热汗出者，此为不治也。

伤寒咳逆上气，其脉散者死。谓其形损故也。

伤寒咳逆上气，非死证也，其脉当浮紧或浮数而有力，其咳逆上气者，属表邪有余，表邪去则咳逆亦当愈也。今其脉反散者，脉证不相应，谓其内虚惫，不胜外邪。其咳逆上气非表邪有余之为，厥气上冲所致其里有损而现其象于上之为，死候也。程氏曰：凡脉无根，俱曰散。

---

① 漐（zhí）：出汗的样子。
② 噬脐：指因遭受极大损失而后悔不及。

直视，谵语，喘满者，死；下利者，亦死。

此条亦本载于阳明篇而本篇无所属，疑他篇错简，今以类移于此，以备参考。

言凡病凶兆已至直视谵语而喘满者，死。假令不喘满而下利者，亦死也。

问曰：寸脉沉大而滑，沉则为实，滑则为气，实气相抟，血气入脏即死，入腑即愈，此为卒厥，何谓也？师曰：唇口青，身冷，为入脏，即死；如身和，汗自出，为入腑，即愈。

问曰：脉脱，入脏即死，入腑即愈，何谓也？师曰：非一病，百病皆然。譬如浸淫疮，从口起流向四肢者可治，从四肢流来入口者不可治。病在外者可治，入里者即死。

二条俱载于《金匮要略》，今以类移于此。

治法第四

脉浮而大，心下反硬，有热。属脏者，攻之，不令发汗；属腑者，不令溲数，溲数则大便硬。汗多则热愈，汗少则便硬，脉迟尚未可攻。

"攻之"上疑脱"不可"二字，否则义不通，应补之。

有热者，谓有里热之证也。属脏者，谓属脏虚也。盖言脉浮大而有里热之证，是里实表病相兼者，治法当先解其表，而后攻里。然其中兼见属脏虚证一二者，是不可攻之，又不令发汗也。凡脏虚兼受表邪者，其内必津液枯竭而假见大便硬等里实之证也，不可误为真实攻之。又视有其表证，不令误发汗，当先救其里，而攻表必在后也。若夫里实表证相兼者，虽有小便不利者，亦不可利其小便，小便利数则津液枯燥而大便愈硬，是非真里实而津液竭乏之所致，即所谓少阳阳明证也。凡里虚而有热者，其内汗液多，则其热可愈；汗液少，则大便乃硬，虽则硬，不可攻之也。汗者，如暑当与汗之汗也。脉迟为病在脏，假令表邪已解，其里愈实，而见可攻之证，脉唯兼一迟，则是脏气未实，是不可攻之也。

夫病脉浮大，问病者，言但便硬耳。设利者，为大逆；硬为实，汗出而解。何以故？脉浮当以汗解。

旧本载可发汗篇，今以类移于此。

上条示里虚表病似里实者之治法也，此条明表病假见里实者，但当发其汗也。坏病篇曰：寸口脉浮而医反下之，此为大逆。夫表病似里实者，下之为大逆，况表病属脏虚者乎？又曰：结胸证，其脉浮大者，不可下，下之则死。可见脉浮大者，不可下也。

夫病痼疾，加以卒病，当先治其卒病，后乃治其痼疾也。

以下五条本载于《金匮要略》，今以类移于此。

痼疾者，连年月不愈之病，谓积聚癥瘕之类也；卒病者，外邪谓中风、伤寒、暍、湿、温也。沈目南曰：此有旧疾，复感新邪，当分先后治也。痼者，邪气坚固难拔；卒者，气骤来而易去也。若病者宿有痼疾而忽加卒病，当先治卒病，不使邪气相并转增旧疾。但久病乃非朝夕可除，当须缓图，所以后乃治其痼疾也。

问曰：病有急当救里救表者，何谓也？师曰：病医下之，续得下利清谷不止，身疼痛者，急当救里；后身疼痛，清便自调者，急当救表也。

师曰：五脏病各有得者愈；五脏病各有所恶，各随其所不喜者为病。

夫诸病在脏，欲攻之，当随其所得而攻之。如渴者与猪苓汤，余皆仿此。

问曰：上工治未病，何也？师曰：夫治未病者，见肝之病，知肝传脾，当先实脾，四季脾王不受邪，即勿补之。中工不晓相传，见肝之病，不解实脾，惟治肝也。夫肝之病，补用酸，助用焦苦，益用甘味之药调之。酸入肝，焦苦入心，甘入脾。脾能伤肾，肾气微弱，则水不行；水不行，则心火气盛，心火气盛，则伤肺；肺被伤，则金气不行；金气不行，则肝气盛。故实脾，则肝自愈，此治肝补脾之要妙也。肝虚则用此法，实则不在用之。经曰"虚虚实实，补不足，损有余"，是其义也。余脏准此。

卷
二

辨太阳病脉证并治法上第五

此篇类聚中风、伤寒、温病、痉、湿、暍及万病有太阳脉证者，而辨其病源、脉证、治法，使人一见"脉浮，头项强痛而恶寒"证，则不问何病，皆以为太阳病，就此篇求其病源、治法也。不独此篇，六经皆然。而其温病、痉、湿、暍四证，以条件多，别立篇云。

太阳病者，皮肤受邪，病在表分之名也。太阳病，其别有三：一曰里和表病，谓皮表一边受邪而其内无病者也；二曰里虚表病，谓皮表受病而其内虚者也；三曰里滞表病，谓皮表受病而其内有停滞积结者也。然里和表病，有表虚表实之异；里虚表病，有阴虚血虚也。有脾阴虚、心肺阴虚、肝肾阴虚、阳虚气虚也。有胃阳虚、膻中阳虚、肾元阳虚之差，又有里虚作表病者；里滞表病，有夹积热、夹痰水、夹酒食、瘀血气滞之异，又有里滞作表病者，又有上实作表证及诸虚似上实者。仲景一一辨其兼脉、兼证而示其病因、治法，谆谆明白，莫复缊奥矣。惜乎旧编错杂，失其体统，后之读者，不得悟其旨，妄以营伤、卫伤、营卫两伤为纲领，更作种种之凿说，遂令其法不明于世也。今类编里和表病诸条，为上篇；里虚表病诸条，为中篇；里滞表病诸条，为下篇，以明晰其本旨。如其停脉纵横诸条，不别立篇，亦附于之下篇。夫太阳者，六经之首也。故仲景于此篇最加精详，表里、上下、寒热、虚实、脉证、治法之机关，莫不包括焉。医者善读而有得焉，则庶几见病知源，思过半矣。

程氏曰：太阳为诸阳主气，气者何？营也，卫也。诸阳者何？下焦肾阳，中焦胃阳，上焦膻中之阳，胁胆腑升发之阳也。诸阳得布护于身中而各归其部，无有扰乱者，全藉卫外之阳为之捍御，此之谓表。表兼营卫，营气精专，统血而行于脉中，其体秘固而属阴，邪犯之也难矣，凡其犯之也，则必为实邪，则必见残贼之脉弦、紧、浮、滑、沉、涩；卫气慄疾，统气而行于脉外，其用疏泄而属阳，邪犯之易矣，凡其犯之也，则皆为虚邪，则皆见相乘之脉濡、弱。

认太阳病法

太阳之为病，脉浮，头项强痛而恶寒。

方氏曰：太阳者，膀胱经也。其脉起于目内眦，上额，交颠，从颠入络脑，还出别下项，连风府，循肩膊内，夹背，抵腰中，乃六经之首也。主皮肤而统荣卫，所以为受病之始也。《难经》曰：浮脉，在肉上行也。滑氏曰：脉在肉上行，主表也。表即皮肤，荣卫丽^①焉。故脉见尺寸俱浮，知为在太阳之诊也。项，颈后也。头项强痛者，皮肤荣卫一有感受，经络随感而应邪正争扰也。恶寒者，该恶风而言也。邪气初袭表而郁于表，故不胜复，被风寒外迁而畏恶之也。此揭太阳之总证，乃三篇之大纲也。以下凡首称太阳病者，皆指此而言之。

程氏曰：凡云太阳病，便知皮肤受邪，病在腠理营卫间而未涉乎腑脏也。脉浮者，太阳主表，浮为阳为表故也。头项强痛者，太阳经脉行头项，邪客则触动其经故也。恶寒者，太阳为邪所袭郁而不宣故也。

希哲谨按：《内经》曰：伤寒一日，巨阳受之。巨阳者，诸阳之属也。其脉连于风府，故为诸阳主气。其证头项痛、腰背强，仲景从之，述此条而添"脉浮恶寒"四字，略"腰背强"三字。盖《内经》举伤寒六经证之大概而示诸热病大率，类此之例也，仲景扩其义，举太阳必有之脉证，以总括中风、伤寒、温病、痉、湿、暍及万病有太阳证者，欲使人识认病之捷径临机应变也。脉浮、恶寒，此表受病者之所必有，故添之也。腰背强痛，唯伤寒必有，如其他诸证，则或有或无，故略之耳。夫既见脉浮、头痛而恶寒，则虽腰背不强痛，而皆可认为太阳病，非谓太阳病必止头痛、恶寒而无腰背强证也。凡诸条与《内经》《难经》所说有异同处，皆当知如此看。又按："脉浮，头项强痛而恶寒"，此仲景揭认太阳病全体骨子而示之也。详其旨，凡脉浮者、头项强痛者、脉浮而恶寒者、头疼而恶寒者，皆可名为太阳病。

① 丽：做动词有依附、附着之意。

此以后称太阳病者，指此脉此证一二见者而言，非必指脉证悉具者而言也。

程氏曰：凡六经之有揭条，皆教人吃紧认病处。观上句，俱著"之为"二字，正见诸病，自在揣摩臆度中，不有下句，何从详确出来？太阳之见证，莫确于头痛恶寒，故首揭之，使后人一遇病，不问何气之交，而俱兼此脉此证便可作太阳病处治。虽病已多日，不问其过经已未，而尚见此脉此证，仍可作太阳病处治。虚实寒温之来虽不一，其病务使部署分明，则统辖在我，不难从经气浅而浅之、深而深之，亦不难从经气浅而深之、深而浅之矣。又曰：人身之有卫气，所以温分肉而充皮肤，肥腠理而司开合者也。卫气若壮，邪何由入也？由卫外之阳不足也。故《灵枢》曰虚邪不能独伤人，必因身形之虚，而后客之。识得此意，方知太阳诸处治，无非扶其阳以宣通营卫。

辨中风伤寒法

太阳病，发热，汗出，恶风，脉缓者，名为中风。

太阳病者，脉浮、头项强痛而恶寒，兼之发热、汗出、恶风、脉缓，则为脉浮缓、头项强痛、发热、恶风、汗出也。凡一见此脉证，则皆可名为中风。此后曰中风、曰太阳中风者，指此脉证一二兼见者而言。《针经》曰：风从外入，令人振寒汗出，头疼，身重，恶寒，治在风府。仲景扩此义。

程氏曰：如脉浮、头项强痛而恶寒，则知太阳受病矣，病在表而不在里矣。表有营与卫之分，营行脉中，卫行脉外。风寒入之，各有所隶，遂有表虚、表实之不同，总不难于兼脉、兼证间辨之。伤寒亦发热，而汗却不出，兹可以发热、汗自出别其证为中风。伤寒亦恶风，而脉却紧，兹可以恶风、脉缓别其脉为中风。风则伤卫，以卫阳虚而皮毛失护，故发热、汗出、恶风也；受风性之游扬，而卫气失其慓悍，故脉缓也。证与脉兼得其实矣，然后乃得正其名曰"中风"。此风因卫虚而中风，大块之噫气无日不在，生物之以息相吹无刻不然，表气诚壮，只自成其噫气与息于我无涉；表气一虚，而卫外之阳不足，则出入起居之间，噫气与息动皆成风，着于腠理，郁而不宣，此即为中。

太阳病，或已发热，或未发热，必恶寒，体痛，呕逆，脉阴阳俱紧者，名为伤寒。

太阳病者，脉浮、头项强痛而恶寒，兼之体痛、呕逆、脉阴阳俱紧，则为脉浮紧、头项强痛、恶寒、体痛、呕逆也。凡一见此脉证，则皆可名为伤寒。此后六经篇中曰伤寒者，皆指此脉证一二兼见者而言。《素问》曰：伤寒一日，巨阳受之。其脉连风府，其证头项痛、腰背强。仲景扩此义。

程氏曰：风伤卫之证与脉已经剔明矣，更须剔出寒伤营之脉与证。太阳受病虽同，而寒属阴邪，故发汗较迟于中风。然已未之间，必恶寒，唯寒则恶寒，自不同中风之仅恶风而稍兼恶寒也。其体则痛，阴寒击于经隧而血气凝涩，自不同中风之无内击也。其呕则逆，寒束于皮毛，气无从越而壅上，自不同中风之干呕仅鼻鸣而气不甚逆也。即此略略叙之，已不待辨及有汗无汗处，而其证已不同于中风之证矣。至其脉，则阴阳俱紧，以寒主筋急，而其为实邪，故紧而浮沉俱有力也，此其脉大不同于阳浮而阴弱之缓脉矣。证与脉兼得其实，然后乃得正其名曰"伤寒"。

希哲按：阴阳，该尺寸、浮沉而言，程氏单解为浮沉者，非也。凡尺寸以候下焦、候里、候营、候脏。尺寸、浮沉，大抵同法，虽有上下与腑脏之异，而推究其理，则尺寸亦可候腑脏，浮沉亦可候上下。然谓之浮沉，则不能该尺寸；谓之尺寸，亦不能该浮沉；谓之阴阳，则尺寸、浮沉俱该在其内。凡于脉法言阴阳者，皆如是。脉阴阳俱紧者，此寒邪中于表里也。《针经》所谓"必重感于寒，外内皆然乃病者"是也。仲景谓之清邪中于上焦、浊邪中于下焦，言虽异，意即同。盖《内经》概言寒，仲景分言清邪、浊邪耳。清邪者，言雾露凉风之气也，其体轻清，故中于上焦，入表伤卫；浊邪者，言地湿阴寒之气也，其体重浊，故中于下焦，入里伤营，各以类相从也。然中于上者，太阳受之，故见太阳病，而阳脉紧也；中于下者，少阴受之，故必恶寒、体痛、呕逆而阴脉紧也。故初未发热之际，内外受邪，表里俱冷。于此时，其人体气壮实，里气素盛者，暂时阳气自复，里气乃温，其邪不能留于内，浮出于表，营乃发热恶寒，遂作太阳表实之伤寒也；若其里气素弱，阳气不能复者，其表寒亦暂时内入，乃无热恶寒，作少阴阳虚之证也，此世所谓直中阴证伤寒也；又有里气素弱，阳气不能复者，邪气留伏于内，而表寒亦不内入，乃连留于表，作太阳表证者，此世所谓夹阴伤寒，乃为表热里寒之病也。此三者，初所受之邪同，所现之脉证同，而后日变证则各不同矣，皆因其人之虚实、其邪之缓急而尔。

抑论《灵枢经·论勇》篇黄帝问曰：有人于此，并行并立，其年之少长等也，衣之厚薄均也，卒然遇烈风暴雨，或病或不病，或皆病，或皆不病，其故何也？少俞曰：春青风，夏阳风，秋凉风，冬寒风，凡此四时之风者，其所病各不同形。黄色薄皮弱肉者，不胜春之虚风；白色薄皮弱肉者，不胜夏之虚风；青色薄皮弱肉者，不胜秋之虚风；赤色薄皮弱肉者，不胜冬之虚风；黑色而皮厚肉厚，故不伤于四时之风。其皮薄而肉不坚，色不一者，长夏至而有虚风者，病矣。其皮厚而肌肉坚者，必重感于寒，外内皆然乃病。《百病始生》篇曰：风雨寒热不得虚，邪不能独伤人，卒然逢疾风暴雨而不病者，盖无虚，故邪不能独伤人。此必因虚邪之风，与其身形，两虚相得，乃客其形，两实相逢，众人肉坚。其中于虚邪也，因于天时，与其身形，参以虚邪，大病乃成。气有定舍，因处为名，上下中外，分为三员。由此观之，风寒俱是一病，从人之虚实与邪之浅深而病状各异。夫卫属阳，主表；营属阴，主里。卫浅而疏风，寒至则受，虚弱者受而病，遂成表虚中风；壮实者受而不病，或病而自愈。《经》曰"勇者气行则愈，怯者着而为病"是也。营深而密，风寒不易入，必待表里有虚而入，壮实者，成表实伤寒；虚弱者，成三阴伤寒，成夹阴伤寒。营与卫气，有定舍，故风与寒因所处而为名，而其病或在表，或在里，或在半表半里，乃分为三员也。

程氏曰：风寒必不同气，然亦有交互之时。特中在卫分，虽寒，亦从阳化而并为风；伤在营分，虽风，亦从阴化而并为寒。不必风自风，寒自寒也。又邪在太阳则从寒水化气，入阳明则从燥土之化气，转属不常，总因经气为主客。

辨传经法

伤寒一日，太阳受之，脉若静者，为不传；颇欲吐，若躁烦，脉数急者，为传也。

《内经》曰"伤寒一日，巨阳受之，二日阳明，三日少阳，四日太阴，五日少阴，六日厥阴"云云，今人从是说，一遇伤寒之类之病，则不详其脉证，一概按日数施治。殊不知《内经》之所说，盖举六经次传之例而示之，法非必定不易之谓也，故仲景扩其说以辨之。夫病邪有微甚，体段有虚实，邪之甚者与体之虚者为传，体之实者与邪之微者为不传。故伤寒一日，虽必太阳受之，而其脉静者，此其人体气和，邪势微，而不能传。颇欲吐，若躁烦，脉数急者，此其人体气虚而邪势盛，故为传也。然其传也，亦不唯阳明，或传少阳，或传三阴，皆乘其有虚之经为传变耳矣。

伤寒二三日，阳明少阳证不见者，为不传也。

虽颇欲吐，若躁烦、脉数急者为传，而经二三日之间，尚不见阳明"身热，汗自出，不恶寒"、少阳"口苦，咽干，目眩"等证者，此其人邪势虽盛，而经气素实，而不受邪，邪气但怫郁于太阳经耳。如此者，经日虽多，尚当为太阳病处治焉，不可必拘二日阳明、三日少阳之说，但据脉证辨之为得也。

太阳病，头痛至七日以上自愈者，以行其经尽故也。若欲作再经者，针足阳明，使经不传则愈。

此曰"太阳病"不曰"伤寒"者，盖示不伤寒唯传变六经，而凡风、寒、暑、湿、温、热等邪之系太阳者，皆能传变也。昔人曰"风寒传变六经，暑湿偏着五脏"者，误矣。凡太阳病，头痛至七日以上自愈者，以其邪传行六经尽故也。《内经》曰"七日巨阳病衰，头痛少愈"是也。若至七日以上而不愈，欲再传阳明者，刺足阳明经穴，彻其邪则不再传而愈。《内经》曰"治之各通其脏脉，病日衰已矣"是也。《内经》无再经之说，仲景又补之，以示传变之不一也。

瑞按：《内经》举日数以示传经之大法，故仲景亦从其法而以日数立说，其实不拘日数也。夫头痛者，太阳病之一证也，邪在太阳则头痛，邪不在太阳则不头痛也。太阳病初头痛至七日以上，其头痛自止者，盖有二证：其一者，太阳之邪解散而病愈，故头痛止也；其一者，太阳之邪传于里而头痛止也。以行其经尽故也者，言邪不在三阳经也，非行尽十二经之谓也，非邪一入阴经而头痛止、复出阳经而再头痛之谓也。夫邪之六七日尚未愈，亦不传阴经，但留滞于太阳阳明二经，既过传经一周之日期，故曰"欲作再经"也。邪气若唯郁滞于太阳一经，则刺风池、风府而与桂枝汤也。今邪气郁滞于太阳、阳明二经，故针足阳明以泻邪郁，而与葛根汤、桂枝加葛根汤类以去二经之邪也。诸注深泥日数，故针阳明之说失矣。或问：仲景扩《内经》辨伤寒固详矣，而两感之病阙而不辨者，何也？《内经》曰：其两感于寒而病者，必不免于死。两感于寒病者，一日则巨阳与少阴俱病，则头痛、口干而烦满；二日则阳明与太阴俱病，则腹满、身热、不欲食、谵语；三日则少阳与厥阴俱病，则耳聋、囊缩而厥、水浆不入、不知人者，六日死。帝曰：五脏已伤，六腑不通，营卫不行，如是之后，三日乃死者，何也？岐伯曰：阳明者，十二经脉之长也。其血气盛，故不知人三日，其气乃尽，故死矣。《内经》之说固详明，将何辨之用哉？如两感病，《内经》所谓"今夹阴伤寒，中之邪盛，虚亦甚"者耳，若其虚不甚，邪亦不盛者，仲景详辨其脉证治法无遗也。盖《内经》举其极重之证，而示其病机，使人推知其轻而不甚者，可治而愈也。仲景乃得其旨，而示其邪轻治而可愈之脉证治法也。然则虽不明载其说而辨之，实详辨之者也。

风家，表解而不了了者，十二日愈。

了了，明快也。中风家，表已解，大邪已去，而尚不明快者，盖风之性喜行，且中在于卫虚之人，故大邪虽已去，而其余气尚在经隧之间，行六经尽乃愈。《内经》曰：七日巨阳病衰，八日阳明病衰，九日少阳病衰，十日太阴病衰，十一日少阴病衰，十二日厥阴病衰，大气皆去，病日已矣。盖十二日而六经之气皆复，故愈也。

喻氏曰：风家，表解而不了了者，风为阳邪，卫为阳气，风邪虽去，而阳气之扰，扰未得遂宁，即欲治之，无可治也。七日不愈，俟十二日，则余邪尽出，正气皆复，理必自愈矣。见当静养，而需不可喜功生事也。

太阳病欲解时，从巳至未上。

成氏曰：阳主于昼，阴主于夜，故三阳解于昼，三阴解于夜。三阳解时，从寅至戌上，以阳道常饶也；三阴解时，从亥至卯，以阴道常乏也。喻氏曰：凡病欲解之时，必从其经气之王。太阳者，盛阳也，故从巳午未之王时而病解。方氏曰：《经》曰"自得其位而起"者，此之谓也。

辨阴阳寒热法

病有发热恶寒者，发于阳也；无热恶寒者，发于阴也。发于阳，七日愈；发于阴，六日愈。以阴数六，阳数七故也。

阳，言三阳；阴，言三阴。凡诸病有发热恶寒者，邪中于表，伤卫，病发于三阳也；无热恶寒者，邪中于里，伤营，病发于三阴也。邪一入于表，则表阳于此拒争，必发热恶寒，阳欲拒邪外出，故发热，邪欲破阳而入，故恶寒也；邪一入于里，则与里阴相合，阳虚不能拒争，故无热但恶寒耳。然太阳者，三阳之主；少阴者，三阴之主。故外邪之从外入，中于表者，多太阳先受之；中于里者，多少阴先受之。如其他阳明、少阳、太阴、厥阴等病，则多太阳少阴之邪转属得之耳。然其人体气素盛者，一时有腠理不密，虽受其邪，而正气必胜于邪气，而发于阳七日愈，发于阴六日愈；其正气素弱者，医善用药，令正气盛而令邪气衰，则亦可六日、七日愈。若其或隐忍不服药，将理失宜，或医不详脉证所因，妄用杂治，则正气先衰，邪气弥盛而传变于六经，岂止不能六日、七日愈乎？轻病变重，重病变危，可不慎乎！

程氏曰："病"字作一句读，所该者，广而特借伤寒以例之也。伤寒部署分明，则据证即可识病，诚为第一义矣。又曰：阴阳二病，虽不同，七与六获愈，不难有定日也。阳数阴数，或以水火之成数言，或以生杀之进退言，仲景之意，总不重此见得。阴阳有一定之理，合一定之数于其所发与所愈者观之，则发之后、愈之前变动不居，莫非阴阳进退消长于其间，一或失宜而乖其所治，岂唯当愈者不能如期愈，而轻病变重、重病变危，往往是也。若少阴、厥阴条中所列七日死、六日死之病，何莫非即此处七日愈、六日愈之病哉？则所以辨表里、察寒热之法正不可不于临病时精研及"发"字处也。又曰：条中揭出阴阳正见病之关系处，自非我能先阴阳而不违，何能使彼合阴阳而奉若他家？讲此处，已是敕敕如律令[1]，亦不必了，又何苦于"六""七"字上，杜撰出一番"观梅数"[2]来？

按:《素问·调经论》曰"夫邪之生也，或生于阴，或生于阳。其生于阳者，得之风雨寒暑；其生于阴者，得之饮食居处、阴阳喜怒"云云、"阳虚则外寒，阴虚则内热，阳盛则外热，阴盛则内寒"云云。《灵枢·邪气脏腑病形》篇黄帝曰：邪之中人，或中于阴，或中于阳，上下左右，无有恒常，其故何也？岐伯曰：诸阳之会，皆在于面。中人也，方乘虚时及新用力，若饮食汗出，腠理开而中于邪。中于面，则下阳明。中于项，则下太阳。中于颊，则下少阳。其中于膺背两肋，亦中其经。其中于阴者，常从臂胻始。夫臂与胻，其阴皮薄，其肉淖泽，故俱受于

---

[1] 敕敕如律令：事情太急需要立即处理，犹如律令奔走一般。
[2] 观梅数：本义为占卜易数，此处有讽刺程氏故弄玄虚之义。

风，独伤其阴。帝曰：此故伤于脏乎？岐伯曰：身之中于风也，不必动脏。故邪入于阴经，则其脏气实，邪气入而不能客，故还之于腑。故中阳则流于经，中于阴则流于腑。帝曰：邪之中人脏奈何？岐伯曰：愁忧恐惧则伤心，形寒饮寒则伤肺。以其两寒相感，中外皆伤，故气逆而上行。有所坠堕，恶血留内，若有所大怒，气上而不下，积于胁下，则伤肝。有所击扑，若醉入房，汗出中风，则伤脾。有所用力举重，若入房过度，汗出浴水，则伤肾。帝曰：五脏之中风奈何？岐伯曰：阴阳俱感，邪乃得往。盖仲景体此二篇之旨，而发明此条，诸注多取风寒二气为解者，未也。

病人身大热，反欲得衣者，热在皮肤，寒在骨髓也；身大寒，反不欲近衣者，寒在皮肤，热在骨髓也。

前条言阴阳之常，此条言阴阳之变也。

程氏曰：前条以寒热辨阴阳表里，诚莫逃矣。然有真热，即有假热；有真寒，即有假寒。不察人之苦欲，无以测真寒真热之所在而定本标也。病人身大热，反欲得近衣者，沉阴内锢，而阳外浮，此曰"表热里寒"；身大寒，反不欲近衣者，阳邪内郁，而阴外凝，此曰"表寒里热"。寒热之在皮肤者，属标，属假；寒热之在骨髓者，属本，属真。本真不可得而见耳，标假易惑我以形，故直从欲、不欲处断之。盖阴阳逆顺之理，在天地征之气，在人身即协之情，情无假。合之前条，彼为从外以审内法，此则从内以审外法也。上条"发"字，就起因言；此条"在"

字，据现在言。不言表里，言皮肤骨髓者，极其浅深分言之也。欲得衣与恶寒不同，此则借外以御内寒，得御减；彼则体有着而成忤，不在衣之厚薄上。又曰：病到不愈时候，传变多端，阴阳固无改易，而寒热则难泥定矣。故阳病有厥深热深，阴病有表热里寒等证，因复例以此条，使人知常，乃须察变。

按：仲景以此二条，列之于太阳篇始者，盖有深意，今试论之。夫病必有真、假、标、本，已有假热、假寒，则亦有假表、假里。太阳虽皮肤受病，邪却在腠理营卫。序论曰：腠是三焦通会元真之处，为血气之所注；理者，是皮肤脏腑之文理也。《内经》曰：营出于中焦，卫出于下焦。由是言之，太阳虽属表，而表里阴阳实根柢，未可不以皮肤受邪仅在浅分，而照料六经之气也。如《论》中所言"伤寒发热无汗，呕不能食而反汗出濈濈然者，此转属阳明也""伤寒脉弦细，头痛发热者，属少阳""伤寒脉浮而缓，手足自温者，系在太阴""病人脉阴阳俱紧，反汗出者，亡阳也，此属少阴""伤寒先厥后发热，利者，必自止，见厥复利"，此皆外虽见太阳伤寒证，而内所属各异，伤寒已如是，则中风、温病、痉、湿、暍亦如是也。夫人心如面，各各不同，其心不同，脏腑亦异，脏腑已异，则病而现之于脉证亦不一矣。犹人狡奸伪饰之心多，而真实无妄者几稀矣。故至其病，亦假者多，而真者固难得。自非先立其本经脉证，而详之于兼脉兼证，更察之于性情苦欲，焉有能发奸摘伏以得其真哉？此仲景所以立六经，且始列此二条，以示其例也。

太阳病里和表证者宜发汗法

里和者，脏腑气血和平无病也。凡病口舌不苦、不燥、不渴，咽中不闭塞、不干燥，心中不悸，胸胁不满及不痛，腹中无动气，无吞酸嗳腐、呕哕恶心等证，腹中不满、不痛、不鸣，大便如常，小便清澄或虽黄浊不深、不失、不数，脉左右三部同浮而无一处有虚、微、弦、滑、迟、涩、厥、代等诊，如此而但见太阳证者，此谓里和表证也。治法宜详辨其表之虚实，用药发其汗焉。实者，宜麻黄汤；虚者，桂枝汤。《内经》曰"其在皮者，汗而发之"，《难经》曰"阳虚阴盛，汗出而愈"是也。

凡发汗之法，大约有四：一曰里和表病，当直发其汗。里和者，所谓脏腑无病，而唯表一边受邪者也。然治之须别虚实，表实者，宜发汗攻其表；表虚者，宜解肌救其表；表虚似表实者，亦宜救其表；表实似表虚者，亦宜攻之。

二曰里虚表病，当先救其里，后发其表。里虚者，所谓脏腑气血衰弱，而其表受邪者也。治之须别阴阳，先救其虚，令正气盛焉，正气已盛，则营卫自张于外，而邪之微者自解。若不解，乃可与发汗，宜桂枝汤。里虚表病相兼，而其表邪半陷于里者，宜救攻兼施。"太阳病，医反下之，因而腹满时痛者，属太阴也，桂枝加芍药汤主之""太阳病，外证未除，而数下之，遂协热而利，利下不止，心下痞硬，表里不解者，桂枝人参汤主之""伤寒脉浮，医以火迫劫之，亡阳必惊狂，起卧不安者，桂枝去芍药加蜀漆牡蛎龙骨救逆汤主之""太阳病下之后，脉促胸满者，桂枝去芍药汤主之；若微恶寒者，桂枝去芍药加附子汤主之""太阳病，发汗，遂漏不止，其人恶风，小便难，四肢微急，难以屈伸者，桂枝加附子汤主之""伤寒八九日，风湿相抟，身体疼烦，不能自转侧，不呕，不渴，脉浮虚而涩者，桂枝附子汤主之"是也。若里虚作表证者，但救其里，其表不解自愈。若不愈，与桂枝汤，少和其表。

三曰里滞表病，当表里兼治。里滞者，所谓有内热、痰水、酒食、气滞、瘀血等停滞，而其表受邪者也。治之须别轻重，内热轻邪重者，发表中兼清凉；外邪轻内热重者，君清凉而臣使发表。其余痰水、酒食、气滞等亦如此，但瘀血一证，先解其表，后攻其血。若里滞作表证者，唯疏其滞，则表证自解。又有上实作表证者，当吐之，则其表证随吐自退。

四曰表病里证，当攻其表。所谓里证者，里虚里实是也。治之须别其表之虚实，表虚里实相兼者，当先解其表后攻其里，阳明篇太阳阳明合、并病，桂枝汤证是也；表虚似里实者，但治其表，则里实证不攻而自除；表虚似里虚者，但治其表，则里虚假证自愈，太阴篇桂枝汤证是也；但表虚里虚相兼者，当表里兼救，太阴篇桂枝加芍药汤、坏病篇桂枝人参汤、桂枝新加汤、救逆汤诸证是也；表实里实相兼者，当先发其表，后乃攻其里，阳明篇"发汗，病仍不解，腹满痛者，急下之，宜大承气汤"之类也；里实似表实者，直攻其里，则表证自解，太阳篇"太阳病，脉阴阳俱停，但阴脉微者，下之而解，宜调胃承气汤"之类也；表实里虚相兼者，先救后攻，已见前表实作里实者与表实作里虚者，但攻其表，则其里虚里实之假证不治而自解，阳明篇太阳阳明合、并病中麻黄汤、葛根汤证是也；若里实作表证者，但攻其里，则表证自愈，阳明篇太阳阳明合、并病中承气汤、太阳篇蓄血条抵当汤诸证是也。仲景之法，唯如是耳。

大法：春夏宜发汗。

燮按：治疗之道，欲顺而不欲逆。春夏之时，阳气在上而其表疏泄，汗易出也，就其易而发之，则所劳少而得功多矣，其事顺也。虽秋冬之时，其里和而表病者，何畏而不发汗？可汗之时，虽秋冬，春夏也；不可汗之时，虽春夏，秋冬也。如春宜吐、秋宜下，亦此义也。大法者，定其法于大概也，犹言不可固着也。仲景之书，皆发其法于大概矣。

凡发汗，欲令手足俱周，时出似漐漐然，一时间许益佳，不可令如水流漓。若病不解，当重发汗。汗多者必亡阳，阳虚不得重发汗也。

凡发汗者，服药后，以衣被温覆取之，其汗欲令手足俱同时出也。漐漐，汗出身润貌。盖微汗漐漐然，一时间许，则阳气遍行于经络，屈曲之间，邪气尽出，故曰"益佳"也。若过于温覆，令汗出多，如水流漓，则徒亡其津液，而病必不去也。汗者，津液之所化。津液，即饮食之精气，舍阳气以滋润周身脏腑者也。津液亡则阳气亡，故曰"汗多者必亡阳"也。若如法，微汗漐漐，一时间许，而病尚不解，则当重如法发汗。若汗出多，如水流漓，亡其阳者，虽病不解而不可重发汗，但当先扶复其阳，令津液充、阳气复。津液充则邪自解。若误复发汗，夺其津液，则阳气愈虚，病轻者引日，重者难治，故曰"不得重发汗"也。重，再也。

凡服汤发汗，中病便止，不必尽剂。

汤者，汤药也。中病者，服汤药发汗，则邪气从解也。叔和氏曰"凡得病，其脉动数，服汤药更沉迟，脉浮大减，少初躁后静，此皆愈证也"是也。如此者，虽有其汤药之余，即止勿服。服药者，欲去邪也，今邪已解，庸何多求之为哉？

凡云可发汗，无汤者，丸散亦可用。要以汗出为解，然不如汤，随证良验。

程氏曰：丸散仅可从权，随证则不如汤。世之守定套方者，则亦丸散之类也。又曰：诸条为可汗者定例，而犹复申明告诫。观"汗多亡阳""阳虚不得重发汗"二语，仲景于"阳"之一字不啻如保赤子矣。

太阳病里和表虚者用桂枝汤法

表虚者，发热汗自出者是也。凡表虚诸病，因其人体气素怯弱，虽里和无病，而其里气不足以卫其表，故遇微寒微风，便着为病也。《内经》曰"怯者着而为病"是也。仲景治之有桂枝汤。

桂枝汤方

桂枝三两，去皮　芍药三两　甘草二两，炙　生姜三两，切　大枣十二枚，擘

《内经》曰：辛甘发散为阳。又曰：发表不远热。桂枝木皮，其辛甘，主发散而达表，以固外之性，能闭表止汗。表虚有邪，

则托出之；无邪，则但固其表。表固则营卫盛，心肺气充，膻中之阳自盛，且其性温热，亦能扶阳。故仲景每补上焦之阳，皆君用之。芍药酸寒，益脾阴，补血液，又能疏通里气。甘草、大枣甘温，和胃气益中。《内经》曰：脾主为胃行其津液。盖表虚者，虽因心肺不足，而其本全在脾胃。桂枝虽发散固表，而非借脾胃之津液，则难成其功矣。故以芍药为臣，甘草、大枣为佐，生姜辛温，发越胃气，佐桂枝达表，故以为使然。此方为里和表虚者设耳，若里气衰、津液少之人，不可用矣。

成氏曰：《内经》曰"辛甘发散风邪"，又云"风淫所胜，平以辛，佐以苦甘，以甘缓之，以酸收之"，是以桂枝为主，芍药、甘草为佐。又云"风淫于内，以甘缓之，以辛散之"，是以姜、枣为使也。成氏又曰：桂枝用姜、枣，不特专于发散，以脾为胃行其津液。姜、枣之用，专行脾胃之津液而和营卫者也。一名阳旦汤，取其春阳发生之义矣。

上五味，咬咀三味。以水七升，微火煮取三升，去滓，适寒温，服一升。服已须臾，啜热稀粥一升余，以助药力。温覆令一时许，遍身染染，微似有汗者益佳，不可如水流漓，病必不除。若一服汗出病差，停后服，不必尽剂；若不汗，更服，依前法；又不汗，后服当小促其间，半日许，令三服尽；若病重者，一日一夜服，周时观之。服一剂尽，病证犹在者，更作服；若汗不出者，乃服至二三剂。禁生冷、黏滑、肉面、五辛、酒酪、臭恶等物。

咬咀，谓细切令如麻子大也。三味，芍药、桂枝、甘草也。

粥以粳米煮熟糜烂，尤能畅胃气、生津液，故啜之以助药力。周时者，晬时一日夜也，观其邪解否也。生者，凡未经煮炒炼熟之食也，病者食之，难于消化，无益于中冷者。凡水浆，性冷之食饮也，病者食之，必伐阳损胃。黏滑者，凡饼子、团、粉、油腻、海菜之类。一曰黏者，五谷之黏者，如黍、秫、糯米之类也；滑者，菜之柔滑者，如菠薐①、荠、苋、莴苣、蕨、芋之类也。肉者，凡鸟、兽、鱼肉。面者，凡大小麦、荞麦等粉也。五辛者，五荤谓其辛臭，昏神伐性也。酪者，以牛、羊、马乳造之。臭恶者，凡恶臭膻秽之物也。以上诸物，或质钝而难化，或热而生火，或味辛而散气，或性滞而生湿，或含毒而伤中，俱非中和之物，故禁之。盖以诸方之首，故详言之也，后诸方仿之。

燮按： 微火煮者，欲药气透彻，且存桂枝汤守而不走之义也。适寒温者，寒温随其人好也。啜热稀粥与温覆者，一以生津液温其中，一以发阳温其外以助药力也。于桂枝汤曰微火煮、曰啜热稀粥、曰温覆，于麻黄汤曰覆取微似汗、曰不可啜粥，是退者进之、进者抑之。方祖之用心，无所不至矣。禁生冷、黏滑、五辛等者，不止难化伤中之物，亦能飘散药气而损性能也。

太阳中风，阳浮而阴弱。阳浮者，热自发；阴弱者，汗自出。啬啬恶寒，淅淅恶风，翕翕发热，鼻鸣干呕者，桂枝汤主之。

太阳中风者，前所谓脉浮缓、头项强痛、恶寒、发热、恶风、汗出者是也，此条重详释其体状也。"阳"言寸口与浮指取，

---

① 菠薐（léng）：即菠菜。

"阴"言尺中与沉指取。阳浮者，比尺中及沉指则少有力也；阴弱者，比寸口及浮指则少弱也。凡阳以候卫，阴以候营。今风邪在卫，卫实故阳脉浮也；营为卫所并，故阴脉弱也。风者阳邪，而卫阳气也，故发热不待闭郁而自发也。汗者，营所主，今卫受邪失其固，故不待覆盖而自出也。啬啬，不足貌。淅淅，洒淅寒惊貌。今汗出表虚，皮肤失护，不胜风寒，故啬啬恶寒、淅淅恶风也。翕翕，气盛貌。今热在表，故其热盛。鼻鸣干呕者，邪壅而气逆也。此即体气素怯，中于轻浅之邪所致，当与桂枝汤主之。

太阳病，发热汗出者，此为营弱卫强，故使汗出，欲救邪风者，桂枝汤主之。

此再辨"阳浮者，热自发；阴弱者，汗自出"之理矣。程氏曰：夫汗者，营所主，固之者卫。今卫受风邪，则营为卫所并而营弱矣。正气夺则虚，故曰"弱"也。卫受风邪，肌表不能固密，此亦卫之弱处。何以为强？邪气盛则实，故云"强"也。营虚而卫受邪，故使津液失其所主与所护，徒随邪风外行，而溢之为汗。然则营之弱固弱，卫之强亦弱也。此皆邪风为之也，但用桂枝汤，固护其营卫，则风邪得所御而去矣。此不言中风，但言太阳病者，示凡主诸营弱卫强之病，虽非端的中风，亦当为邪风，救之用桂枝汤也，后皆仿之。

脉浮者，病在表也，可发汗，宜桂枝汤。

凡诸病脉浮者，邪在表也。无汗表实者，宜麻黄汤。若属卫强营弱所致者，虽脉但浮而不缓不弱，亦宜与桂枝汤也。

此条示从脉而不从证之例也。阳明篇曰：脉浮，应以汗解，医反下之，此为大逆。又曰：病人烦热，汗出则解。又曰：如疟状，日晡所发热者，属阳明也。脉实者，可下之；脉浮虚者，可发汗。发汗宜桂枝汤，下之宜大承气汤。太阴篇曰：太阴病，脉浮可发汗，宜桂枝汤。坏病篇曰：太阳病，先发汗不解而复下之，脉浮者不愈。浮为在外，而反下之，故令不愈。今脉浮，故知在外，当须解外则愈，桂枝汤主之。以上诸条，皆从此例也。

脉浮而数，浮为风，数为虚。风则为热，虚则为寒。风虚相搏，则洒渐恶寒也。脉浮而数者，可发汗，宜桂枝汤。

脉但浮，不缓不弱者，亦当随证用桂枝汤。脉浮而数者，亦宜用桂枝汤。浮为风，在表。数为表虚，非实热也，是卫气失固，故数耳。风在表则发热，表虚则皮肤不胜风寒而洒渐恶寒，风与虚相搏也。如是而脉浮数者，则亦宜与桂枝汤也。坏病篇曰：伤寒发汗已解，半日许又烦，脉浮数者，可更发汗，宜桂枝汤。从此例也。

太阳病，头痛，发热，汗出，恶风者，桂枝汤主之。

头痛发热，病属太阳也。加之汗出恶风，则营弱卫强之候谛也。如是，则虽不悉具项强、恶寒、鼻鸣、干呕等证，亦当以桂枝汤主之也。

太阳病外证未解者，不可下也，下之为逆，欲解外者，宜桂枝汤。

不唯太阳病其证不悉具者之宜用也，即他经之脉证具而太阳外证但见一二者，亦宜用者有之也。太阳病外证中，或头痛，或恶寒，但有一证未解者，则虽有阳明内实及蓄血、心痞、结胸等脉证悉具，而不可妄下也。此邪气虽已入内，而未尽去表者也。然其邪入内，而尚未尽去者，盖因其人素弱，表气虚不能健运，故邪气留连不解也。如此者，误先下之，则未尽之表邪，又乘虚散漫，必为种种逆证也。故治之宜先解其外，而后攻其内。《内经》曰"从外之内，而盛于内者，先治其外，而后调其内"是也。然欲解外者，亦不可用麻黄汤，但宜用桂枝汤，以其外证未解者，因表虚所致故也。

此条示里实表证相兼者，从证而不从脉，先治其外，后攻其内之例。阳明篇曰：阳明病，脉迟，汗出多，微恶寒者，表未解也，可发汗，宜桂枝汤。又曰：二阳并病，太阳初得病时，发其汗，汗出不彻，因转属阳明。续自微汗出，不恶寒。若太阳病证不罢者，不可下，下之为逆，如此可小发汗。蓄血条曰：太阳病不解，热结膀胱，其人如狂，血自下，下者愈。其外不解者，尚未可攻，当先解外，外解已，但小腹急结者，乃可攻之，宜桃核承气汤。坏病篇曰：伤寒大下后，复发汗，心下痞，恶寒者，表未解也。不可攻痞，当先解表，表解乃可攻痞。解表宜桂枝汤，攻痞宜大黄黄连泻心汤。以上诸条，皆从此例也。

或问：里实表证相兼者，皆先与桂枝汤而无用麻黄汤之法耶？曰：然。曰：然则有可疑者。阳明篇曰：太阳与阳明合病，喘而胸满者，不可下，麻黄汤主之。又曰：阳明病，脉浮无汗而喘者，发汗则愈，宜麻黄汤。此二证者，岂非里实表证相兼者乎？曰：此二证，表实似里实之病而非里实表证相兼者也。但因表实阳气怫郁，里气由此不运，假见阳明内实证者也耳。故单以麻黄汤发其汗，则里实假证不攻而自愈。仲景所以一曰"不可下"，一曰"发汗则愈"也。

太阳病，外证未解，脉浮弱者，可以汗解，桂枝汤主之。

太阳病，外证未解，而见阳明内实及蓄血、心痞、结胸等证，其脉浮弱者，此盖因表气虚，里气不运，假见内实证者也。此为表虚似里实，而其里实因表虚而见，则但宜桂枝汤发汗救表。表气一健运，则里气亦随和，诸内实假证，不攻而自愈。可以汗解者，言发汗之外，不更用他法，而其病自解也。

此条与前条证同而脉不同。前条则证已变而脉亦不浮弱，是里病已真而表证亦在，里实表证相兼，故先解其表，而后攻里也。此条则证虽已变，而脉尚未变，是表证真而里证假已，故单解其表，而措其里也。其真其假，全于脉上，断之精妙至矣。

阳明篇曰：伤寒不大便六七日，头痛有热者，与承气汤。其小便清者，知不在里，仍在表也，当须发汗。若头痛者，必衄，宜桂枝汤。与此条同法，但此以脉浮弱知在表不在里，彼以小便清知不在里仍在表也。然此条脉浮者，未尝不小便清也；彼条小便清者，亦未尝不脉浮也，盖互发耳。

或问：然则脉沉者，小便黄赤者，口舌干焦者，不可用桂枝汤耶？曰：凡里实表证相兼者，虽脉沉，小便赤者，口舌干焦者，不妨皆用之，如前条所述诸证是也。此非治其里热，但先解其表耳，故不拘其有里热而用之也。若其他非兼里实之证，但见表虚证者，皆当候小便不赤、脉不沉、口舌不干而用之矣。凡太阳表虚证而脉沉者，即亡阳伤寒也。小便赤、口舌干者，是表邪夹内热之病，或少阳病，或厥阴病也，俱皆不可与桂枝汤。

下利，腹胀满，身体疼痛者，先温其里，乃救其表。温里宜四逆汤，救表宜桂枝汤。

里实兼表证者，当先解其表。既得闻命矣，不知里虚兼表证者，亦当先解其表否？曰：假令下利、腹胀满者，里虚也；身体疼痛者，表证也。如是者，先救其里，后乃解其表。若误先解其表，则里气愈虚，表邪反不解，立致危殆矣。

此条举下利一证，示凡诸病里虚兼表证者，先救其内，后解其外之例也。坏病篇曰：伤寒医下之，续得下利，清谷不止，身体疼痛者，急当救里；后身疼痛，清便自调者，急当救表。救表宜桂枝汤，救里宜四逆汤。又曰：下利后，身疼痛，清便自调者，急当救表，宜桂枝汤发汗。又曰：吐利止而身痛不止者，当消息和解其外，宜桂枝汤小和之。以上诸条，皆从此例也。

病人脏无他病，时发热、自汗出而不愈者，此卫气不和也。先其时发汗则愈，宜桂枝汤。

病人者，遍指之辞，言不止太阳病也。脏无他病者，言口腹和无病，二便如常也。程氏曰：知桂枝汤在于和营卫而不专治风，则人病不止于太阳中风，而凡有涉于营卫之病，皆得准太阳中风之一法为之绳墨矣。如病人脏无他病，属之里分者，只发热自汗出，时起时已，缠绵日久而不休，此较之太阳中风证之发热无止时不同矣。既无风邪，则卫不必强，营不必弱，只是卫气不和致闭固之令有乖。病已在卫，当治卫，虽药同中风，服法稍不同，先其时发汗，使功专于固卫，则汗自出、热退而病愈。

王宇泰[1]曰：先其时者，当其发热自汗之时，不可与药，当先其时作，候其时止而与之也。《素问》曰：方其盛时，必毁；因其衰也，事必大昌。其是之谓欤。

病常自汗出者，此为营气和。营气和者，外不谐，以卫气不共营气和谐故尔。以营行脉中，卫行脉外，复发其汗，营卫和则愈，宜桂枝汤。

又有一病，只常自汗出，无发热，时作时止，且脏无他病者，此为营气和而卫气虚，何故？营气和者，而致外不谐自汗出也。夫卫导营，行脉外以卫护乎外；营随卫，行脉中以营润乎内。今卫气虚而不导营，故营气独和而失所随，不能与卫和谐，徒为汗自出耳。如此，宜桂枝汤发其汗，以谐其卫。以营行脉中，卫行脉外，复发其汗，使脉中之气达之于脉外，营与卫交和，则自汗止矣。《内经》所谓"通因通用"，盖言是也。

参考：

太阳病，初服桂枝汤，反烦不解者，先刺风池风府，却与桂枝汤则愈。见于坏病篇。

太阳病下之，其气上冲者，可与桂枝汤，方用前法。若不上冲者，不得与之。同上。

服桂枝汤，大汗出，脉洪大者，与桂枝汤如前法。若形似疟，一日再发者，汗出必解，宜桂枝二麻黄一汤。同上。

妇人得平脉，阴脉小弱，其人渴，不能食，无寒热，名妊

---

[1] 王宇泰：即王肯堂。明代中医学家。

娠，桂枝汤主之。_{妇人妊娠篇。}

产后风，续之数十日不解，头微痛，恶寒，时时有热，心下闷，干呕，汗出，虽久，阳旦证续在耳，可与阳旦汤。_{妇人产后病篇。}

桂枝本为解肌，若其人脉浮紧，发热汗不出者，不可与也。常须识此，勿令误也。

程氏曰：桂枝之于中风，诚为主方矣。而桂枝所以治中风之故，不明其本用之，不无有误者。缘邪之初中人也，浅在肌分，而"肌"之一字，营卫均主。特卫主气，行肌之经脉外；营主血，行肌之经脉中。二者夹肌分行，同谓之曰"表"。要从表处分出阴阳表里来，则卫又为阳、为表，营又为阴、为里。故邪中于肌之表分，卫阳不固，是曰"中风"，法当解之，以其脉浮缓、发热、汗自出，皆为虚邪，卫主疏泄，得风而更散故也；邪伤于肌之里分，营阴受闭，是曰"伤寒"，法当发之，以其脉浮紧、发热、汗不出，皆为实邪，营主收敛，得寒而更凝故也。唯其均属于表，故脉浮则同，唯其一虚一实，故缓紧、汗出不出自异。今因风伤卫气，肌腠遂虚，脉必浮缓，证必自汗出，故主以桂枝汤。取桂枝、生姜之辛热，以赞助表阳而御邪，取甘草、大枣、芍药之甘缓酸收，从卫敛营而防里阴之失守，乃补卫之剂，为太阳表虚而设。其云解肌者，犹云救肌也，救其肌而风围自解。若脉浮紧，发热汗不出者，寒且中肌之血脉而伤营矣，方将从肌之里一层驱而逐出之，岂容在肌之表一层固而护卫之？故虽与中风同属太阳病，同有浮脉，同有头项强痛、恶寒证，桂枝不可与也。识，即嘿而识之①之识，有念兹在兹②之意。可与不可与，在毫厘疑似之间，误多失之于仓卒。须常时将营卫之来去路，两两相形，两两互勘，阴阳不倍，虚实了明，方不临时令误耳。不以桂枝误脉浮紧、汗不出之伤寒，自不至以麻黄误脉浮缓、自汗出之中风矣。缘营卫为太阳虚实攸分，同经异病，关系最重，故仲景特借桂枝方中，彼是遥映以作戒严。

凡服桂枝汤吐者，其后必吐脓血也。

凡者，博总之辞。夫营病表实者，误之则闭涩，邪气无出路，反夹桂、姜辛热之势怫郁，其营中之血淫溢上升，吐而继以脓血。又其人胃中有积热、留痰、宿食、停酒等病，湿热素盛者，更服桂枝汤，则两热相合，甘酸泥于膈，愈停留不行，势必上逆而吐。吐则其势淫溢于上焦，蒸为败浊，后必吐脓血。桂枝本为解肌，未尝令人吐也，而今吐者，则非桂枝之能，而用桂枝者之误也。仲景为后来示其宜禁尔。

酒客病，不可与桂枝汤，得汤则呕，以酒客不喜甘故也。

注见于下篇。

或问：见仲景所戒，则似言无汗者，不可用桂枝汤，然而又有"太阴病，脉浮，可发汗，宜桂枝汤"之言。尝闻阴证必无汗，而今曰"太阴病"，则知无汗而反用之者，何也？曰：夫必有汗而用之者，常也；无汗而反用之者，权也。其病虽无汗，而

---

① 嘿而识之：默默地记住。
② 念兹在兹：泛指念念不忘某一件事情，出自《尚书·大禹谟》。

其本果系于里和表虚之所致，则不妨可用之。所谓"伤寒六七日，不大便者""太阳病不解，热结膀胱，其人如狂""下后复发汗，心下痞，恶寒者""初服桂枝汤，反烦不解者""服桂枝汤，大汗出，脉洪大者""发汗已解，半日许复烦""先发汗不解，而复下之，脉浮而不愈者""汗出则解，又如疟状，日晡发热者""下利身体疼痛者"，以上诸证，皆不拘有汗无汗而可用者。太阴病，脉浮者，此必无汗而可用者也。不止此也，凡太阳病脉浮，或兼弱、或兼数、或兼大，口腹和而无病，二便如常，手足无热厥者，虽无汗，亦可用桂枝汤。以上诸证，皆虽无汗，而其本属表虚所致故也。问曰：脉紧亦有可用者欤？曰：脉紧而无汗，为寒，为表实；脉紧而有汗，为亡阳。故兼见此脉者，虽桂枝汤证全具，亦不可妄用也。

喘家，作桂枝汤，加厚朴、杏子佳。

注见于下篇气滞条。

燮按： 如酒客病，则曰"以不好甘故也"，若好甘者，安害于桂枝汤？喘家，则曰"加厚朴、杏子佳"，犹是言加佳，不加亦佳，不必之辞。咳家亦当加减某某，饮家亦当加减某某，其余可推知也。活法如是，不必拘泥于成方矣。

太阳病里和表实者用麻黄汤法

表实者，发热无汗者是也。凡表实诸病，因其人脏气素壮实，寻常风寒不能着而为病。《经》曰"勇者气行则已"是也。但其劳役跋涉，或遇温热之气，一时有腠理不密，而风雨寒湿感之深重，其邪乃中于表里，太阳少阴俱受之。然而以脏气素盛，里阳自复，其中于里之邪，不能留于少阴，乃随经浮出于太阳也。而初中于表之邪，在卫分；后出于里之邪，在营分。营卫俱病，经气凝闭，遂致成太阳表实之病矣。《内经》曰"其皮厚而肥肉坚者，必重感于寒，外内皆然乃病"是也。

麻黄汤方

麻黄三两，去节　桂枝二两，去皮　甘草一两，炙　杏仁七十个，去皮尖

麻黄草叶，为中空外粗、体轻性散之物。继洪曰：有麻黄之地，冬不积雪。可见其气温热，发散之力烈也。且其味辛甘，《经》曰辛甘发散为阳，故君之以散发表中闭凝之实邪。臣以桂枝者，一以羁麻黄慓悍之势，使之舒达于表，则经隧屈曲之间无遗邪之患；一以发汗后，固其表，则无汗多亡阳之变。佐以杏仁者，盖表有实邪，则肺气为之不利，多致喘咳、胸满等证，杏仁辛甘利肺气。使以甘草者，甘草能调和诸药，使之缓缓成效，无过不及之偏，且不伤正气矣。然此方为里和表实者设耳，若里虚津少及表虚无汗者，误用之，立见灾，慎之。

或问：桂枝解肌，尚且芍药、甘草、大枣以护其里焉。今夫麻黄汤，直发表者也，而反用三两麻黄、二两桂枝、七十个杏仁，而甘草止用一两，何不顾其里之甚也？曰：表虚之病，因其人体气素虚弱，虽里和，而其里气不足以营卫其表，故但引里气以充表，则里亦不足，此救表之所以必兼援里也。若夫表实病，因其人素壮实，轻浅风邪，不能为病，唯深重之邪，而乃伤侵为病矣。邪气深重，则里气虽盛，而不能自行于表去之，必借猛峻

药势，而乃可发散其邪也。然而以里气素盛，不须复顾脾胃，此汤之所以专于宣发也。

上四味，以水九升，先煮麻黄，减二升，去上沫，内诸药，煮取二升半，去滓，温服八合，覆取微似汗，不须啜粥，余如桂枝法将息及禁忌。

麻黄沫令烦心，故去之。其人脾胃素强，不用借外援，故不啜粥。详见于桂枝汤方条。

寸口脉浮而紧，浮则为风，紧为寒。风则伤卫，寒则伤营。营卫俱病，骨节烦疼，当发其汗，麻黄汤主之。

此即前所谓脉浮紧、头痛项强、恶寒、体痛、呕逆之伤寒也，此条再释其病因也。轻手取之浮，则为风伤卫；重手取之紧，则为寒伤营。营卫俱病，则气血凝涩不行，故身体骨节烦疼，麻黄汤主之。

或问：尝闻桂枝汤主治风伤卫者，麻黄汤主治寒伤营者，营卫俱病者大青龙汤主之。今见此条，与彼说异者，何也？曰：吾子所闻，出于成氏不稽之说，而后人从和者也。夫风伤卫者，桂枝汤主之；如寒伤营者，即少阴病附子汤所主也。唯风寒两伤，营卫俱病者，麻黄汤主之。若夫大青龙汤，则是麻黄汤证而兼内热者主之也。

脉浮者，病在表，可发汗，宜麻黄汤。

凡诸病脉浮者，皆邪在表也。若属表实，营卫俱病所致者，虽但浮而不紧，亦宜与麻黄汤。

阳明篇曰：阳明病，脉浮无汗而喘者，发汗则愈，宜麻黄汤。又曰：阳明中风，脉弦浮大而短气，腹都满，胁下及心痛，久按之气不通，鼻干不得汗，嗜卧，一身及面目悉黄，小便难，有潮热，时时哕，耳前后肿，刺之少差。外不解，病过十日，脉续浮者，与小柴胡汤。脉浮细、嗜卧者，外已解也，设胸满胁痛者，与小柴胡汤；脉但浮者，与麻黄汤。皆从此例也。

脉浮而数者，可发汗，宜麻黄汤。

不止脉浮紧者与但浮者之可用，而浮而数者，亦可用者有之。夫已浮而数，则非内热，而表热所致。是深重之邪，怫郁于表分，阳气重故也。若有其证端的，则虽浮数，不妨宜用麻黄汤。

太阳病，头痛发热，身疼腰痛，骨节疼痛，恶风无汗而喘者，麻黄汤主之。

麻黄汤脉法已详，则又可知认证之法矣。凡见头痛发热，则知太阳病也，加之身疼腰痛、骨节疼痛、恶风无汗而喘，则邪气深重，营卫俱病谛也。如此而无一里虚证者，虽项不强、不恶寒、不呕逆，而亦宜麻黄汤主之。营卫受邪，气血凝闭，故身疼、骨节疼痛也。太阳之脉循腰，故腰痛也。恶风者，邪在表也。无汗者，营卫秘闭也。喘者，皮肤受邪，肺气为之怫郁也。

伤寒，脉浮紧，不发汗，因致衄者，麻黄汤主之。

伤寒证悉具，其脉浮紧而表实之候谛也。此当发其汗，若不发汗，则邪气怫郁于表分，血气不得顺流以致衄。如此者，虽经日久，亦宜麻黄汤主之。表郁一开，则血得归常度，其衄不治自止。

或问：尝闻衄即阳明病，而仲景反用麻黄汤攻太阳者，何也？曰：衄，诚阳明经血上溢之所致，而寻其所以致之之由，则全系太阳邪气怫郁所致。夫太阳者，大表也，阳明次之，少阳又其次也。而营卫流行，每自手太阴阳明，行足阳明太阴，而行手少阴太阳，而后至足太阳，此皆从内达外也。今太阳受实邪，营卫不能流行，故阳明经血欲行于表而不能行，遂随经奔溢致衄耳。此仲景所以专攻太阳、不攻阳明也。

太阳病，脉浮紧，无汗，发热，身疼痛，八九日不解，表证仍在，此当发其汗。服药已，微除，其人发烦目瞑，剧者必衄，衄乃解。所以然者，阳气重故也。麻黄汤主之。

不止伤寒也，凡太阳病脉浮紧、发热、无汗、身疼，八九日不解，表证尚在者，虽有阳明证见，不可下。此当发其汗，与麻黄汤。服药已，表证微除，其人发烦目瞑者，不妨可再与麻黄汤。发烦目瞑剧者，必衄，衄乃解，解者，不可与麻黄汤也。其所以服药已，发烦目瞑者，此太阳邪气深重，而初服药力尚未能散之，药与邪相拒故也，尚与麻黄汤主之。

太阳病，脉浮紧，发热，身疼，无汗，自衄者愈。

诸本"身"字下无"疼"字，今补之。

不止于此，凡太阳病脉浮紧、发热、身疼、无汗，自衄者，虽不因服药，虽不发烦目瞑，亦愈也。

或问：因衄得解者，何也？曰：太阳邪气深重，而欲传之于阳明，阳明气血盛，而欲行外去其邪，邪正互争，不能出，不能入，遂致奔激出于鼻为衄，则邪亦随之散也。凡太阳病致衄后，其脉减少，其病静者，此邪已解也；衄后脉尚浮紧，证尚如前，此邪未解也，尚可与麻黄汤；衄后脉尚浮紧，证尚如前者，及见烦渴、厥冷、汗多、大热等证，或脉微弱芤革，或浮大、按之全无及微细者，皆为亡血也，建中汤、黄芪建中汤，重者四逆加人参汤，随证主之；若衄不止者，针足大指爪甲角及三里，下其气，灸亦可。虽热甚者，慎不可用清凉之剂也。此余屡试有效者，故谨录之。

燮按：如此条及上条，勿论为"宜麻黄汤"。如头痛如割，发烦目瞑，或渴，或喘，属有内热者，大青龙汤主之。已衄后，表证尚在，脉缓者，桂枝汤主之。衄甚、厥冷及见诸亡血证者，如注文所言，一误致死，如反掌矣。

太阳病十日以去，脉浮细而嗜卧者，外已解也。设胸满胁痛者，与小柴胡汤；脉但浮者，与麻黄汤。

言太阳病经杂治十余日，外邪虽已解，而胃气虚惫也。浮者，为虚之浮。细者，微细，气血衰之诊也。嗜卧，较之阳明中风之嗜卧、脉细，则非三阳合病之嗜卧也，此即胃气虚惫，身体倦怠，故嗜卧也，理中汤、甘草干姜汤类主之。设脉浮细有力，嗜卧、胸满胁痛者，此三阳合病之嗜卧，而外未解也，故曰"与小柴胡汤"。脉但浮而不细，且不胁痛，而或胸满，或喘，或尚头痛发热，或身疼者，此邪在太阳也，虽十日以后，尚可与麻黄汤也。

参考：

太阳与阳明合病，喘而胸满者，不可下也，麻黄汤主之。阳明篇。

湿家身烦疼，可与麻黄加术汤发其汗为宜，慎不可以火攻之。湿病篇。

救卒死，客忤死，还魂汤主之。即麻黄汤，见于卒死篇。

或问：仲景治发汗、吐、下后，用桂枝汤者多，而用麻黄汤者少，何也？曰：夫一经汗下，虽表实者，而其表虚矣；虽里气盛者，而里弱矣。汗、吐、下、渗虽异，而损正气则同，以表里虽异，而实一气所串也。故一经汗、下、吐、渗之后，虽有可汗证，不可与麻黄汤也。虽间有经汗、下而正气不衰，邪气亦实，而桂枝之力难当者，乃可用桂枝麻黄各半汤、桂枝二麻黄一汤类，以半助其里，半解其表矣。其或虽经日久，虽经汗、下、吐、渗，而其正气旺，邪气亦实，非各半汤等力所及者，而后用麻黄汤。本方发汗，如所谓"太阳阳明合病，喘而胸满者""阳明病，无汗，脉浮而喘者""阳明中风，脉但浮，无余证者""太阳病十日以去，脉但浮者"是也，此仲景言外之微旨也。

又问：仲景于麻黄汤，无治咳之说，亦与桂枝汤之义同欤？曰：然。凡麻黄汤证而咳，不吐痰沫，无呕吐、噎、渴、心悸、下利、小便不利等证者，宜用麻黄汤；若吐涎沫，有呕吐、噎、渴、心悸、下利、小便不利等证者，宜用小青龙汤；若咳而小便利，若失小便者，宜用真武汤。此外，射干麻黄汤、厚朴麻黄汤、越婢加半夏汤类，随证皆宜主之。又问：有汗者，绝不可用麻黄汤欤？曰：否！其本明系表实所致，虽汗出者，亦宜用之。仲景不云乎"汗出而喘，无大热者，可与麻黄杏仁甘草石膏汤"？如夫"太阳阳明合病，喘而胸满者""太阳病十日以去，脉但浮者""脉浮紧，骨节烦疼者"，皆不曰汗之有无，则或虽汗出者亦用之，可知也。

桂枝麻黄加减法

桂枝麻黄各半汤方

桂枝一两十六铢，去皮　芍药　生姜切　甘草炙　麻黄各一两，去节　杏仁二十四枚，汤浸，去皮尖及双仁者　大枣四枚，擘

上七味，以水五升，先煮麻黄一二沸，去上沫，内诸药，煮取一升八合，温服六合。本云桂枝汤三合，麻黄汤三合，并为六合。顿服将息如上法。

此桂枝汤、麻黄汤各取三分之一以为一剂者也。盖为正气不甚虚，邪亦不甚盛者设耳。单用麻黄汤，则恐过于发散也；单用桂枝汤，则力缓不能去邪也。故取二汤各等分，以缓缓解之。将息禁忌如上法者，言如用桂枝汤法也。

太阳病，得之八九日，如疟状，热多寒少，其人不呕，清便欲自可，一日二三度发，脉微缓者，为欲愈也。脉微而恶寒者，此阴阳俱虚，不可更发汗、更下、更吐也。面色反有热色者，未欲解也，以其不能得小汗出，身必痒，宜桂枝麻黄各半汤。

清与圊同，厕也，言大便。便，言小便也。热色者，赤色有光也。凡邪遍在于经中，则其病无有间断；邪气离散不遍，则其病时作时止，其亦有少多之别。《内经》帝曰：火热复恶寒发热，有如疟状，或一日发，或间数日发，其故何也？岐伯曰：胜复之

气，会遇之时，有多少也。阴气多而阳气少，则其发日远；阳气多而阴气少，则其发日近。此胜复相薄盛衰之节，疟亦同法。

此条示桂枝麻黄各半汤之治例也。由此视之，凡因邪气郁于表分，见面赤者，为身痒者，皆宜用之。阳明篇曰：二阳并病，太阳初得病时，发其汗，汗先出不彻，因转属阳明，续自微汗出，不恶寒。若太阳病证不罢者，不可下，下之为逆，如此可小发汗。若面色缘缘正赤者，阳气怫郁在外，当解之熏之。若汗出不彻不足言，阳气怫郁不得越，当汗不汗，其人躁烦，不知痛处，乍在腹中，乍在四肢，按之不可得，其人短气，但坐，以汗出不彻故也，更发汗则愈。何以知汗出不彻？以脉涩故知也。又曰：阳明病，面合赤色者，不可攻之，必发热色黄、小便不利也。如此二证，亦宜用此汤。不独此也，大抵诸病，或有太阳证，或有阳明证，而或咳，或身疼走注，或身痒兼之面色赤，其脉浮或浮涩者，即宜用此汤也。

瑞按：热多寒少者，发热多恶寒少也，此阳气多、阴气少。不呕者，里和也。欲自可，宋板不可发汗篇作"续自可"，可从。清便续自可者，言无内热也。一日二三度发者，邪气轻在肌表，而会遇之时多也。脉微缓者，不甚缓也，非微脉之谓。《辨脉法》曰：阳脉浮大而濡，阴脉浮大而濡，阴脉与阳脉同等者，名曰缓也。可见不可缓脉兼微脉也。夫缓者，有胃气脉也，然甚缓则为病脉，故曰"微缓者，欲愈也"。言"欲愈"，未愈也。其人里气若素虚，则脉不微缓，而但微其证，不发热而但恶寒也，故曰

"脉微而恶寒者，此阴阳俱虚"，表里俱虚之谓也。太阳病里虚之人，误汗而表气虚，故曰"阴阳俱虚"也，更者犹言。再言始误汗而作表里俱虚，今虽有表证，而不可再汗；虽有内实证，而不可更吐、下也，宜先救里而后救表也。面色有热色者，邪气怫郁于表分也。此重于欲愈未愈之微邪，桂枝汤力不能胜之，宜桂枝麻黄各半汤也。以其不能得小汗出者，示邪气怫郁之因也。身必痒者，微邪郁于表之证也。俱宜用此汤也。

脉浮而迟，面热赤而战惕者，六七日当汗出而解。反发热者，差迟。迟为无阳，不能作汗，其身必痒也。

战者，身振也。惕者，心恐也。差者，病解而未愈也。

此示各半汤之禁例也。脉浮而迟，浮则为邪在表，迟则为阳气虚乏。面热赤者，邪在表怫郁也。战惕者，邪正相争也。此证虽阳气虚乏，而见面赤、战惕，则知其里气不甚虚，尚足拒邪也。故务扶其阳救其里，则虽即时不解，而六七日后必里气复盛，津液充溢，当自汗出愈也。此时若反发热者，表邪尚盛，其病差迟于六七日也。所以然者，脉迟则阳虚里寒，其反发热者，非阳气有余而邪气有余之为耳。阳虚则津液不能发达于外以作汗，邪气有余怫郁于表，则旧液瘀凝为身痒。此证面赤、身痒，虽同于各半汤证，而其脉迟则不同，但宜与四逆汤以救里复阳，里气一盛，则津液发达，而邪无客地，汗自出而愈也。

问：何以知此证当用四逆汤？曰：阳明篇曰"脉浮而迟，表热里寒，下利清谷者，四逆汤主之"，今曰"脉浮而迟"，曰"迟无阳"，则虽不下利，而表热里寒之候明也，故知必用四逆汤也。

桂枝二麻黄一汤方

桂枝一两十七铢，去皮　芍药一两六铢　麻黄十六铢，去节　生姜一两六铢，切　杏仁十六个，去皮尖　甘草一两二铢，炙　大枣五枚，擘

上七味，以水七升，先煮麻黄一二沸，去上沫，内诸药，煮取二升，去滓，温服一升，日再服。本云桂枝汤二分，麻黄汤一分，合为二升，分再服，今合为一方。将息如前法。

此桂枝汤取十二分之五，麻黄汤取九分之二，以合方者也。桂枝汤取十二分之五，为五两；余麻黄汤取九分之二，为二两不足。然则桂枝多于二，而麻黄少于一也，但由其大数名之耳。此方比各半汤，则解散之效缓也，故表实而不充者，宜用之。桂枝二越婢一汤、桂枝麻黄各半汤、桂枝二麻黄一汤及桂枝加附子汤、桂枝去桂加茯苓白术汤、新加汤类，皆随证制方，不拘定方之例也。

服桂枝汤，大汗出，脉洪大者，与桂枝汤如前法；若形似疟，一日再发者，汗出必解，宜桂枝二麻黄一汤；若大烦渴不解者，白虎加人参汤主之。

服桂枝汤，大汗出，脉洪大，不烦，不渴，不如疟而表证尚在者，此因汗大出，表气虚，营卫失固，脉乃洪大也。如是者，又与桂枝汤如前法，以救其表，则营卫和谐自愈。若形如疟，作寒热，一日再三发者，此因表虚，新邪又感入，脉乃洪大也。如此者，单用桂枝汤，则力缓难及也。用各半汤，则表已虚，邪又

新入，无怫郁，恐过于发散也。故但于桂枝汤料二分，内合麻黄汤料一分，轻散其邪，则汗出必解。若大烦渴不解，口干舌燥，欲饮冷水，小便黄赤者，此本有内热，因汗大出亡津液，阳热弥盛，脉乃洪大也。如此者，但宜清内热、生津液，白虎加人参汤主之。

卷三

太阳病里虚表证者不可发汗法

里虚表证者，诸书所谓内伤外感相兼者是也，又名夹阴伤寒，以阳病夹阴证故也。凡人脾胃素弱，肺肾有亏，而汗常易出，易感外邪，饮食进退不调，精液易泄、短气疲倦、瘦弱肥白者；及虽禀受壮实之人，大劳失汗，过欲失精，饥饱不节而伤胃，疾走多言而伤气，思虑悲恐而伤神，经漏、带下、生产、淋疾、刀刺、针灸、吐衄、便血、疮痈、脓溃、坠堕、跌仆而亡血，咳嗽、呕吐、泄泻下利而亡液；及凶年饥岁，贫窭杂食而脾胃脆弱者，皆为内虚而感外邪也。如是者，虽有太阳表证，不可妄发汗。误发汗再夺其津液，则先虚其正气，邪气反盛，变不可胜言也。唯宜先调其内，令正气充焉，正气已充，则营卫自张于外，而邪之微者，解围自去，不复须解散之药矣。若邪之甚，虽正气已充，而阻滞不肯解，其病增剧者，而后乃当议发散焉。又有里虚而表气不运，假作表证者，如此，但宜救里，则营卫自和，表证不解而自除。金·李东垣会此意，著《脾胃辨惑》等论，为甚尽矣。

食谷欲呕者，属阳明，吴茱萸汤主之。

食后恶心欲呕者，此胃中虚冷，不能运化谷食故也。凡兼见此证者，虽有太阳表证，不可发汗，皆当为阳明冷证，以吴茱萸汤主之。不止于此，凡食后饱闷者，口中多唾者，吞酸嗳腐者，心腹痞痛者，腹胀者，下利清谷者，全不思食者，有热不渴者，渴好温汤恶冷水者，不欲冷食者，皆为阳明胃中虚冷所致，虽有表证，不可遽发汗；虽有上实、里实证，不可吐下。但宜就阳明篇求治法也。

伤寒脉弦细，头痛发热者，属少阳，少阳不可发汗。

伤寒脉当浮紧，今反弦细者，知属少阳，不在太阳也。弦乃少阳血弱之诊，细是少阳气尽之候。脉已如此者，证虽为太阳伤寒，不可发汗也，但宜就少阳篇求治法也。凡口苦、咽干、目眩者，耳聋者，往来寒热、胸胁苦满或痛者，呕而发热者，皆属少阳也。虽有表证，不可发汗也。

伤寒脉浮而缓，手足自温者，此为在太阴。太阴身当发黄，小便自利者，不能发黄。

伤寒脉当浮紧，今反浮缓，手足自温者，此系在太阴也。浮，邪在表之诊。缓，即脾之本脉。此证小便不利者，湿热瘀郁，身当发黄也；小便自利者，脾气虚弱，不能发黄也。此虽有太阳证，而脾阴已病，不可妄发汗也，但宜就太阴篇求治法也。

凡腹满而不欲食者，腹满而吐者，腹满时痛者，自利不渴者，四肢急惰者，身体疲倦者，腹中急痛者，急缩难伸者，动气在脐腹者，五心烦热者，脚挛急者，口舌咽喉无润者，心悸者，脉结代者，皆为太阴脾虚所致，虽有表证，不可发汗也。

病人脉阴阳俱紧，反汗出者，亡阳也。此属少阴，法当咽痛，而复吐利。

脉阴阳俱紧者，清邪中于上焦、浊邪中于下焦之诊，乃伤寒之本脉，所谓"重感于寒，外内皆然乃病"者也。其证必见太阳且无汗，而反汗出者，知其人里阳素虚，肾气衰微，阴寒客于内，而失其闭藏之职。阳气一虚，失其闭藏，则不止其反汗出，必当咽痛而复吐利。此为少阴亡阳之证，虽有太阳表证，不可发汗也，但宜就少阴篇求治法也。

凡脉微细、但欲寐者，脉沉细数者，吐利烦躁者，自利而渴者，渴而小便清白者，消渴、小便反多者，小腹拘急、小便不利者，汗出如流珠者，无热恶寒者，足冷无汗者，小便利数者，咳而失小便者，脐腹痛者，腰脚冷痛者，咽痛者，咽中生疮者，咽中闭塞者，咽喉干燥者，便脓血者，皆少阴阳虚阴盛之证也。凡兼见此证一二者，虽有太阳表证，不可发汗也；虽有热证，不可妄清解也。

伤寒，先厥后发热而利者，必自止，见厥复利。

伤寒，太阳之本证，必手足不厥冷，且不下利也。今先厥而下利者，后当发热而利者，必自止，见厥复利。此即厥阴阴阳胜复之病，宜就厥阴篇求治法，虽有表证，不可发汗也。

凡消渴、气上冲心者，心中疼热者，饥不欲食者，食则吐者，吐蛔者，食则烦躁欲吐者，渴饮水而呕者，渴饮水下利者，心下痞硬者，皆为厥阴之病也。凡兼见此证一二者，虽有表证，皆不可发汗也。

以上五条，虽于各篇详注之，摘取出之，以便初学。

问曰：病有洒淅恶寒而复发热者，何也？答曰：阴脉不足，阳往从之；阳脉不足，阴往乘之。曰：何谓阳不足？答曰：假令寸口脉微，名曰阳不足，阴气上入阳中，则洒淅恶寒也。曰：何谓阴不足？答曰：尺脉弱，名曰阴不足，阳气下陷入阴中，则发热也。

辨寸口脉微者与尺中脉弱者，虽太阳表证，具不可发汗之义也。

程氏曰：恶寒发热为伤寒在表之初证，发汗宜莫如洒淅恶寒而发热矣。殊不知阴阳二气，因虚而自为乘侮，则恶寒发热多从不足处而见，不必病邪也。阳不足者，阳部之脉不足也，即下面之微脉，虽兼心肺言，而责重在膻中，营卫之所生也；阴不足者，阴部之脉不足也，即下面之弱脉，虽兼肝肾言，而责重在三焦，肾之夫、肝之父也。缘阴阳二气，虽是互为循环，而未尝不各归其部，一升一降，中焦其辖轳也。上部藉膻中为关隘，则阳升而阴不得升，故无恶寒证；下部藉三焦为底载，则阴降而阳不得降，故无发热证。今寸口脉微，知膻中之处阳部者不足，不能防御乎阴，而阴气得上入心肺之阳中矣。阳为阴侮，故恶寒也。升极则必降，今尺中脉弱，知三焦之处阴部不足，不能载还此阳，而阳气下陷，入肝肾之阴中矣。阴从阳现，故发热也。微即诸微，亡阳之微；弱即诸弱，发热之弱。观"假令"二字，微弱实该诸阴脉言之。当其恶寒时，非不兼弦、紧等脉，要之不足之微脉终在，故只从不足处断之为微；当其发热时，非不兼洪、数等脉，要之不足之弱脉自现，亦只从不足处断之为弱。观"阳往从"之"从"字、"阴往乘"之"乘"字，可见不足犹言无力也。治法只宜建中，以行奠定，而或补、或升，按法审机，以还阳退阴为务。一误汗而在上之阳先亡，在下之阴亦散，虚虚之祸即在此。汗证已具之中，可不慎之于脉欤？又曰：阳往从之者，谓阳乃有余之诊，以陷入阴中，则亦从阴而成不足矣。曰：阴往乘之者，谓阴乃不足之诊，以上阳中则乘阳而成有余矣。又曰：曰"上入"，曰"下陷"，皆责中焦不足，不能拦截之故。

伤寒脉浮紧而恶寒发热，中风脉浮缓而恶寒发热。二者若寸脉微弱，则虽关尺浮缓、浮紧，非实邪，乃阳不足，为阴乘耳；若尺脉微弱者，虽寸关浮缓、浮紧，非实邪，乃阴不足，为阳从耳；若尺寸俱微弱者，此阴阳俱不足，乃互为乘从耳。虽有三者之异，而其本皆系中焦不足，宜小建中汤、理中汤类随证加减用之，慎不可妄发汗也。寸口脉微，尺脉弱，互文之辞。

阳脉浮、阴脉弱者则血虚，血虚则筋急也。

以下三证，皆有洒淅恶寒发热证，而详及其不可汗之脉也。阳脉浮、阴脉弱者，桂枝汤证之本脉也。然而兼见筋急，则非桂枝汤证而血虚也。血虚，故尺脉弱也；气独和，故寸脉浮也；血虚失所养，故筋急也。治宜养其血，芍药甘草汤、当归建中汤类，随证择用。

其脉沉者，营气微也。

羕①上文而言，恶寒发热、筋急、其脉沉者，不但血虚，营气衰微也。血其体，营其用，血中之神，神者何？阳气也。初血虚，今复将亡其神，治宜养其血而建其中也，芍药甘草附子汤、四逆加人参汤、附子汤类，随证择用。

其脉浮而汗出如流珠者，卫气衰也。

脉浮而汗出者，桂枝汤主之，此卫弱中风所致耳。今汗出如流珠者，非桂枝汤证也，即里阳虚，卫气由此衰而然，卫气衰而失固，故其脉浮也。皮肤无生气，故汗不活流凝如珠也。治宜纯救其卫阳，桂枝加附子汤、四逆加人参汤随证择用。

营气微者，加烧针则血流不行，更发热而躁烦也。

"流"一本作"溜"，音义同，或作"留"亦通。

营气微者，血中之阳气虚，故多见冷证，治宜唯养血救阳。而医见其多冷证，妄加烧针、灸、火，欲去其冷，殊不知血虚者，再加火，则其血愈燥耗而愈不行，更发热而躁烦也。火炽血耗，则血中之阳愈虚。如是者，宜急与四逆汤，不须顾其有热也。正气已复，则邪气自退矣。坏病篇云"若重发汗，复加烧针，烦躁者，四逆汤主之"是也。

脉浮紧者，法当身疼痛，宜以汗解之。假令尺中迟者，不可发汗。何以知然？以营气不足，血少故也。

脉浮紧而身疼痛者，麻黄汤主之，宜以汗解之。然而尺中一

---

① 羕（yàng）：水流悠长的样子。

见迟脉而不浮紧者，此营气不足、血少也，治宜助其营气。轻者芍药甘草汤、当归建中汤，重者四逆加人参汤、芍药甘草附子汤，随证择用，不可发汗也。

尺中迟者，亦该诸阴脉而言，非迟数之迟也，但以指下觉迟名之耳。问：何以知非迟数之迟？曰：三部虽有大小、浮沉、强弱之异，而其迟数皆同也。岂有寸关数疾而尺中独迟者哉？此但以寸关浮紧、尺中独沉微弱而指下觉之迟，故曰迟耳。

此仲景举一隅而示例，观"假令"二字，可见今以三隅反之。凡寸口迟者，卫气不足，气少也；关上迟者，胃虚，营卫俱不足也。《脉经》曰"关脉弱，胃气虚有热，不可大攻之，热去则寒起"是也。

脉浮数者，法当汗出而愈。若下之，身重心悸者，不可发汗，当自汗出乃解。所以然者，尺中脉微，此里虚，须表里实，津液自和，便自汗出愈。

脉浮数而无汗者，麻黄汤主之；脉浮数而有汗者，桂枝汤主之，法当俱汗出而愈。若尺脉微、身重心悸者，此里虚，不可与桂麻发汗之剂，但宜小建中汤、茯苓白术汤类，务救其里。里气一盛，则其气达表，表里俱实，则津液自和，邪无客地，便自汗出愈。"若下之"三字，不必下后如此，有若下之、若不下之意，不可拘也。

寸口脉阴阳俱紧者，法当清邪中于上焦，浊邪中于下焦。清邪中上，名曰洁也；浊邪中下，名曰浑也。

此辨夹阴伤寒之病原也，文长故作六节注之。

此阴阳，指尺寸。言寸以候上焦，候表，候卫；尺以候下焦，候里，候营。今尺寸俱紧，则于法为清邪中于上焦，浊邪中于下焦。清邪者，言雾露冷风之气；浊邪者，言地湿阴寒之气。洁，清也；浑，浊也。雾露冷风，轻清也，故曰洁；地湿阴寒，重浊也，故曰浑。《内经》曰"百病之始生也，皆生于风雨寒暑清湿喜怒，喜怒不节则伤脏，风雨则伤上，清湿则伤下"是也。清，寒也。

阴中于邪，必内栗也。表气微虚，里气不守，故使邪中于阴也。阳中于邪，必发热头痛，项强颈挛，腰痛胫酸，所为阳中雾露之气。故曰清邪中上，浊邪中下。阴气为栗，足膝逆冷，便溺妄出。

此阴阳，言少阴、太阳。前所谓清邪中于上焦，即中太阳也；浊邪中于下焦，即中少阴也。微者，衰微，非微少之谓也。内栗者，觉内寒心战栗也。便溺妄出者，言二便不如常，或泄利，或小便数，或遗屎遗尿也。

凡人内和但表虚，则清邪中上而已。若里气虚不守，则其气不足护表，而表气微虚也，故太阳、少阴俱受邪，遂致为夹阴伤寒也。太阳受邪，故发热头痛，项强颈挛，胫酸；少阴受邪，故阴气内栗，足膝逆冷，便溺妄出。治法宜先于四逆汤、附子汤、真武汤类随证加减，以温其里。里气一复，其气达表，太阳之邪自去。若邪甚，不肯解，乃可议发散焉。若不知此法，而妄用杂药，或隐忍不服药，则邪气散漫，变证多端，遂致难治，如下文。

表气微虚，里气微急，三焦相混，内外不通。上焦怫郁，脏气相熏，口烂食断也。中焦不治，胃气上冲，脾气不转，胃中为浊，营卫不通，血凝不流。

《玉函》"上焦"上有"若"字，"中焦"亦同。

里气微急者，衰微急迫而不缓和也。表气微虚而受邪，则上焦不和；里气微急而受邪，则下焦不和。故三焦混乱，而内外之气不通也。下焦受阴寒，则阳气不能居下，必上逆而迫于上焦心肺之间化为热。故上焦怫郁，脏气相熏蒸，口烂食断[1]也。言热上，口烂断肉，糜烂自咬也。下焦寒，则其邪必及中焦胃阳亦上冲，遂为气上撞心，或吐呕、或喜饥多食等证也。胃阳一上冲，则脾气亦不主转化，饮食不消，而胃中为湿浊，遂为腹满、腹痛、腹鸣下利、吞酸嗳腐等证也。脾胃已不运化，则营卫不通、血凝不流，遂为瘀血蓄于经中也，乃作阴阳胜复之证矣。

若卫气前通者，小便赤黄，与热相抟，因热作使，游于经络，出入脏腑，热气所过，则为痈脓。

不通者极必通，然其通有前后。若卫气前通者，此其人热气胜而寒气少，是从前阳气之上逆甚者也，故小便赤黄，从前所蓄瘀血与热相抟，因热作使，游于经络，出入脏腑，热气所过，则生痈肿、为脓溃，寒去而热气胜，宜黄连阿胶汤类。若为痈脓，则宜排脓。

若阴气前通者，阳气厥微，阴无所使，客气内入，嚏而出之，声嗢咽塞，寒厥相逐，为热所拥，血凝自下，状如豚肝。

---

[1] 断（yín）：古同"龈"。

厥者，上逆也。微者，少也。阳气厥微者，言从前所上逆之阳气微少也。客气者，外气风寒之类也。嗢者，声短少不长响也。若阴气前通者，其人寒气胜而热气少，是从前阳气之上逆微者也。阴无所使者，言热气少，故从前所蓄瘀血不能作使也。寒气胜，故客气内入，嚏喷数出，声嗢咽塞也。寒厥相逐者，阴寒与上逆之阳气相逐，则热但壅于上而不至于下。故从前所蓄瘀血，自下于大便，其状如豚肝，其色青黑也。此时阳虚阴盛，宜桃花汤类主之。

阴阳俱厥，脾气孤弱，五液注下，下焦不阖，清便下重，令便数难，脐筑湫痛，命将难全。

阴阳俱上逆不下者，此其人但有寒无热，三焦总无阳气也。程氏曰：火败则土衰，脾气孤弱，失去底载，求其胃中为浊者，不可得也。夫水谷入口，其味有五，津液各走其道，而隄防①之者，土也。土衰则五液注下，兼以下焦不阖，肾更不为胃关可知。由是肾既失其闭藏，肝亦失其疏泄，故后阴则清便下重，似利不利；前阴则便数且难，似淋不淋。求其营卫不通，血凝不流者，不可得也。是则肾已伐根，仅在脐间筑筑然；动水已绝流，凡脐下、茎中及尾闾之湫道，因枯涸牵绞作痛，生气之绝也。已绝于表气微虚、里气微急之际矣，脱故也。

世之患此病者多矣。然医者概不解仲景之书，故于初见太阳证，阴气内栗、足膝逆冷、便溺妄出之时，经杂治纷纭，内外不解，遂致上焦怫郁，口烂食龂，胃气上冲，脾气不转，胃中为

---

① 隄防：管束。

浊。当此时也，粗工见其有热，妄用清解之剂，遂致阴气前通，血凝自下，状如豚肝。又误为血热，遽投滋阴凉血之剂，遂至不救。其称功手者，乃用参苓白术、六君、益气之汤，病轻者，十或得一生；重者，终不免死，可胜叹哉！

脉阴阳俱紧者，口中气出，唇口干燥，蜷卧足冷，鼻中涕出，舌上胎滑，勿妄治也。到七日以来，其人微发热，手足温者，此为欲解。或至八日以上，反大发热者，此为难治。设使恶寒者，必欲呕也；腹内痛者，必欲利也。

与前证同因，浊邪中下，蜷卧足冷；清邪中上，鼻中涕出，舌上胎滑也。口中气出，唇口干燥者，似阳胜而有热也，此证盖有三：一则肾胃虚微、阳气素衰，使邪中于上下，阳气不能居下，上逆为热者也，治宜温其中，四逆汤、附子汤类，随证择用；一则内素有伏热，表里气由此不固，使邪中于上下，素伏之热气，愈怫郁上逆者也，宜清解其热，黄连阿胶汤、小柴胡汤、白虎汤类，随证择用，伏热一去，则表里气自充，而邪自解矣；一则其人有气滞，表里气由是不顺，使邪中于上下，其气愈怫郁不行，上逆为热者也，宜顺其气，四逆散、柴胡汤类，随证择用，其气一顺，则邪自去矣。此虽其邪同、其脉证同，而其所以受之本各自异也。宜详其人平素，更察其兼脉、兼证，了了分明，而后施治焉。若见其有冷证，妄用温药，则恐助其热也；若见其有热证，妄用清凉之药，则恐伐其阳也。故戒之曰"勿妄治也"。到七日以来，其人微发热，手足温者，为邪去阳回之象，故曰"为欲解"也。或到八日以上，反大发热者，此为阴寒甚于内阳，气浮于外，难治也。恶寒者，胃气冷，故欲呕也；腹内痛者，肾气冷，故欲利也。此皆少阴阳虚之证，宜就少阴篇求治法。

伤寒，脉阴阳俱紧，恶寒发热，则脉欲厥。厥者，脉初来大，渐渐小，更来渐渐大，是其候也。如是者，恶寒甚者，翕翕汗出，喉中痛。若热多者，目赤脉多，睛不慧。医复发之，咽中则伤。若复下之，则两目闭，寒多便清谷，热多便脓血。若熏之，则身发黄。若熨之，则咽燥。若小便利者，可救之；若小便难者，为危殆。

亦与前证同因。脉大者，为邪气实之诊；渐渐小者，正气虚之诊也。此正气虚而感邪，故正与邪争，则脉来大也；正衰不与邪争，则渐渐小也；复争，则更来渐渐大也。此证胃肾虚，而浊邪在少阴，又受清邪，而热在太阳也。然外邪轻内寒重者，必恶寒甚、翕翕汗出、喉中痛，所谓"脉阴阳俱紧，反汗出者，亡阳也。此属少阴，法当咽痛，复吐利"是也，宜先温其内，附子汤、四逆汤类择用。若外邪重内寒轻者，必热多、目赤眵多、睛浊不慧，以太阳热盛及于阳明、厥阴故也此三经皆属目，治宜润其中，炙甘草汤、乌梅丸、黄连汤、肾气丸类择用。误发汗，则素虚少阴，失其津液，咽中则伤，声乱、咽嘶、舌萎、声不得前也。误下之，则正气因下陷于下，两目闭也。寒多者，益寒，便清谷；热多者，其热乘虚而入于肠胃，便脓血也。若熏之，则邪热与火气相合，煎熬血液，逼迫于肌肉而身发黄也。若熨之，亦助火燥液而咽干也。小便利者，肾气未竭，主水液运化，可救之；小便难者，肾气衰少，为危殆也。

按：此条仲景举一紧脉，并示厥脉之例也。非唯紧为有厥脉也，凡诸脉皆有厥脉。所谓下利者，脉当微厥。及贪水者，下之，脉必厥之类，不必紧脉也。今见病者，实夹虚、虚夹实者，不论外感内伤，往往多现此脉者矣。凡诸病，不论何脉，一兼见此脉，则为正虚邪实之候，当先救其正气焉。虽有表证，不可发汗；虽有里证，不可下之，及诸吐渗、寒凉、燥烈、克伐之药，皆宜斟酌焉。从来修脉书者，多不举此脉，可谓一大欠事矣。

厥脉紧，不可发汗，发汗则声乱、咽嘶、舌萎、声不得前。

再言厥脉之紧，发汗之害，比前条更为详备。肾脉入肺，循喉，夹舌本。今以发汗，少阴失液，不荣其经，故声乱、咽嘶、舌萎、声不得前也。从来解此条者，皆以"厥，脉紧"乃为手足厥冷之义者，误也。

伤寒发热，口中勃勃气出，头痛目黄，衄不可制，贪水者必呕，恶水者必厥。若下之，咽中生疮，假令手足温者，必下重便脓血。头痛目黄者，若下之，两目闭。贪水者，若下之，其脉必厥，其声嘤，咽喉塞；若发汗，则战栗，阴阳俱虚。恶水者，若下之，则里冷不嗜食，大便完谷出；若发汗，则口中伤，舌上白胎，烦躁。脉数实，不大便六七日，后必便血，若发汗，小便自利也。

以下三条，皆唯曰"伤寒"，不言其脉，则脉皆阴阳俱紧可知也。此皆清邪中上、浊邪中下之病，而因人虚实、邪微甚，而轻重浅深有不同者也。勃勃，张口出气貌。

此有三证，伤寒脉阴阳俱紧，发热，口中勃勃气出，头痛目黄，衄不可制是一证伤寒脉浮紧，仍致衄者，麻黄汤主之即是。

此初虽邪中于上下，而其人里气不虚，暂时阳复而里和，但表邪怫郁，热在于太阳经，散漫于上焦者也，宜发散其邪，麻黄汤、桂枝二越婢一汤、大青龙汤类择用。此证兼贪水而呕者，是其人里气素虚，而邪中于上下也。贪水者，上热使然；呕者，中寒使然。宜调和冷热，乌梅圆、黄连汤类择用。兼恶水而厥者，此表邪轻里寒重，宜温其内，理中汤、四逆汤、附子汤类择用。前一证是里和表实，阳气怫郁之所致，故宜发散之，虽有阳明里证，不可下也。后二证俱内虚冷证，但宜救其虚，虽有表证，不可发汗；虽有里证，不可下也。故前一证但言下之害，后二证俱言汗、下之害，戒之也。"若下之，咽中生疮，假令手足温者，必下重便脓血"二句，总言三证俱下后之变证也。下文曰"假令手足温者"，则上文咽中生疮者之手足冷可知也。言三证俱不可下，若下之，下焦阳虚，则上热愈炽，必手足冷而咽中生疮。若下之，上热陷入于肠胃，则必手足温，下重便脓血也。头痛目黄者，若下之，则目闭。以下分言三证汗、下之害也。夫头痛、目黄、衄不可制，而无贪水而呕、恶水而厥之兼证者，但宜发散，而反下之，则正气因下脱，精气不达于上，故目闭也。兼贪水而呕者，但宜调和冷热，而反下之，则阳气不达于上，邪气愈上壅，故其脉厥，其声嘤咽塞也；若发汗，则表热因汗去，表阳虚，里气愈衰，阴寒益炽，恶寒战栗，阴阳俱虚也。兼恶水而厥者，但宜温其内，而反下之，则其里益冷，而不能食，或食而不化，大便完谷出也；若或发汗，则素虚之阳气，飞越于外，内寒益甚，表邪愈炽热，散漫于上焦，出入脏腑，奔迫经络，口中伤，舌上白胎，烦躁，脉数实，不大便，后必便血也。若任其热，复发汗，则肺肾失化，而小便自利也，自利者死。

伤寒头痛，翕翕发热，形象中风，常微汗出，自呕者，下之益烦，心中懊憹如饥；发汗则致痓，身强难以屈伸；熏之则发黄，不得小便，久则发咳唾。

伤寒脉阴阳俱紧者，法当无汗，今反常微汗出，形象中风者，知其内亡阳而虚寒也，是属少阴。法当咽痛复吐利，今但自呕，不利、不咽痛者，知表热而内无津液也，宜乌梅圆、黄连汤类择用。津液少故大便硬，误下之，则其中愈虚、其上愈热，益烦，心懊憹如饥也。误发汗，则津液愈竭致痓，身强难以伸屈也。熏之，则表热与火邪相合，怫郁发黄，不得小便也。久则发咳唾者，脾肺不主水液运化，水停蓄膈间也。

伤寒，发热头痛，微汗出，发汗则不识人；熏之则喘，不得小便，心腹满；下之则短气，小便难，头痛背强；加温针则衄。

病证同前，而无呕为异，而变证则不止一途也，阳虚津少之所致则一矣。故更发汗，则不止亡经中之津液，而伤及心血，故不识人而不发痓；熏之，则不止与表热相合，而伤及肺金，喘，不得小便，心腹满而不发黄；下之，则不止胃中虚冷而伤及肾阳，短气，小便难，头痛背强，而不烦而不懊憹；加温针，则火气入于血中，奔迫为衄。比前证，皆加一等虚败。

病人有寒，复发汗，胃中冷，必吐蚘。

内有虚寒，而外见表证也。凡内有寒而感外邪者，当先温其内，后解其外。若误先发汗则不止，不能去其邪，反夺其津液，其内愈虚冷，邪气因入膈，遂成厥阴膈热胃寒之证，必吐蛔也，宜乌梅丸主之。

脉濡而弱，弱反在关，濡反在巅浮指得之，微反在上寸口，涩反在下尺中。微则阳气不足，涩则无血。阳气反微，中风汗出，而反躁烦。涩则无血，厥而且寒。阳微发汗，躁不得眠。以下诸条，皆有叶韵[①]如赋。

瑞按： 脉濡而弱者，言三部九候俱和缓濡弱，而无过不及也。此举平人无病之脉，以示例也。弱反在关关部，寓中手诊之意，濡反在巅轻手诊兼寸部者，脉虽濡弱，而三部九候不同等也，言轻手诊之则濡，中手诊之则弱也。此反平常和缓濡弱之体，故曰"反"，反平常之谓也。程氏曰：条中凡云"反"者，皆不应见之意。伤寒有此，便不作伤寒治。故虽有汗、下证，便不汗、下矣。全部论中俱要体会此意。微反在上，涩反在下者，言寸部重手诊之，则得微脉，尺中重手诊之，则得涩脉也。总论之寸关二部、浮中二候，俱濡弱，而三部重手诊之则微涩也。"关""巅""上""下"四字，互含蓄三部九候。所谓在巅者，主轻手诊之、中手诊之而部位在其中矣；在上在下者，主部位而重手诊之在其中矣。此因里阳不足，而表阳亦衰也，故释微脉曰"微则阳气不足"，里阳不足之谓也。又释涩脉曰"涩则无血"，荣血不足之谓也。阳气反微，中风汗出，而反躁烦者，言因里阳不足，而卫阳亦衰微，不胜外来之风寒，而作中风汗出之证也。中风汗出，似

---

① 叶（xié）韵：一作"谐韵""协韵"。诗韵术语。

桂枝汤证，然桂枝汤证无烦躁。中风证而兼烦躁者，里阳不足之所致也。涩则无血，厥而且寒者，荣血不足，则血中阳气亦不足，故四肢厥冷且恶寒也。阳微发汗，躁不得眠者，凡表里俱虚，荣血亦不足，则虽有表证，不可发汗。误发汗则气血俱竭，心血失养，而益躁烦不得眠也。宜先救其里，里已和而表证未解者，于是当与桂枝汤。

脉濡而弱，弱反在关，濡反在巅，弦反在上，微反在下。弦为阳运，微为阴寒，上实下虚，意欲得温，微弦为虚，不可发汗，发汗则寒栗，不能自还。

脉状虽同上条，然因涩与弦异，而病证亦异也。弦为阳运者，阳气独运于上。阳气独运于上，则为头痛、发热、目眩、谵语、心烦、口渴等证。微为阴寒者，即阳气不足之词，与上条所谓"微则阳气不足"互相发也。夫下焦阳气不足，而阴寒甚于下，则为恶寒、下利、足冷等证。上实下虚者，因下焦阳气不足，而厥阴受邪，则阴中之阳，上奔盛于上，此为膈热胃寒之证也。虽有热证，而意欲得温者，胃中虚冷也。微弦为虚，不可发汗者，证虽似上实，而其本下焦阳虚也。虽弦为阳运，微为阴寒，要之微弦俱属虚。虽有表证，不可发汗也，乌梅丸、黄连汤类主之。若误发汗，则表里俱虚，寒栗而不能还复也，宜四逆加人参汤主之。但阳气独虚，而阴血未至亡者，为易救尔。

脉濡而弱，弱反在关，濡反在巅，浮反在上，数反在下。浮为阳虚，数为无血；浮为虚，数生热。浮为虚，自汗出而恶寒；数为痛，振而寒栗。微弱在关，胸下为急，喘汗而不得呼吸，呼吸之中，痛在于胁，振寒相抟，形如疟状。医反下之，故令脉数，发热狂走见鬼，心下为痞，小便淋漓，少腹甚硬，小便则尿血。

瑞按： 言轻手、中手诊之则得濡弱脉，而重手按之则无也，故曰浮反在上。又数反在下者，尺部重手按之，则得数脉也。浮为阳虚者，脉浮濡弱而无根也，为里阳虚之诊。数为无血者，荣血虚而受邪也。若但血虚而无邪，则其脉涩也，上条曰"涩则无血"，盖互相发也。浮为虚，数生热者，言脉虽浮数，而非里和表病之浮数，此荣血虚而受邪，虽有热证，而非实热也。浮为虚，自汗出恶寒者，卫阳虚而受邪也。数为痛，振而寒栗者，荣血虚而里寒也，血虚不行，寒乘之，则身痛。微弱在关者，言病根因脾胃虚也。希哲曰：微弱者，胃虚也。胃虚荣卫俱感邪，胃虚则肺衰，故邪乘于肺，胸下为急，喘汗而不得呼吸也。肺虚则肝亢，故呼吸之中，痛在胁，振寒相抟，形如疟状。治宜温其胃、复其阳，理中汤辈主之。不可与桂枝汤，若或下之，素虚胃阳愈虚，邪热益炽，令脉数实，发热狂走见鬼也。心下痞坚者，下虚上实而气不升降也。小便淋漓者，肺肾不主气化也。少腹硬者，肾虚肝衰，不藏血，血凝于少腹也，故小便则尿血。

或问：此条仲景但述下之害，而无不可汗之言，今子反列之于此篇，且言不可与桂枝汤，何也？曰：夫已浮为阳虚，数为无血，则不可汗之证昭昭也，故此列之耳。胸痹心痛篇曰：胸痹，心中痞塞，留气结在胸，胸满，胁下逆抢心，人参汤主之。即理中汤。

按： 此条谓"浮为虚"者，凡三，其初谓里阳虚，次谓胃阳虚，后谓卫阳虚。数曰为无血生热，为痛，毕竟从浮为虚来。

脉濡而紧，濡则卫气微，紧则营中寒，阳微卫中风，发热而恶寒，营紧胃气冷，微呕心内烦。医谓有大热，解肌而发汗，亡阳虚烦躁，心下苦痞坚，表里俱虚竭，卒起而头眩，客热在皮肤，怅怏不得眠。不知胃气冷，紧寒在关元，技巧无所施，汲水灌其身。客热应时罢，栗栗而振寒，重被而覆之，汗出而冒巅，体惕而又振，小便为微难。寒气因水发，清谷不容间，呕变反肠出，颠倒不得安，手足为微逆，身冷而内烦，迟欲从后救，安可复追还。

浮指候卫、候表，沉指候营、候里。怅怏，忧闷貌。巅如字冒，巅者，汗出而浸头巅也，或读为颠昏。冒，颠倒也。清谷不容间云云，言吐利频并，而上出秽、下脱肛也。

发热、恶寒、微呕、心烦，似柴胡桂枝汤证，然浮指濡而沉指紧，是卫气微、营中寒之诊。卫气微，故中风而发热；营中寒，则微呕心内烦。内寒则表必热，内寒甚则表热亦甚。医见其热之甚，不知其内之寒，谓有大热，用发汗解肌之剂，则里阳愈虚，表热愈炽，遂致烦躁也。心下苦痞坚者，上热下寒，不通泰也。此证卫微营寒，表里素亏，今又发汗，表里俱虚竭。卒起头眩也，乃风邪之客热愈不去，在皮肤之间，侵心肺，怅怏不得眠也。医不知营紧胃气冷，寒在关元，但惑于其热之甚，技巧无所施，汲水灌其身，以欲去其热。客热受水寒，应时罢，反栗栗而振寒，于是重被而覆之，汗大出而浸巅，其阳愈亡，体惕而振，小便为微难，吐利频起，清谷脱肛，颠倒不得安，手足微，身冷内烦也。至于此，遽欲用四逆汤辈救之，迟矣，不可追还也。

脉浮而大，浮为气实，大为血虚，血虚为无阴。孤阳独下阴部，小便当赤而难，胞中当虚，今反小便利而大汗出，法应卫家当微，今反更实，津液四射，营尽血竭干，烦而不得眠，血薄肉消，而成暴液。医又以毒药攻其胃，此为重虚，客阳去有期，必下如污泥而死。

脉浮而大，浮指则浮而有力，沉指则大而无力也，故为气实血虚。气实当无汗，今反大汗出。血虚无阴者，当阳气下陷入阴中，小便赤涩，今反小便利。然则其血虚者，真虚而气实者，邪气耳。治宜芍药甘草附子汤、四逆加人参汤、附子汤类择用，虽有表证，不可发汗，况可下乎？

程氏曰：无阴而孤阳下阴部，倘得小便赤而难，则胞中不虚，仅为阳抟，阳未离则阴得滞而未散。今反小便利、大汗出，则卫气更微矣。其反更实者，非卫阳之实，而客阳之实也。卫阳犹或抱阴，客阳则专于攻阴，故津液四射而为小便利、为大便出。甚热逼阴，所以营尽血竭干，烦不眠，血薄肉消，而成暴液。暴液者，点滴皆火气煎熬而出，犹民脂已竭，徒以暴征成赋也。毒药攻胃则土败，而四脏无生气。下如污泥而死，所下非津液而脏气也。

瑞按："胞中当虚"之"虚"字，疑"实"字之误，不则文义不的切。何则胞中当虚而小便利？则当虚而虚也何得云？今反乎？

诸脉得数动微弱者，不可发汗，发汗则大便难，腹中干，冒躁而烦，其形相像，根本异源。

一曰"小便难，胞中干"。"冒躁"，诸本作"胃躁"。

诸脉者，总言左右三部、浮中沉。数动，该诸阳脉，浮、大、洪、滑、弦、紧类。微弱，该诸阴脉，濡、细、迟、涩、芤、厥类言之。得数动微弱者，言轻按虽数动，而重按反微弱；寸口虽数动，尺中微弱；右三部虽数动，而左微弱之类。此是正虚邪实之诊，治当救其内，虽有外证，不可速汗；虽有胃家实证，不可遽下。冒者，昏冒不省人也。躁者，手足躁扰也。

程氏曰：数动为阳诊，似可发汗，然其数动也，却兼微弱而见，则表似实而里却虚，气似有余而血实不足也。发汗以夺其阴液，则大便难，腹中干，胃燥而烦，有似于转属阳明证，而实非阳明也。缘未汗之先，数动脉形相像于表实，故发汗之后便难证形，亦相像于胃实。究其根本，实由发微弱之汗得来，虚与实之源头自异耳。

咳者则剧，数呕涎沫，咽中必干，小便不利，心中饥烦，晬时而发，其形似疟，有寒无热，虚而寒栗。咳而发汗，蜷而苦满，腹中复坚。

咳嗽剧，数吐涎沫，咽中干，小便不利者，似小青龙汤证，然而心中饥烦、晬时而发、其形似疟、有寒无热、虚而寒栗，此少阴证，宜真武汤加减主之，以温其肺肾。误发汗则里阳愈虚寒，阴寒益盛，必蜷而苦满，腹中复坚。

咳而小便利，若失小便者，不可发汗，汗出则四肢厥逆冷。

咳而小便利，若失小便者，肺肾虚冷，不主津液运化故也。虽有外证，不可发汗，发汗则阳亡而阴愈盛，四肢厥冷。遽欲与温热药，挽回其阳，噫亦难矣。

咽中闭塞者，不可发汗，发汗则吐血，气欲绝，手足厥冷，欲得蜷卧，不能自温。

程氏曰：汗剂为阳，施于阴经则逆。咽中闭塞，由少阴液少，肾气不上通也。发少阴汗则下厥上竭，故见证如此。

凡咽中闭塞，皆胃肾液少之所致，唯当扶其阳、生其液，四逆汤辈主之。虽有表里证，不可遽用汗、下之剂也。若有热者，宜炙甘草汤。又有由诸气作闭塞者，宜半夏厚朴汤类。

咽喉干燥者，不可发汗。

咽喉干燥者，内无津液也。不言口舌者，省文耳。

咽喉、口舌干燥者，亦有可发汗者。凡表邪怫郁为膈热，或素有内热感邪，口舌由此干燥者，当须随证发汗，大青龙汤、越婢汤类宜择用。咽喉干燥者，多属少阳、太阴、少阴、厥阴，其属太阳者几希，故以不可发汗为法。

诸四逆厥者，不可发汗，虚家亦然。

四肢逆冷者，多属少阴、厥阴。凡属阴者，不可发汗，况素虚者乎？误发必虚其虚。

四逆证亦有可发汗者，如麻黄附子汤、麻黄升麻汤及夹气夹食等证。四逆者往往有之，然不可以为常。

下利不可发汗，汗出必胀满。

一曰"下利清谷，不可攻表，汗出必胀满"。

下利多属虚冷，虚冷者，不可发汗，况清谷不化者乎？误发汗，则阳愈虚而气不运，故腹胀满也。

下利亦有可发汗者，"太阳与阳明合病，必下利，葛根汤主之""太阴病脉浮，可发汗，宜桂枝汤""伤寒六七日，大下后，寸脉沉迟，手足厥逆，下部脉不至，咽喉不利，唾脓血，泄利不止者，为难治，麻黄升麻汤主之""太阳病，外证未除而数下之，遂协热而利，利下不息，心下痞硬，表里不解者，桂枝人参汤主之"，以上四证，宜发汗者，而不可以为法。

亡血家，不可发汗，发汗则寒栗而振。

亡血之因甚多矣，吐血、衄血、尿血、便血、金疮出血、疮疡脓溃，妇人带下、崩漏及经后、产后，是皆正亡血者也。又大吐后，泄利后，汗出后，汤火灸疮，大病后，是皆亡津液血虚者也。如此而后感邪者，虽有太阳表证，不可遽发汗，先宜扶其阳而救其阴。夫血虽属阴，而含阳气成其用。亡血者，其阴素虚，而阳气亦衰，发汗则阳气愈虚，故寒栗而振也。

衄家，不可发汗，汗出必额上陷，脉紧急，直视不能眴，不得眠。

此亡血中之一证。程氏曰：衄家，为血凌清道，阳经受伤也。清阳之气素伤，更发其汗，是为重虚。额上，诸阳所聚，阳去则额上陷矣。诸脉皆属目，目得血而能视，筋脉无血以养，则牵引其目以致脉紧急、目上瞪而不能合眼矣。卫气夜行于阴则眠，今卫无营主，仅能行于阳，而不能行于阴，则不能眠矣。

按：如麻黄汤证之衄，则非衄家，此偶因表邪致衄者耳。

淋家不可发汗，发汗则便血。

淋家者，小便淋沥。其内素涸，发汗夺其液，则肝肾虚衰，不遑[1]于血化而为淋脓，次以血。

动气在右，不可发汗，发汗则衄而渴，心苦烦，饮则吐水。

以下四条，亦各有韵，水叶寝清上声音审。

成氏曰：动气者，筑筑然动也。在右者，在脐之右也。《难经》曰：肺内证，脐右有动气，按之牢若痛。肺气不治，正气内虚，气动于脐之右也。发汗则动肺气，肺主气，开窍于鼻，气虚则不能卫血，血溢妄行，随出与鼻为衄。亡津液，胃燥，则烦渴而心苦烦。肺恶寒，饮冷则伤肺，故饮则吐水。

动气在左，不可发汗，发汗则头眩，汗不止，筋惕肉瞤。

瞤，谆次平声。

成氏曰：《难经》曰，肝内证，脐左有动气，按之牢若痛。肝气不治，正气内虚，气动于脐之左也。肝为阴之主，发汗，汗出不止，则亡阳外虚，故头眩、筋惕肉瞤。《针经》曰：上虚则眩。

希哲按：肝主筋，开窍于目。今发汗，肝更虚，筋失养，目失主，故头晕目眩，筋惕肉瞤也。

动气在上，不可发汗，发汗则气上冲，正在心端。

端，桓清上声。

成氏曰：《难经》曰，心内证，脐上有动气，按之牢若痛。心气不治，正气内虚，气动于脐之上也。心为阳，发汗亡阳，则愈损心气，肾邪乘虚，欲上凌心，故气上冲，正在心端。

动气在下，不可发汗，发汗则无汗，心中大烦，骨节苦疼，

---

① 不遑：指没有时间；来不及。

目运，恶寒，食则反吐，谷不得前。

成氏曰：《难经》曰，肾内证，脐下有动气，按之牢若痛。肾气不治，正气内虚，动气发于脐之下也。肾主水，发汗则无汗者，水不足也。心中大烦者，肾虚不能制心火也。骨节苦疼者，肾主骨也。目运者，肾病则目䀮①䀮如无所见。恶寒者，肾主寒也。食则反吐，谷不得前者，肾水干也。王冰曰：病呕而吐，食久反出，是无水也。

燮按： 知动气在左、右、上、下者之不可以汗之法，则当得动气在左、右、上、下者之可以汗之权，法与权，二法矣。

诸逆发汗，病微者难差；剧者，言乱、目眩者死，命将难全。

汗，全俱平声。乱，去声。

诸逆发汗者，不可发汗而发汗也。成氏曰：不可发汗而强发之，病轻者，因变重；而难差重者，脱其阴阳之气，言乱、目眩而死。

此总从前诸条而结之，证发汗之不可容易也。

燮按： 观以上诸条及《辨脉法》篇其他用韵诸条文法，与六经篇语气有异同处，则知《伤寒论》必不成于仲景一手也。《序》曰：勤求古训，博采众方。然则仲景采其采、措其措，集大成之者而已矣。

参考：

伤寒脉浮，自汗出，小便数，心烦，微恶寒，脚挛急，反以

① 䀮（máng）：目光昏花模糊。

桂枝汤，欲攻其表，此误也。全文见于坏病篇。

太阳病，得之八九日，如疟状，脉微而恶寒者，此阴阳俱虚，不可更发汗、更下、更吐也。见于各半汤条。

脉浮而迟，面热赤而战惕者，六七日当汗出解。反发热者，差迟，迟为无阳，不能作汗，其身必痒也。同上。

太阳病，发热恶寒，热多寒少，脉微弱者，此无阳也，不可更发汗。见于桂枝二越婢一汤条。

太阳病二三日，不能卧，但欲起，心下必结，脉微弱者，此本有寒分也。全文见于坏病篇。

得病六七日，脉迟浮弱，恶风寒，手足温也。全文见于少阳篇。

疮家，虽身疼痛，不可发汗，汗出则痉。见于痉病篇。

汗家，重发汗，必恍惚心乱，小便已阴疼。见于坏病篇。

太阳病里虚表证者宜先救里法

小建中汤方

芍药六两　桂枝去皮　生姜切，各三两　甘草炙，二两，一方三两　大枣十二枚，擘　胶饴一升

上六味，以水七升，煮取三升，去滓，内胶饴，更上微火，消烊，温服一升，日三服。

《论》曰：建中者，建脾也。脾属阴土，应中央，居四脏之中而主运化饮食、通行津液、生育营卫以滋养一身焉。若夫饥饱失宜，劳役不节，脾胃一衰，饮食之精气不充，则津液不四布，营卫失所育，脏腑百体皆失其职，内邪易伤，外邪易侵，百痾由

此蜂起焉。仲景制小建中汤，以建其脾阴也。芍药酸寒为君，以收津液、益脾阴；甘草、大枣、胶饴甘温为臣，以养脾胃、缓里急；桂枝、生姜辛热为佐使，以行芍药、甘、枣甘酸之滞，发扬胃气，鼓舞阳气以行津液、和营卫；用稼穑作甘之本味，急建其中气，使饮食进而精气旺，以充血生脉，复其真阴之气也。一向以为脉弦、腹痛之妙方，或一向以为脾虚中寒、营卫不和之套方，谓为非伤寒腹中急痛者，则不可用焉者，固矣。

伤寒阳脉涩阴脉弦，法当腹中急痛，先与小建中汤；不差者，小柴胡汤主之。

阳脉涩阴脉弦者，言或寸脉涩尺脉弦，或轻按涩重按弦也，盖亦互词耳。

伤寒头痛、项强、恶寒、体痛、呕逆，其脉当浮紧，今反弦涩者，何也？盖阳气衰而邪气滞于表，则得阳脉涩；阴血虚而木气实，则得阴脉弦。乃知此证，因脾土虚，气血俱衰，少阳之气不升发，经气滞郁，致木气实。木气实而不升发，则必乘所胜，土气受乘侮，则血气凝涩不能流通。于法为当腹中急痛，先与小建中汤调其脾胃，令里气充，里气已充，少阳之气升发，则微邪解围自去。若邪甚不解者，此为少阳病，少阳病者，小柴胡汤主之。

"法当"二字，最宜细玩，是有当必然而未然之意，以示凡阳脉涩阴脉弦者，不拘腹之痛不痛，皆宜用之也。若俟其必腹痛而用之，则为迂缓矣。"不差"二字，言伤寒之证不差，非言腹痛不差，从来诸注皆解以为云云者，恐谬也。

伤寒二三日，心中悸而烦者，小建中汤主之。

伤寒二三日，邪正在表。心中悸者，膻中阳虚，恐表邪将入内也。而烦者，表邪将入内而动也。与小建中汤，建立其脾土，则心火得养，膻中阳回，而其邪自解。

前条示伤寒证虽悉具，而见内虚之脉，则先与建中汤之例；此条示伤寒证悉具，而脉亦虽浮紧，而兼内虚之候一二，则与建中汤之例。盖用建中汤，脉不必止涩弦，证不必止悸烦也，但欲人推此例广用之耳。

参考：

虚劳里急，悸，衄，腹中痛，梦失精，四肢酸痛，手足烦热，口干咽燥，小建中汤主之。见于虚劳篇。

男子黄，小便自利，可与虚劳小建中汤。见于黄疸篇。

妇人腹中痛，小建中汤主之。见于妇人篇。

虚劳里急，诸不足，黄芪建中汤主之。见于虚劳篇。

妇人产后虚羸不足，腹中刺痛不止，吸吸少气，或苦少腹中急，麻痛引腰背，不能食饮，内补当归建中汤主之。见于产后篇。

呕家不可用建中汤，以甜故也。

呕家者，言素有呕病者也。凡呕家者，皆其胃中膈上必有宿食、湿痰、寒冷、气滞。如此者，得甘味必恶心愈呕，其病增剧，甘味泥于膈故也，犹酒客病不可用桂枝汤也。此方专治饥饱失宜而伤脾，劳役过甚而亡汗，色欲过度而亡精，胎产、经漏、金疮、刀刺、针灸、溃疡、便溺、吐衄而亡血，及误服发散、疏导、辛苦、燥耗、香窜之药而亡液，脾胃由此衰弱者，不问凡伤寒杂病，皆宜用之。大抵咽干、舌无润者，四肢怠惰者，身体困倦嗜卧者，食后困倦欲眠者，入夜五心烦热者，小便数或清利者，大便虚坐不行及燥涩者，脐腹有动气者，腹中急痛者，腹中急缩难伸舒者，心中悸而烦者，渴好温汤者，四肢筋急者，身疼痛者，阳脉涩阴脉弦者，脉浮大按之无根者，脉濡弱者、沉迟者、数动微弱者、紧涩者，凡百病兼见此脉证一二者，皆为脾胃虚、津液少，虽有表证，不可先发汗；虽有上实、里实证，不可遽吐下。皆当先与此汤，以建其脾胃，而后尚有余证，则随证治之。

凡渴贪水者，舌上有黄赤焦胎者，小便黄赤者，呕逆恶心者，吞酸嗳腐者，口中多唾者，肠鸣泄利者，脉实有力者，凡兼见此脉证一二者，皆不可用也。

理中汤方—名人参汤

人参　白术　干姜　甘草炙，各三两

上以四物，依两数切，用水八升，煮取三升，去滓，温服一升，日三服。服汤后，如食顷，饮热粥一升许，微自温，勿发揭衣被。

《论》曰：理中者，理胃也。夫胃属阳土，居中焦，与脾结为夫妇。胃受纳水谷，脾运化之，生气、生血、生津液以滋养一身者也。东垣曰"胃乃脾之刚，脾乃胃之柔，表里之谓也。饮食不节则胃先病，脾无所禀而后病；劳倦则脾先病，不能为胃行其津液而后胃病。其所生之前后虽异，而所禀之邪则一也"云云。

故腐熟水谷，生全一身，皆以胃中之阳盛也。所谓元气、清气、卫气、营气、春升之气、后天之元气，皆指胃中之阳而言也。若夫饮食不节，劳倦失度，胃阳一衰则不能受纳腐熟，阴阳乖戾，胃中浊乱。胃气一浊乱，则脏腑经络皆失其所养，内外之邪易于伤感，百病由此起，遂致呕吐、哕噫、下利、肠鸣、心腹疼痛满闷等证。仲景制此方以理之，人参、甘草温，以养脾胃；白术苦温，以固胃土、燥水湿；干姜辛热，以扶胃阳、去浊阴。湿去浊除，胃固阳盛，而百邪可伏也。世之患病，由饮食、劳倦、起居者，十常七八。建中者，立劳倦伤脾，脾阴衰而不振也；理中者，理治饮食伤胃，胃阳衰而浊乱也。观其命名之义，则思过半矣。

伤寒，胃中虚冷，或脐上筑筑然动，或呕吐，或下利，或心下悸、小便不利，或渴欲得水，或腹中痛，或寒，或腹满者，理中汤主之。

伤寒，其人里气素盛者，乃为表实病，麻黄汤诸证是也；里气素弱，胃肾阳虚者，乃为夹阴病，此篇所列诸证是也。凡太阳伤寒证，而兼脐上筑动、呕吐下利、心下悸、小便不利、渴欲得水，腹中痛，或寒，或满等证者，皆非表实里和病，即胃中虚冷之所致，只宜理中汤加减主之。

若脐上筑者，肾气动也，去术加桂四两。

胃虚，膻中阳衰，土弱水无畏，肾邪发动，欲上凌也。去术之壅气，加桂之宣通，以扶阳伐水邪也。脐上者，该脐中及四边而言。

吐多者，去术，加生姜四两—作三两。

中宫有阻滞，气不得下则吐，去术之滞，加生姜之通。

利多者，还用术。

湿胜胃不固则利，用术以固胃去湿。

悸者，加茯苓二两—作三两。

胃阳衰，不能化水，水停心下则悸，加茯苓以泄之。小便不利者，亦可加。

渴欲得水者，加术，足前成四两半。

胃弱湿胜，清气不升，浊气在上，成热则渴，加术以强胃去湿而升阳降阴。

腹中痛者，加人参，足前成四两半。

气血弱不能转运，则腹痛，加人参益气养血。

寒者，加干姜，足前成四两半。

腹中觉寒，或恶寒者，胃中虚冷甚也，加干姜温之。

腹满者，去术，加附子一枚。

肾阳衰，不能化气，则腹满，加附子以振之。

《活人书》曰：四肢拘急，或转筋者，亦加附子。

以上加减，不止伤寒用之也，万病皆宜通用。从来诸氏，以其在霍乱篇，一向以为霍乱诸证之加减法者，非也。

参考：

伤寒，服汤药，下利不止，心下痞硬。服泻心汤已，复以他药下之，利不止，医以理中与之，利益甚。理中，理中焦。此利在下焦，赤石脂禹余粮汤主之。复不止者，当利其小便。见于坏病篇。

胸痹，心中痞，留气结在胸，胸满，胁下逆抢心，枳实薤白桂枝汤主之；人参汤亦主之。见于胸痹心痛篇。

霍乱，头痛，发热，恶寒，身疼痛，热多欲饮水者，五苓散主之；寒多不用水者，理中丸主之。见于霍乱篇。

大病差后，喜唾，久不了了者，胸上有寒，当以丸药温之，宜理中丸。见于差后病篇。

附：后人用理中汤法

《局方》曰：理中焦不和、脾胃宿冷、心下虚痞、腹中疼痛、胸胁逆满、噎塞不通、呕吐冷痰、饮食不下、噫气吞酸、口苦失味、怠惰嗜卧、全不思食，又治伤寒时气、里寒外热、霍乱吐利、心腹绞痛、手足不安、身热不渴，及肠胃自利、米谷不化、大病差后多唾不止，及新产内虚，皆当服之。常服温脾暖胃，消痰逐饮，顺三焦，进饮食，辟风寒湿冷邪气。

东垣曰：脉沉细，腹中痛，是水来侮土也，理中汤主之。

炙甘草汤方一名复脉汤

甘草炙，四两　生姜切，三两　人参二两　生地黄一斤　桂枝去皮，三两　阿胶二两　麦门冬去心，半升　麻仁半斤　大枣三十枚，擘

上九味，以清酒七升、水八升，先煮八味，取三升，去滓，内胶，烊消尽，温服一升，日三服。若无生地黄，以干地黄八两代之。若无生姜，以干姜一两代之。然而不如生者之妙也。

《论》曰：《经》曰：脉者，血之府也。又曰：脉者，天真委和之气也。夫脉者，饮食之所化也。饮食入胃，其精气游溢，走

于心为营，入于肺为卫，营卫相合而为脉，流行脏腑百骸，以滋营一身焉。仲景曰：谷入于胃，脉道乃行；水入于经，其血乃成。《内经》曰：食气入胃，散精于肝，淫气于筋。食气入于胃，浊气归心，淫精于脉，脉气流经，经气归于肺，朝百脉，输精于皮毛，毛脉合精，行气于府府言膻中心阳之所位，府精神明，留于四脏心、脾、肝、肾，气归于权衡经脉流行之度，权衡以平，气口成寸，以决死生。饮入于胃，游溢精气，上输于脾，脾气散精，上归于肺，通调水道，下输膀胱，水精四布，五经并行，合于四时五脏阴阳，揆度以为常也。故心肺一有亏，则脉为此变矣。脉结代而心动悸者，心肺虚衰，营卫失度，而气不能归于权衡也。仲景制炙甘草汤，以补心肺、复其脉。生地黄甘苦寒为君，以养心血；麦门冬、麻仁、阿胶甘平为佐，以润肺燥；炙甘草、大枣、人参甘温为臣，补脾胃，建其本；桂枝、生姜辛温为使，发越阳气，使输精气于心肺；煎用水酒者，以酒能行药气而升发灌溉也。名取炙甘草者，亦脉虽出于心肺，而胃气为之本也，补上焦心肺之阴者，此为最。此方不止治脉结代、心动悸诸病，凡因心肺精血虚燥，致心悸恍惚、神乱、喜忘、狂惊、谵言、上气喘咳、虚烦、口舌干燥、热渴引饮等证者，皆用之。或曰：补阴何为用姜、桂、清酒补阳之物也？曰：所谓阴虚者，非独阴虚也。王太仆曰"无阳则阴无以生，无阴则阳无以化"是也。仲景立方，补阴必兼补阳，补阳必兼补阴，此所以其为医圣欤！

　　伤寒，脉结代，心动悸，炙甘草汤主之。

　　脉按之来缓，时一止，复来者，曰结。又脉来动而中止，更来小数，中有还者反动，名曰结，阴也。脉来动而中止，不能自还，因而复动者，名曰代，阴也。得此脉者，必难治。

成氏曰：结代之脉，动而中止，能自还者，名曰结；不能自还者，名曰代。由血气虚衰，不能相续也。心中悸动，知真气内虚也。与炙甘草汤，益虚补血气而复脉。

程氏曰：邪气留结，正气虚衰，曰代。伤寒见此，而加以心动悸，乃真气内虚，畏表邪欲传，而预自彷徨也。炙甘草汤，益阴宁血、和营卫、健脾胃为主。

参考：

虚劳不足，汗出而闷，脉结，心悸，行动如常，不出百日。危急者，十一日死。炙甘草汤主之。见于虚劳篇。

肺痿涎唾多，心中温温液液者，炙甘草汤主之。见于咳嗽篇。

八味肾气丸方

干地黄八两　薯蓣四两　山茱萸四两　牡丹皮三两　茯苓三两　泽泻三两　桂枝一两　附子炮，去皮，一两

上八味，末之，炼蜜和丸梧桐子大，酒下十五丸，加至二十五丸，日再服。

《论》曰：肾属水，其脏有两枚，象习坎藏中之精，名曰真阴。阴中有阳，此坎中之一爻，名曰先天之元气，又名右肾命门，又名肾间动气，主通行津液，分别水谷。《经》曰"肾乃胃之关"是也。人有性命，全赖有此阳，所谓甲胆升发之阳、胃中腐熟水谷之阳、膻中营卫通行之阳，皆以此为本。故此阳盛则人盛，此阳衰则人衰，此阳绝则人死。然精盛则阳盛，精少则阳

衰，元阳一衰，则诸阳皆不足。若夫色欲不节，劳役太过，失其精液，则真阴虚，真阴虚则百病由此生，肾气丸之所以制也。地黄甘寒重润为君，以补真阴。肾气衰则子母俱弱，薯蓣甘平，以益其母；山茱萸酸温，以益其子，为臣。元阳衰则心肾衰，则心肾不能交通。附子辛热，以补元阳；桂枝辛热，通阳气于心，为佐。肾气虚则津液不流通为瘀浊，牡丹皮辛寒，逐瘀行滞；茯苓、泽泻甘淡，渗湿浊、泄邪水，为使。盖肾气虚者，非此方不能治，故名也。丸以炼蜜者，为其甘醇，以厚脾胃气，令运药力也。

肾阴虚者，有消渴、小便反多，或腰痛、小腹拘急、小便不利，或便精遗滑、夜多小便，或腰脚少力、阳物萎弱、下体酸疼、上热短气、转胞倚息等证，凡诸病见此候一二者，不问何病，先用之为得焉。

此方本载于《金匮要略》，而无关于六经篇者也。顾《伤寒论》与杂病书本一而无二，后人编次之时，或失之，或错之，并证治而亡之乎。以本论不可阙之，方此详之。

参考：

虚劳腰痛，少腹拘急，小便不利者，八味肾气丸主之。见于虚劳篇。

夫短气，有微饮，当从小便去之，苓桂术甘汤主之，肾气丸亦主之。见于痰饮篇。

男子消渴，小便反多，以饮一斗，小便一斗，肾气丸主之。见于消渴篇。

问曰：妇人病，饮食如故，烦热不得卧，而反倚息者，何也？师曰：此名转胞，不得溺也。以胞系了戾，故致此病，但利小便则愈，肾气丸主之。见于妇人篇。

崔氏八味丸，治脚气上攻，少腹不仁。见于中风历节篇。

四逆汤方

甘草炙，二两　干姜一两半　附子一枚，生用，去皮，破八片

上三味，以水三升，煮取一升二合，去滓，分温再服。若强人，可用大附子一枚、干姜三两。

《论》曰：此治胃肾阳虚之主方也。胃肾阳虚，则阴寒自生，与外寒相抟，乃致无热恶寒、燥渴烦躁、筋惕肉瞤、舌缩语涩、呕吐哕噎、四肢逆冷、二便不调、遗尿遗屎、下利清谷等证。仲景制此汤以调之，甘草甘平二两为君，以补脾胃；干姜辛热一两半，以扶胃阳；附子辛热一两半，以助肾阳为臣。《内经》曰：寒淫于内，治以甘热。又云：寒淫所胜，平以辛热。此汤甘辛大热，乃散寒复阳之急剂也。《内经》曰："君一臣二，奇之制也。近者奇之。"又曰"补下制下，制之以急。急者，气味厚"是也。方名四逆者，取四肢逆冷之义，以胃肾阳虚者，四肢逆冷证为最剧故也。或曰：此方多主治汗、吐、下、火四者逆，故名焉。

凡此方，胃肾素弱而阳虚有虚热者，可用。若脾胃素强，而阳暴虚，其人专见冷证，无假热者，不可用，但宜干姜附子汤、白通汤类与之，若服此汤，甘味泥膈，不能速成功。或用之，则宜加姜、附，方后所谓"强人可用大附子一枚，干姜三两"是也，即通脉四逆汤也。加人参，名四逆加人参汤，主亡血诸证。

凡大汗出如烟，或发热烦躁，或喘息短气不得卧，或呕吐发渴不止，或下利清谷，或四肢逆冷，或大便不通，或小便不利，或二便遗失，或昏冒不识人，或大热狂言，或口舌干燥、舌缩言涩，或四肢拘急不仁，或失血不止，或时哕噎，其脉洪大实数鼓指、或虚微濡弱、或绝不至、或虚数无伦次者，皆用之。病人好冷者，十分冷服；好热者，热服。不问伤寒、杂病、胎前、产后、老人、小儿，皆可用。少量及淡煎，难成其功矣。

病发热，头痛，脉沉，若不差，身体疼痛，当温其里，宜四逆汤。

发热、头痛者，太阳表证也。平脉篇曰：若表有病者，脉当浮。今脉反沉，故知差也。发热、头痛、脉沉，于法为当差，若不差，身体疼痛者，是有虚寒而表气不运故也。当与四逆汤温其里，里温则其气达于表，邪自去矣。邪尚不肯解，乃可解其表，宜桂枝汤。

参考：

脉浮而迟，表热里寒，下利清谷者，四逆汤主之。见于阳明篇。

自利不渴者，属太阴，以其脏有寒故也。当温之，宜服四逆辈。见于太阴篇。

少阴病，脉沉者，急温之，宜四逆汤。见于少阴篇。

少阴病，饮食入口则吐，心中温温欲吐，复不能吐。始得之，手足冷，脉弦迟者，此胸中实，不可下也。若膈上有寒饮，干呕者，不可吐也，当温之，宜四逆汤。同上。

大汗出，热不去，内拘急，四肢疼，又下利厥逆而恶寒者，四逆汤主之。见于坏病篇。

大汗，若大下利而厥冷者，四逆汤主之。同上。

呕而脉弱，小便复利，身有微热，见厥者，难治，四逆汤主之。见于呕吐篇。

下利腹胀满，身体疼痛者，先温其里，乃攻其表，温里宜四逆汤，攻表宜桂枝汤。见于上篇。

伤寒，医下之，续得下利，清谷不止，身体疼痛者，急当救里；后身疼痛，清便自调者，急当救表。救里宜四逆汤，救表宜桂枝汤。见于坏病篇。

吐利汗出，发热恶寒，四肢拘急，手足厥逆者，四逆汤主之。见于坏病篇。

既吐且利，小便复利而大汗出，下利清谷，内寒外热，脉微欲绝者，四逆汤主之。同上。

恶寒，脉微而复利，利止，亡血也，四逆加人参汤主之。见于下利篇。

发汗若下之，病仍不解，烦躁者，茯苓四逆汤主之。见于坏病篇。

少阴病，下利清谷，里寒外热，手足厥逆，脉微欲绝，身反不恶寒，其人面色赤，或腹痛，或干呕，或咽痛，或利止脉不出者，通脉四逆汤主之。见于少阴篇。

下利清谷，里寒外热，汗出而厥者，通脉四逆汤主之。见于下利篇。

下利，脉沉而迟，其人面少赤，身有微热。下利清谷者，必郁冒汗出而解，病人必微厥。所以然者，其面戴阳，下虚故也。同上。

吐已下断，汗出而厥，四肢拘急不解，脉微欲绝者，通脉四逆加猪胆汁汤主之。见于霍乱篇。

黄连汤方

黄连　干姜　甘草炙　桂枝去皮　半夏各三两，一方半升　人参二两　大枣十二枚，擘

上七味，以水一斗，煮取六升，去滓，温服一升，日三夜二。一日温服二合。

此治脾胃虚冷、有膈热者之方也。所以脾胃虚冷而致有膈热者，盖脾胃虚冷，则膻中之阳衰，膻中阳衰，则邪热入客于胸中也。黄连苦寒，以降膈热；干姜辛热，以温胃中；桂枝辛热，以通气而建膻中之阳；人参、甘草、大枣甘，以养脾胃；热在上，寒在下，上下不通，津液成痰，半夏辛温以去痰。此方不独伤寒之可用也，凡诸病胃寒膈热、阴阳不交者，皆可用。大抵膈上有热者，有小便赤、舌上白胎或焦、心胸烦热、干呕、发渴、吞酸、谵语等证；胃中有冷者，必有心下痞满、腹中痛、肠鸣、下利、厥逆、好温等证。凡伤寒见膈热胃寒之候一二者，皆宜加减用之。

此方与乌梅丸、生姜泻心汤、干姜黄芩黄连人参汤、半夏泻心汤，宜参看用之。

伤寒，胸中有热，胃中有邪气，腹中痛，欲呕吐者，黄连汤主之。

伤寒之病，即清邪中太阳，浊邪中少阴者也。然元阳素盛之

人，暂时阳自复，邪气不能留，与少阴而浮出于太阳之荣分，遂成表邪之病，麻黄汤诸证是也。若其里气素弱，阳不能复者，表寒亦暂时内入，成虚寒无阳之病，少阴诸证是也。若其里气素弱，阳不能复，其表阳亦留连而不内入者，其寒从阳化，变为热；里邪从阴化，为寒，乃成表热里寒之病。若其元阳素不甚弱，而其胃阳素弱者，少阴经寒虽复，而不能送出其邪于表，邪陷入于胃中，为寒；表邪留郁于表分，为热，乘入于胸中，遂成膈热胃寒之病，此证即是也。胸中有热，胃中有寒，则阴阳不交通。腹中痛者，阴不得上而寒独治于下也。欲呕吐者，阳不得下而热独治于上也。与黄连汤，以升降阴阳之气。

胸中有热，胃中有寒，阴阳不升降者，其证不必止腹中痛、欲呕吐，有心下痞者，有不大便者，有下利者，今但举一二证，示例耳。

以上五方六证，仲景为内虚者立例，纤悉①必无遗也。阴虚者，从小建中汤、炙甘草汤例，滋而润之；阳虚者，从理中汤、四逆汤例，温而补之；阳虚而兼热者，从黄连汤例，而温凉兼施。从前所列内虚，脉证虽固多端，而药饵之法，则不外于五方之例耳，非言五方果足通治内虚诸证也。今又为初学拔抄《论》中补虚诸方，以示其例如下：

治上焦阳虚者方

桂枝汤　桂枝甘草汤　桂枝去芍药汤　桂枝加桂汤　苓桂甘枣汤　苓桂术甘汤　茯苓甘草汤　桂枝救逆汤　桂甘龙蛎汤　小

---

① 纤悉：细致而详尽。

青龙汤　柴胡桂枝汤　柴胡桂枝干姜汤　桂枝加黄芪汤　黄芪桂枝五物汤

治中焦阳虚者方

理中汤　吴茱萸汤　甘草干姜汤　旋覆花代赭石汤　桂枝人参汤　大建中汤　甘姜苓术汤　生姜甘草汤　黄连汤　干姜人参半夏丸　乌梅圆　生姜泻心汤　半夏泻心汤　甘草泻心汤　干姜黄芩黄连人参汤

治下焦阳虚者方

四逆汤　茯苓四逆汤　四逆加人参汤　通脉四逆汤　白通汤干姜附子汤　真武汤　桂枝附子汤　桂枝加附子汤　芍药甘草附子汤　白术附子汤　甘草附子汤　附子粳米汤　黄土汤　桃花汤赤石脂禹余粮汤　桂枝去芍药加附子汤

治上焦阴虚者方

炙甘草汤　麦门冬汤　酸枣汤

治中焦阴虚者方

小建中汤　黄芪建中汤　当归建中汤　芍药甘草汤　桂枝加芍药汤　新加汤　当归生姜羊肉汤　芎归胶艾汤　当归芍药散当归散

治下焦阴虚者方

八味肾气丸　后人六味丸、七味丸等也

附：李东垣《内外伤辨》十条

外感风寒，皆有余之病也，其脉必见于左手，左手主表；内伤，饮食不节，劳役过甚，不足之病也，其脉必见于右手，右手主里。外感寒邪，则左寸人迎脉浮紧，按之洪大。外感风邪，则人迎脉缓，大于气口一倍、二倍、三倍。内伤于饮食，则右寸气口脉大于人迎一倍，伤之重者，过在少阴则两倍，太阴则三倍。饮食不节，劳役过甚，则气口脉急大而涩数，时一代而涩也。如饮食不节，寒温失所，则先右关胃脉损弱，甚则隐而不见，惟内显脾脉之大数微缓，时一代也。宿食不消，则独关脉沉而滑。

外伤风寒，发热恶寒，寒热并起，无有间断。其翕翕发热，如羽毛之拂，稍袒裸露皮肤，不能禁其寒矣。其恶寒也，虽重衣近火，不能御，一日一时，增加愈甚，必待入里乃罢。其内伤饮食不节，或劳役所伤，亦有头痛、项强、身痛、腰痛，与太阳表证微有相似，余皆不同。外感风寒之邪，郁遏阳分不能伸，恶寒发热。内伤不足之病，表上无阳，不能禁风寒也，故恶风、恶寒常常有之，但见风寒，或处阴寒无日阳处，便恶之；避风寒居温暖处，或重温皮肤，则不恶。其发热也，乃脾胃下陷，阴火上冲，故蒸蒸而燥热，上彻头顶，旁彻皮毛，浑身壮热，待袒衣露居，及居寒凉处则已，或热极汗出亦。外伤寒邪不汗出，若汗出则解。内伤燥热，其燥热间而有之，故热作寒已，寒作热已，间起不齐。

外感风邪，恶风，自汗，头痛，鼻流清涕，常常有之。一日一时，增加愈甚，直入里乃罢。内伤亦恶风、自汗，若在温暖处、无风处，或居露地遇大风，却不恶也。惟门窗隙中，些少贼风来，必大恶也。况鼻清涕，头痛，自汗，间而有之。

内伤病，手心热而手背不热；外感病，手背热而手心不热。

外伤寒邪，鼻气壅塞不利，鼻干无涕，面色赤，其鼻中气不快通，并从口出，其言前轻后重，壮厉有力。外伤风邪，鼻流清涕，其声嗄①，其言响如从瓮中出，亦前轻后重，高揭有力。内伤饮食劳役者，鼻中流涕，或有或无，口沃沫多唾，口鼻中短气，少气上喘，懒语必不欲言，人有问十，不能对一，纵勉强对答，其气怯弱，其声亦低。

内伤头痛，时起时止；外证头痛，常有之，直至入里方已。

中风能食，伤寒不能食，二者皆口中和而不恶食，且腹中和口中知味。若劳役所伤及饮食失节、寒温不适三者，俱恶食，口不知五味，亦不知谷味，必腹中不和。又伤食，必恶食而恶心。

外感三日以后，邪气入里，始有渴。内伤饮食、劳役后，久病者，多不渴；若新病伤之重者，初必渴。

外伤大小便如常；内伤大小便不如常而妨食，或食不下，或欲食腹中不和，或腹中急而不能伸、小便频数。初劳役得病，少食，小便赤黄，大便常硬，或涩或结，或虚坐只见些少白脓，时有下气，或泄黄如糜，或溏泄色白，或心下痞，或胸中闭如刀劙②之痛，或胃脘当心而痛、上支两胁，外伤太阳无此证。

外伤得病之日，便就床枕，非扶不起，筋骨疼痛，不能动摇；内伤，四肢沉困不收，气无以动，必怠惰嗜卧。

爕按：凡欲善读书者，莫如学苏秦之读《阴符》③而开纵横

---

① 嗄（shà）：嗓音嘶哑。
② 劙（lí）：割开。
③ 苏秦之读《阴符》：苏秦游说秦王不成，回家后大受打击，于是苦读《阴符》一年之后出山，游说燕王成功而后六国拜相。

说^①，韩非之解《老子》^②而刱^③刑名法^④。仲景之撰《素》《难》而作《伤寒论》，东垣之取于仲景而述《脾胃论》矣，绝无斧凿^⑤之迹焉，瘢痕之可讨焉，而其归则一也。徒逐字句谵记诵，衒名^⑥于师传家兼^⑦而高于一世者，可谓戆^⑧矣。予故有取于叔孙通^⑨而卑夫鲁儒^⑩者，为之之故也尔。

---

① 纵横说：苏秦提出"合纵"六国以抗秦的战略思想，并最终组建合纵联盟。
② 韩非之解《老子》：《韩非子》中《解老》《喻老》二篇为道家经典《老子》的重要注解与阐释著作。
③ 刱（chuàng）：古同"创"。
④ 刑名法：即刑名法术之学，亦称"刑名之学"，简称"刑名"，乃先秦法家学说。
⑤ 斧凿：用斧子和凿子加工，比喻雕琢诗文词句，使显得造作，不自然。
⑥ 衒名：衒同"炫"。惑于声名或夸耀声名。
⑦ 兼：原义为水流悠长，此处代指传承。
⑧ 戆（gàng）：傻，笨，鲁莽。
⑨ 叔孙通：其一生辗转跟随了秦二世、项梁、楚怀王，最终在刘邦攻取彭城之后转投汉军，并跟随终生。司马迁尊其为汉家儒宗，《史记》中评价其为"大直若诎，道固委蛇"。
⑩ 鲁儒：出自《嘲鲁儒》，是唐代大诗人李白在唐开元末年初游东鲁时所创作的一首讽刺诗。这首诗以辛辣的笔调，淋漓尽致地刻画了腐儒行动迂阔、装腔作势，只会死读经书、不懂治国之策的丑恶形象。

卷
四

太阳病夹里滞者宜双解法

里滞者，积热、痰饮、宿食、停酒、瘀血是也。凡内有留滞而外感邪者，与外感邪而内生留滞者，俱宜内外兼攻焉。盖内有留滞，则脏腑不能安和，营卫由此不流畅，乃致腠理不密受邪者也。又外感邪，则经隧涩滞，营卫失度，脏腑由此亦不安和。而加之七情、饮食、服药之误，则热易蕴、水易停、食易滞、血易瘀。夫如是者，单发散表邪，则与内滞相引不解；单疏内滞，则表邪乘虚内攻。故非内外同时攻，则不能成其功。但瘀血一证，不宜内外合攻，当先解其外，而后治血矣。又有内有留滞而表气由此不调，假见表证者，如是者，单疏其内滞，则表证自已矣。

太阳病夹内热者治法

此因内素有积热而感邪，或邪在表者妄用热药、热物而内热，或时令酷热、内外俱受热，或世遇阳盛之运，或土地阳气太盛、表里俱热者也。凡内热者，口舌干或舌上黄赤焦色，渴好冷水，饮之而不呕、不利、小便不数，或喜饥善食，食之而不吐、不哕、腹中不满，小便赤黄或浑浊，大便如常或焦赤也，其脉数疾，或缓迟，或洪大，或细微，或濡弱，或实强，有以上脉证而见表证者，为表证夹内热也，治宜解外邪、清内热，大青龙汤、桂枝二越婢一汤、麻黄杏仁甘草石膏汤类，随证择用。此证若小便清白或淡黄，及口中和、不燥不渴者，里和也，虽其他有内热之证，而非真证，但表邪怫郁之所致也，宜桂枝汤、各半汤、麻黄汤类主之，表邪解，怫郁散，则内热自退矣。又若兼口苦、咽干、耳聋、胸满或痛、目眩等证者，少阳之病也，宜就少阳篇求治法。又有因内热甚，逐迫阴气于外，假见表证者，治宜单清内热，热去则表证自退矣，白虎汤、白虎加人参汤、竹叶石膏汤类，随证择用。又有见内热证，而兼渴好温汤恶冷水，或渴饮冷水而呕，或渴饮冷水即利，或渴饮水而小便清，或见食而呕，或食后恶心欲呕，或下利清谷，或腹痛肠鸣，或小便频数，或咳失小便，或吐蛔，或渴而心痛等证者，概属三阴虚寒之证，乃表热里寒之病也，宜就三阴诸篇求治法也。

大青龙汤方

麻黄六两，去节　桂枝二两，去皮　甘草二两，炙　杏仁四十枚，去皮尖　生姜三两，切　大枣十枚，擘　石膏如鸡子大，碎，一本六两

上七味，以水九升，先煮麻黄，减二升，去上沫，内诸药，煮取三升，去滓，温服一升，取微似汗。汗出多者，温粉扑之。

一服汗者，停后服。若复服，汗多亡阳，遂虚，恶风，烦躁不得眠也。

麻黄、桂枝发散表邪；杏仁利肺气；石膏清内热，润燥生津；甘草、枣、姜保护脾胃，发越阳气，防石膏之伐胃也。此即麻黄汤加减之方也，恐石膏之伐胃，故倍甘草加姜、枣；甘草、姜、枣恐缓表发之力也，故倍麻黄而大其剂；有内热，故不增桂枝，杏仁数少。方名大青龙者，盖青龙，东方木神，应春主发生之令，其为物至神至雄，晴天起云，旱地行雨，以清肃炎热，润活枯槁。此汤能清热散邪，一汗烦热斯解，犹青龙之功也。《经》曰：阳之汗，以天地之雨名之。故命曰"大青龙"。温粉，盖《千金方》所载粉身散之类。

太阳中风，脉浮紧，发热恶寒，身疼痛，不汗出而烦躁者，大青龙汤主之。若脉微弱，汗出恶风者，不可服之，服之则厥逆，筋惕肉瞤，此为逆也。

此伤寒表实之病夹内热者也。邪在表，故见太阳病头项强痛而恶寒。表实，故脉阴阳俱紧、身疼痛、不汗出。有内热，与表热相合，故见中风证啬啬恶寒、翕翕发热，不如伤寒之发热轻、恶寒甚，故曰"太阳中风"也。烦者，胸中热闷不安也。躁者，手足躁动不静也。表邪怫郁，气血不流畅，且有内热，脏腑不安和，内外合邪，怫热攻心，故烦躁也。与大青龙汤，发表清热，则外者外散，内者内消，诸证皆除。若脉微弱，汗出恶风而烦躁者，此少阴亡阳之证也，若误服此汤，四肢厥冷，筋惕肉瞤，此为逆，真武汤救之。脉微弱者，非言左右三部皆微弱也，或左或右或三部中一处见微弱脉即是也，前篇所谓"诸脉得数动微弱者，不可发汗"是也。

参考：

伤寒，脉浮缓，身不疼但重，乍有轻时，无少阴证者，大青龙汤发之。见于小青龙汤条。

病溢饮者，当发其汗，大青龙汤主之，小青龙汤亦主之。见于痰饮篇。

桂枝二越婢一汤方

桂枝去皮 芍药 麻黄去节 甘草炙，各十八铢 大枣四枚，擘 生姜一两二铢，切 石膏一两，碎，绵裹

上七味，以水五升，先煮麻黄一二沸，去上沫，内诸药，煮取二升，去滓，温服一升。本云当裁为越婢汤、桂枝汤，合之饮一升，今合为一方，桂枝汤二分，越婢汤一分。

越婢汤方见水气病篇。

此取桂枝汤四分之一、越婢汤八分之一合方者也。此为表邪轻、内热多者设矣，故少桂、麻而多石膏。越婢汤，即大青龙汤去桂枝、杏仁，加石膏二两、大枣五枚者也。今此证将用桂枝汤，则内热多而表实，单清内热则措表邪，故执其中，取三汤加减合方者也。盖主大青龙汤证之轻者也。非借越婢汤之名义，有深意也。

太阳病，发热恶寒，热多寒少，脉微弱者，此无阳也，不可更发汗，宜桂枝二越婢一汤。

瑞按：大青龙汤条曰：若脉微弱，汗出恶风者，不可服。今

曰：脉微弱者，此无阳也，不可发汗。而其方曰"宜桂枝二越婢
一汤"，盖此条与各半汤条互相发矣。此条无"八九日"三字，
则知太阳病初得之，未至八九日而发热恶寒也；无"如疟状"三
字，则知其寒热不进退也；无"清便欲自可"五字，则知其人素
有内热而感于邪，故小便黄浊也。热多者，热证多也，谓口干
舌燥、烦渴、小便黄浊之类也；寒少者，寒症少也，谓恶寒、头
痛、身痛、手足冷之类也。此证脉不微弱，则断为内热重外邪
轻，桂枝二越婢一汤主之。若脉微弱者，气虚而阳气浮于表，故
见热证也，故曰"脉微弱者，此无阳也"。无阳者，犹亡阳也。
而亡阳者，误治而亡阳也；无阳者，其人素阳气虚也，言太阳初
得病，未经杂治而脉微弱者，其人素阳气少也，宜以四逆汤辈主
之。热多寒少，脉不微弱者，桂枝二越婢一汤主之。

麻黄杏仁甘草石膏汤方

麻黄四两，去节　杏仁五十个，去皮尖　甘草二两，炙　石膏半斤，碎，
绵裹

上四味，以水七升，煮麻黄，减二升，去上沫，内诸药，煮
取二升，去滓，温服一升。本云黄耳杯。

此麻黄汤去桂枝，减杏仁二十个，加麻黄一两、石膏八两者
也，亦为内热重表邪轻者设也。黄耳杯，义未详，盖方名耳。

汗下后，不可更行桂枝汤。汗出而喘，无大热者，可与麻黄
杏仁甘草石膏汤。

或汗或下后，汗出而微喘者，当用桂枝加厚朴杏子汤。今汗
出而喘，其肌肤有微热而无大热，但有燥渴等内热证，而太阳表

证尚在，脉浮紧或浮数者，非桂枝加厚朴杏子汤所宜也。此表实夹内热之病，虽一经汗或下，而其邪尚怫郁于表，内热尚盛，内外合邪，攻肺而喘也。其汗出者，非表虚，而邪热所蒸出耳。无大热者，以热伏于内故也。此表实似表虚之病，不妨可与麻黄杏仁甘草石膏汤。不可更行桂枝汤者，盖汗出而喘者，似桂枝加厚朴杏子汤证，然而有内热，不可用，故首举之以示之。凡表证夹内热，汗出而喘，无大热者，虽非汗、下后，亦宜详而用之。

参考：

水之为病，其脉沉小，属少阴。浮者为风，无水虚胀者为气水，发其汗即已。脉沉者，宜麻黄附子汤；浮者，宜杏子汤。见于水气病篇。宋板校正曰：杏子汤，方未见，恐是麻黄杏仁甘草石膏汤。

内热似表证者治法

白虎汤方

石膏一斤，碎　知母六两　甘草二两，炙　粳米六合

上四味，以水一斗，煮米熟汤成，去滓，温服一升，日三服。

吴山甫曰：白虎，西方金神也。五行之理，来者进，功成者退，如秋金之令行，则夏火之炎息。此方名曰"白虎"，所以行清肃之令而除热也。石膏大寒为君，用之以清热；知母味厚为臣，用之以生津；大寒之性行恐伤胃气，用甘草、粳米为佐使以养胃。必究散郁滞、消内热，白虎之用也。

东垣曰：石膏，足阳明药也。故仲景治伤寒阳明证身热、目

痛、鼻干、不得卧。身以前,胃之经也。胸前,肺之室也。邪在阳明,肺受火邪,故用辛寒以清肺气,所以有白虎之名。又治三焦皮肤大热,入手少阳也。凡病脉数不退者可用之,胃弱者不可用。又曰:发热恶热,大渴不止,烦躁,肌热不欲近衣,脉洪大、按之无力,或目痛鼻干者,非白虎汤证也,此必血虚发躁,当滋补之。如不能食而热,自汗气短者,以甘寒之剂泻热补虚;如能食而热,口舌干燥,大便难者,以辛苦大寒之剂下之,以泻火补水。

或问:白虎汤、黄连解毒汤,俱清热泻火之剂,而其气味大不同,其功用亦应有别,如何?曰:白虎汤,治燥热在气分,煎熬津液者;解毒汤,治湿热在血分,熏蒸血液者。盖白虎汤证之热,生于气实也,气实而受邪,则热势急烈,血仍之凝结,间有凝于皮肤而作斑者也;解毒汤证之热,生于血实,血实受邪,热势奋激,血热妄行,间有奔于九窍而失血者也。此二方之别而已。

燮按:《经》曰:东方实,西方虚,泻南方,补北方。此方为之主剂,治木旺火亢燥热发狂者,应手验矣。

伤寒,脉浮滑,此以里有热,表有寒,白虎汤主之。

伤寒脉当浮紧,今反浮滑。浮,邪在表之诊;滑,里有实热之诊。则知此病以里有热表有寒也。里有热者,见口干舌燥、渴欲饮冷水、小便赤黄、心烦谵语等证也;表有寒者,见太阳伤寒证恶寒无热、头痛、身痛、无汗。此证因其人素有积热而营卫不固护,致感邪也。然有内热,则阳气偏胜而内伏,不发越于外，故见表寒之证也。如此者，里热愈深，则表寒亦愈甚，反见身冷、四肢厥冷等证矣。前所谓"身大寒，反不欲得衣者，寒在皮肤，热在骨髓也"，厥阴篇所谓"伤寒，脉滑而厥者，白虎汤主之"是也。皆因其里有热而表有寒也，但去其里热，则阴气得里还，而阳气亦自表达，阴阳交和，表寒斯止矣，白虎汤主之。

参考：

三阳合病，若自汗出者，白虎汤主之。见于阳明篇。

温疟者，其脉如平，身无寒但热，骨节疼烦，时欲呕，白虎加桂枝汤主之。见于疟病篇。

白虎加人参汤方

知母六两　石膏一斤，碎，绵裹　甘草二两，炙　粳米六合　人参三两，

一日二两

上五味，以水一斗，煮米熟汤成，去滓，温服一升，日三服。

人参甘微苦温，补气荣血生津液，最能助脾胃、益肺气，故加之，以治白虎汤证之燥热伤气者。

瑞按：宋板《伤寒论》第四卷重出此方，后有"此方立夏后、立秋前乃可服，立秋后不可服。正月、二月、三月尚凛冷，亦不可与服之，与之则呕利而腹痛。诸亡血虚家亦不可与，得之则腹痛利者，但可温之，当愈"之六十二字，此是后人所加，而非仲景之笔也，今皆删去。诸亡血虚家不可与，则无论而已。然至于谓"得之则腹痛利者，但可温之，当愈"，则亦非老于医者之言也。若果温之当愈，则虽误投，无害也，言何容易。

伤寒，无大热，口燥渴，心烦，背微恶寒者，白虎加人参汤主之。

伤寒必发热而恶寒甚矣，今伤寒证，而肌肤但有微热无大热，且背微恶寒而不甚，口燥渴，心烦，则知有内热，而逐迫阴气于外也。然元气实、内热盛，而逐阴气于外者，其表寒亦当甚，而今但背微恶寒，则知此证元气素不甚充者也，故白虎加人参汤主之。

伤寒，脉浮，发热无汗，其表不解者，不可与白虎汤。渴欲饮水，无表证者，白虎加人参汤主之。

伤寒脉浮滑，以里有热故表有寒者，固白虎汤之所主也。今伤寒脉浮而不滑，且发热，则是非里热作表寒之病，而为表邪夹内热之证矣。如此而无汗者，表未解也，虽有口舌干、渴欲饮水、小便黄赤等证，不可与白虎汤，但宜择用大青龙汤、桂枝二越婢一汤类也。渴欲饮水，无表证，但见里热证者，亦其内不甚实之人也，不宜单用白虎汤也，乃加人参主之。

参考：

服桂枝汤，大汗出后，大烦渴不解，脉洪大者，白虎加人参汤主之。见于坏病篇。

伤寒，若吐若下后，七八日不解，热结在里，表里俱热，时时恶风，大渴，舌上干燥而烦，欲饮水数升者，白虎加人参汤主之。同上。

阳明病，若渴欲饮水，口燥舌干者，白虎加人参汤主之。见于阳明篇。

太阳中热者，暍是也。其人汗出身热而渴，白虎加人参汤主
之。见于暍病篇。

竹叶石膏汤方

竹叶四两，一本二把　石膏一斤　半夏半升，洗　麦门冬一升　人参二
两　甘草二两，炙　粳米半升

上七味，以水一斗，煮诸药，取六升，去滓，内粳米，煮米
熟汤成，去米，温服一升，日三服。

此即白虎汤去知母，加人参、麦门冬、半夏、竹叶者也。人
参甘温，补气；麦门冬甘寒，宁心肺，润燥；半夏辛温，下逆
气，宽胸膈；竹叶甘寒，清心肺导膈热而下于水道。凡白虎汤证
气弱逆欲吐者，宜用之。

伤寒解后，虚羸少气，气逆欲吐者，竹叶石膏汤主之。

伤寒或汗或吐或下渗，其证已解后，尚有余热，口舌干燥，
小便赤黄，虚羸少气，气逆欲吐者，竹叶石膏汤主之。此证若时
时发热或日晡发热，小便淡黄，其脉濡弱者，脾胃虚之证也。

太阳病夹痰饮者治法

仲景不分痰饮，后世分之。痰者，津液之所凝滞而成，故其
体稠也；饮者，平日所饮之汤水停留者也，故其体稀也。痰也，
饮也，虽有稀稠之别，而均是水也，宜乎仲景不分其异也。《内
经》曰：饮入于胃，游溢精气，上输于脾，脾气散精，上归于
肺，通调水道，下输膀胱，水精四布，五经并行。然使其水游溢
输归而成津液四布并行者，全赖阳气之功矣。或因劳役饥饱，或

因七情酒色，或因外感邪气，或因汗、吐、下、渗，而使阳气衰弱，则不能游溢四布，而致成痰饮矣。凡太阳病兼喘急、咳嗽、短气、吐痰、干呕、吐水、胸膈不利、心悸、头眩、小便不利、大便不觉下、心下支满、肠鸣腹急等证者，皆为表邪夹痰饮，治法宜解外、壮阳、利水，小青龙汤、茯苓甘草汤、五苓散类，随证择用。又有表邪已解，但因停水，假见表证者，茯苓白术汤类择用，但利其水，则表证自除矣。又有十枣汤一证，此痰涎凝结于胁下，其病深痼，不容表里兼攻者，当先解其外，后乃攻其痰。凡诸病兼痰饮者，固多矣，不止此篇所载也，尚当合看坏病篇水后诸证及痰饮篇择用诸方焉。

小青龙汤方

麻黄去节　芍药　细辛　干姜　甘草炙　桂枝各三两，去皮　五味子半斤　半夏半升，洗

上八味，以水一斗，先煮麻黄，减二升，去上沫，内诸药，煮取三升，去滓，温服一升。

麻黄、桂枝辛甘温，温肺，解外邪；细辛辛温，温肾寒，利水道；芍药、甘草甘酸，助脾胃，令之善归输；干姜辛热，壮胃阳兼温肺；五味子酸温，收肺气之上逆而止咳嗽；半夏辛温，去水燥湿。方名小青龙者，盖以不如大青龙之行大汗而解烦热，但小汗以主运水故耳。此方专温肺化痰饮、定喘止嗽，凡诸病咳嗽喘急者，兼干呕、吐逆、心悸、下利、噎、渴、吐沫等证者，皆此方主之。

伤寒表不解，心下有水气，干呕发热而咳，或渴，或利，或

噎，或小便不利、少腹满，或喘者，小青龙汤主之。

成氏曰：伤寒表不解，心下有水饮，则水寒相抟，故干呕发热而咳。《针经》云：形冷饮冷则伤肺，以其两寒相感，中外皆伤，故气逆而上行。此之谓也。与小青龙汤发汗散水，若其水气内渍，则所传不一，故有或为之证，随证增损，以解化之。

若渴，去半夏，加栝楼根三两。

成氏曰：辛燥而苦润。半夏辛而燥津液，非渴者之所宜，故去之；栝楼味苦而生津液，故加之。

若微利，去麻黄，加芫花如鸡子大，熬令赤色。

若噎者，去麻黄，加附子一枚，炮。

成氏曰：《经》云，水得寒气，冷必相抟，其人即噎。加附子温散水寒。病人有寒，复发汗，胃中冷，必吐蛔，去麻黄，恶发汗也。

若小便不利，少腹满者，去麻黄，加茯苓四两。

成氏曰：水蓄下焦不行，故为小便不利、小腹满。麻黄发津液于外，非所宜也。茯苓泄蓄水于下，所当加也。

若喘，去麻黄，加杏仁半升，去皮尖。

成氏曰：《金匮要略》曰，其人形肿，故不内麻黄，内杏仁，以麻黄发其阳故也。喘呼形肿，水气标本之疾也。

伤寒，心下有水气，咳而微喘，发热不渴，服汤已渴者，此寒去欲解也，小青龙汤主之。

瑞按：此条较于上条，无"表不解"三字及"干呕"二字，有"微喘"二字，而无有大异也。盖上条表未解而心下有水气，此条表已解而水寒未去也。胸中有水寒而不甚，故微喘不渴也。服汤已渴者，水寒去，津液亦干也，此欲解之候也，津液复，其渴自止而解。加减法曰"渴者，去半夏，加栝楼根"是也。文法正与桂枝二越婢一汤同。又按：加减法曰"喘者，去麻黄，加杏仁"，去麻黄，表已解也。下段曰"服汤已"，言服已去麻黄加杏仁汤也。诸家解不稳当，今皆不录。

伤寒，脉浮缓，身不疼但重，乍有轻时，无少阴证者，青龙汤发之。

伤寒当脉浮紧且身疼痛，今反脉浮缓身不疼者，知表邪与水湿相抟，流行于肌肤之间也。浮缓者，水湿在表之证。身不疼但重者，邪与湿相合故也。乍有轻时者，邪气流行故也。此证若有但欲寐及吐利、厥冷等证者，属少阴夹水气，宜以真武汤治之。今无少阴兼证，则但是太阳夹水湿耳，宜以青龙汤发其表，表邪一去，则水湿亦随散矣。

或问：此条诸本皆作"大青龙汤发之"，而程氏以为小青龙汤，今子唯曰"青龙汤"，其意何如？曰：此证表邪夹水湿无疑，然而其内有不同。凡见此脉证兼内热之候者，宜与大青龙汤；若见此证兼干呕发热而咳，或渴，或噎，或利，或心悸，或小便不利等证者，宜小青龙汤。痰饮篇曰：饮水流行，归于四肢，当汗出而不汗出，身体疼重，谓之溢饮，当发其汗，小青龙汤主之，大青龙汤亦主之。此即其类也。

参考：

咳逆倚息不得卧，小青龙汤主之。见于咳嗽篇。

肺胀，咳而上气，烦躁而喘，脉浮者，心下有水气，小青龙加石膏汤主之。同上。

妇人吐涎沫，医反下之，心下即痞。当先治其吐涎沫，小青龙汤主之；涎沫止，乃治痞，泻心汤主之。见于妇人杂病篇。

茯苓甘草汤方

茯苓二两，去皮　桂枝二两，去皮　甘草一两，炙　干姜三两，切

上四味，以水四升，煮取二升，去滓，分温三服。

此方治胃气弱，膻中阳亦虚，不能运化饮水而停心下者之主方也。生姜、甘草辛甘温，助胃气，发扬阳气；桂枝辛甘温，补膻中阳，令水气归输；茯苓甘淡平，渗停水，令气上下。名取茯苓甘草者，以泄水补胃为主故也。余每用此方治伤寒及诸病夹停水，心下动悸、腹满或痛、头目眩晕、腹中雷鸣、大便不觉出水、小便清利或清而不利、喘咳、胸满、短气等证，得效不鲜矣。

伤寒，汗出而渴者，五苓散主之；不渴者，茯苓甘草汤主之。

汗出者，该自汗与发汗而言。伤寒汗出而渴者，水蓄于下，火浮于上也，用五苓散解其表，导其水，泄其热。虽汗出而不渴者，此邪在表，不入里，水蓄于内且无热故也，小便不利则同，与茯苓甘草汤，解其表，温其胃，导其水。

伤寒，厥而心下悸者，宜先治水，当服茯苓甘草汤。却治其厥，不尔，水渍入胃，必作利也。

伤寒手足厥冷者，皆属少阴、厥阴。今厥而心下悸者，知内

有停水。如此者，宜先治其水也。《金鉴》汪琥曰：厥而心下悸者，明系饮水多，寒饮留于心下，胸中之阳不能四布，故见厥，此非外来之寒比也。法宜先治水，须与茯苓甘草汤，而治厥之法，即在其中矣，盖水去则厥自除也。不尔者，言不治其水，则水渍下入于胃，必作利也。

程氏曰：厥为主气，水为客气。《经》曰：治客宜急。恐其并及于阴，犯上凌心阳，不得复也。

燮按：凡厥者，不必手足厥冷，凡逆气上冲者，总名之厥，言下侵上也。厥甚者，必手足厥冷，厥微者则否。此条厥即是言水气上冲也，水去厥未已，而后可议其厥。悸者，水气上冲之状。

五苓散方

泽泻一两六铢　猪苓十八铢，去皮　白术十八铢　茯苓十八铢　桂枝半两，去皮

上五味，捣为散，以白饮和服方寸匕，日三服，多饮暖水，汗出愈，如法消息。

泽泻甘淡寒，渗水导热，为君；猪苓甘淡寒，行水尤有力，茯苓甘淡平，亦善导水安心，为臣；白术寒苦温，燥湿固土，水停则胃土弱，土固则水去，为佐；桂枝甘辛热，发达阳气而解表，宣通经络而行气，外以散表邪，内以助苓、泽行水之力，为使。方名五苓者，五药相合成苓之功也。

脉浮，小便不利，微热消渴者，宜利小便发汗，五苓散主之。

此太阳邪热半入膀胱者也。脉浮者，邪在表也；小便不利者，热入膀胱，气不化也；身有微热，无大热者，表邪半入里也；消渴者，渴饮水善消，小便少也。此邪热在膀胱，燥津液，表邪与内热互相牵引不解也。如此者，不须治其渴，但利其小便，则膀胱邪热随去；发其汗，则脉浮微热及诸表证皆退，表解热去，津液自和，消渴自止。

凡诸用五苓散者，当以此条为骨子。坏病篇曰：太阳病发汗后，大汗出，胃中干，躁烦不得眠，欲得饮水者，少少与饮之，令胃气和则愈。若脉浮，小便不利，微热消渴者，五苓散主之。前条曰：伤寒，汗出而渴者，五苓散主之。又坏病篇曰：本以下之，故心下痞，与泻心汤。痞不解，其人渴而口燥烦，小便不利者，五苓散主之。以上诸条，皆从此例也。

程氏曰：或问，渴用白虎汤，宜也，其用五苓散走津液，何哉？曰：白虎之治渴，为燥气设也，胃火烁肺之故；五苓之治水，为湿气设也，阳水侮心之故。凡水津不能四布者，火必不肯下行也，其别在口虽干而舌不燥。

中风，发热，六七日不解而烦，有表里证，渴欲饮水，水入则吐者，名曰水逆，五苓散主之。

程氏曰：太阳一经，有标有本。何谓标？太阳是也；何谓本？膀胱是也。中风发热，标受邪也。六七日不解而烦，标邪转入膀胱矣。是谓犯本者，热入膀胱，其人必渴，必小便不利，是为太阳经之里证，有表复有里，宜可消水矣。乃渴欲饮水，水入则吐者，缘邪热入里未深，膀胱内水邪方盛，以故外格而不入也，名曰"水逆"。水逆则以导水为主，而导水中须兼散表、和胃二义。五苓散能通调水道，培助土气，其中复有桂枝以宣通卫阳。停水散，表里和，则火热自化，而津液得发，烦与渴不必治而自治矣。然犹多服暖水，令汗出者，上下分消其水湿也。是则五苓散与桂枝、麻黄二汤，虽同为太阳经之药，一则解肌发汗而治表，一则利小便渗热而治里，标与本所主，各有别矣。

参考：

太阳病，寸缓、关浮、尺弱，其人发热汗出，复恶寒，不呕，但心下痞者，此以医下之也。如其不下者，病人不恶寒而渴者，此转属阳明也。小便数者，大便必硬，不更衣十日，无所苦也。渴欲饮水，少少与之，但以法救之。渴者，宜五苓散。见于阳明篇。

服文蛤散，若不差者，与五苓散。见于坏病篇。

霍乱，头痛，发热，恶寒，身疼痛，热多欲饮水者，五苓散主之；寒多不用水者，理中丸主之。见于霍乱篇。

假令瘦人脐下有悸，吐涎沫而癫眩，此水也，五苓散主之。见于痰饮篇。

诸黄，茵陈五苓散主之。见于黄疸篇。

猪苓汤方

猪苓去皮　茯苓　泽泻　阿胶　滑石碎，各一两

上五味，以水四升，先煮四味，取二升，去滓，内阿胶，烊消，温服七合，日三服。

此即五苓散去桂枝、白术，加滑石、阿胶者也。滑石甘寒

滑，通利水道，渗湿蓄热；阿胶甘淡润平，润燥，滋津液。五苓散治太阳之邪半在表半在膀胱而有水湿者，故以桂解表，以术去湿也。猪苓汤治邪热尽入于内，迫膀胱，燥津液，壅水道者，故去桂、术，加阿胶、滑石也。此治热结，小便赤涩或全不通、烦渴、脉实者之主方也。

参考：

阳明病，脉浮而紧，咽干口苦，腹满而喘，发热汗出，不恶寒反恶热，身重。若脉浮，小便不利，发热，渴欲饮水者，猪苓汤主之。见于阳明篇。

阳明病，汗出多而渴者，不可与猪苓汤。以汗多胃中干，猪苓汤复利小便故也。同上。

少阴病六七日，咳而呕渴，心烦不得眠者，猪苓汤主之。见于少阴篇。

夫诸病在脏，欲攻之，当随其所得而攻之。如渴者，与猪苓汤。见于治法篇。

痰饮似表证者治法

桂枝去桂加茯苓白术汤方

芍药三两　生姜三两，切　白术三两　茯苓三两　甘草二两，炙　大枣十二枚，擘

上六味，以水八升，煮取三升，去滓，温服一升，小便利则愈。本云桂枝汤，今去桂枝，加茯苓、白术。

此治脾胃弱有停水者之方也。芍药、大枣补脾阴，生姜、白

术、甘草助胃阳，茯苓去停水。凡诸病脾胃弱，心腹时痛，小便不快利，时发热微渴者，皆宜用之。

服桂枝汤，或下之，仍头项强痛，翕翕发热，无汗，心下满微痛，小便不利者，桂枝去桂加茯苓白术汤主之。

此因脾胃素弱而感外邪者，发汗若下之变证也。凡脾胃弱而感外邪者，法当先救里，后乃攻其外。反用桂枝汤，先攻其表，则里气皆越于表，而脾胃愈虚。或因脾胃弱，气不转，大便硬者，妄下之，亦虚。汗下虽异，虚其脾胃则同。其仍头项强痛，翕翕发热，无汗者，以脾胃虚，表气不行故也；心下满微痛，小便不利者，以脾胃不能运化，水饮停心下故也。此里虚似表实之病，但当与茯苓白术汤，以助脾胃、去停水。脾胃一盛，停水已去，则津液四布，表气亦自行，诸证皆退矣，故方后曰“小便利则愈”。言小便利，则其表实之假证，不攻自愈也。

十枣汤方

芫花熬 甘遂 大戟

上三味，各等分，别捣筛为散，以水一升半，先煮大枣肥者十枚，取八合一作九合，去滓，内药末。强人服一钱匕，羸人服半钱，平旦温服之。若下少，病不除者，明日更服，加半钱。得快下利后，糜粥自养。

吴鹤皋曰：芫花辛散饮，戟、遂苦能泄水。又曰：甘遂能直达水饮所结之处。三物皆峻利，故用大枣以益土，此戎衣之后而发钜桥[1]之意也。

---

[1] 钜（jù）桥：商纣王用于存储粮食的仓库。

北山氏曰：仲景治心下痞硬满，引胁下痛，悬饮癖结者，用快剂，亟泄其实邪矣。然而此际，不以遂、戟、芫花名方，而以十枣立名者，盖邪之所凑，其气必虚，故以大枣甘温气味俱厚之物，温以补不足，甘以滋阴血，庶无峻剂过伤之害耳。先生继圣制方，其法莫不以真气为大本矣。且无形之热结于肠胃，则用诸承气攻之；有形之饮结于胸胁，则用十枣攻之。微妙通玄，非圣者，其孰能之哉？后世刘完素，不达其意，以此方加牵牛、大黄，欲大泻血气之湿热；而加轻粉，又欲驱逐涎积也；更去大枣，而名三花神佑丸，直驱其邪，不顾真元，乃其大失也。

太阳中风，下利呕逆，表解者，乃可攻之。其人漐漐汗出，发作有时，头痛，心下痞硬满，引胁下痛，干呕短气，汗出不恶寒者，此表解里未和也，十枣汤主之。

太阳中风里和者，但有兼鼻鸣干呕证，而无兼下利呕逆证也。今太阳中风，而兼下利呕逆，则知其人素有痰饮也，宜用小青龙汤辈，先解其表。若表证已解，其人漐漐汗出，发作有时，头痛，心下痞硬满，引胁下痛，干呕短气，汗出不恶寒者，此虽表已解，里未和，痰饮悬结于胸胁故也，与十枣汤主之。若恶寒不止者，表未解也，虽余证具，不可与此汤，尚当先解其表。若表未解，误用攻其里，则表邪乘虚内入，其变不可胜言。

程氏曰：凡下利呕逆有表者，属虚属寒，不可攻；无表者，属饮属实，宜可攻。然太阳中风有此，明属表阳不宣，郁住里水而成，故必表解尽成里证，乃可攻。漐漐汗出，水气外蒸也。发作有时，邪已成实也。纵有头痛之证似表，而心下痞硬满、引胁下痛、干呕短气，则皆水邪壅阏①，气不流通使然。所惑者，头痛外，唯身汗一证，表里未判，而亦不难辨也。汗出恶寒者，则为有表；若汗出不恶寒者，此表已解。讫而里气为饮邪抟结不和，虽头痛，亦属里邪上攻，非关表也。此时不议下，则水癖②与痰隔之证，几几乎成矣。顾下之一法，多为胃实而设，今邪在胸胁，较之于胃，高下不同。况胃实者，邪热燥干津液，肠胃中责其无水；今则邪液结聚肠脘间，责其多水。故荡涤肠胃之药俱无所用，唯取芫花之辛，甘遂、大戟之苦，从高分下之，使沟渠径隧，无处不达，而复用大枣十枚，以补土气，以杀毒势则破结，仍是和中，不令其有伤于胃耳。

程氏又曰：水饮内停而风鼓之，则中气乖张，故有下利呕逆证，似乎霍乱者。徒是水而无风，必不见此，故攻里必先解表。又曰：此证之痞，不甚异于水结胸，无形之水不复流动，已经胶固为有形矣。水未成结，痞何由硬，且引胁下痛也？其不用陷胸，用十枣者，从胸与胁分也。

爕按：表解者，乃可攻之，言表解而里未和者，乃可攻之，十枣汤主之也。里未和者，言"其人漐漐"以下之证也。

参考：

饮后水流在胁下，咳唾引痛，谓之悬饮。脉沉而弦者，悬饮内痛。病悬饮者，十枣汤主之。见于痰饮篇。

咳家其脉弦，为有水，十枣汤主之。同上。

---

① 阏（è）：堵塞。
② 水癖：病名。因水气结聚两胁而成癖病。出自《诸病源候论》。

夫有支饮家，咳烦胸中痛者，不卒死，至一百日一岁，宜十枣汤。同上。

太阳病夹停酒者治法

是嗜酒之人感外邪者也。或感邪后伤酒者，亦作此证也。

若酒客病，不可与桂枝汤，得之则呕，以酒客不喜甘故也。

酒家者，平素嗜酒之人，犹言虚家、汗家也。

程氏曰：若酒客病，则亦有脉浮汗出似桂枝证者，此湿热熏蒸使然。误与桂枝汤，虽辛热未经怫郁其营血，而甘能助涌，得汤而呕，此必然也。

燮按：说者或言"若酒客病，有呕恶者，不可用桂枝汤"，则今若遇其证，当何方治之？是不通之言也。《论》中数言随证治之，已言随证治之，则何法方不可用乎？世无一定之病，则何缘有一定之方？无应变之智者，不可以语活法也。此条轻轻言及酒客，不紧着意，与"喘家，作桂枝汤，加厚朴、杏子佳"之文同例。

太阳病夹宿食者治法

此因其人素有宿食，脾胃不调，而感邪者也；或感邪后，误饮食服药致之者有矣；或土地气运，湿邪盛行，内伤脾胃，外伤经络，内外合邪；或饥馑之时，庶民杂食，伤乎脾胃，且气运不正，而成疫者。此证间多矣，治宜解邪、消食兼施。又有无外邪，但内伤饮食而表气不和假见表证者，如是者，但消其饮食，则表证自除矣。

脉紧，头痛，风寒，腹中有宿食不化也。

脉紧如转索无常者，有宿食也。

脉紧头痛者，即风寒在表之诊。其已曰"风寒"，则有恶寒、发热、恶风、身疼等证可知也。腹中有宿食不化者，或心腹痞满、不思饮食，或呕逆恶心，或吐酸嗳腐，或心腹刺痛、二便不调，或腹鸣下利，或喜燥物疏食、恶甘肥油腻味厚之物，或日晡潮热，或夜热盗汗，或咳喘呕逆、至晚而甚，脉见紧、弦、缓、涩、滑、大等诊。夫脉紧、头痛、恶风、恶寒、发热、身疼之病，而兼见宿食之候一二者，此外邪夹宿食之病也，治宜消食、解外相兼施之。此仲景举一紧脉，示宿食之例也已。就诸篇考之，则缓、涩、滑、数之类，皆有宿食之诊也，宜宿食篇合考。

瑞按：表邪夹宿食之治例，《伤寒论》无见，盖脱文也。故于《金匮要略》宿食篇取此二条补其阙，以足表邪夹宿食之例耳。夫《要略》之书，宋王洙于蠹简中得之者，脱简落字不少。此条亦蠹鱼残余，故文义不通。"风寒"二字上中下，及"紧脉"下、"者"字上有脱字，而今不可考。如转索无常者，释紧脉之状也，注家之言，误换入正文，已详见于脉法篇，且以紧脉为宿食之诊，则伤寒无一不夹宿食者乎？

太阳病夹气滞者治法

此因其人素有七情气滞之病而感邪；或感邪后因七情而气滞；或时令不正，人气不和，不正之气感于人，遍于经络，壅于脏腑，正气由此郁而不伸，其病表里兼见者也。仲景无其说，仅有四逆散、半夏厚朴汤等数方而已，盖世远遗阙也。

喘家，作桂枝汤，加厚朴、杏子佳。

方见于坏病篇。

立桂枝加厚朴杏子汤一条，以示其法例，盖为肺胃有气滞而受邪者设也。

按：仲景治夹气滞者之方甚少，盖令人随证通用诸方，不拘于一方也。后人所制方，复有许多可用，附见一二于此。大抵气滞于上焦，则作头痛发热、咳嗽喘急、咽膈不利或痛等证，宜败毒散、参苏饮、十神汤类；气滞于中焦，则作食饮不进、噫气吞酸、心下痞块、脐上筑动、呕逆恶心，或喜苦辛疏食、恶甘肥油腻，或心腹胁肋刺痛，或霍乱吐泻等证，宜藿香正气散、不换金正气散、香苏散、十神汤类；气滞于下焦，则作脐腹挛痛、腰腿酸疼、手足厥冷、二便不调等证，宜五积散、三和散类也。今人不修仲景之法，率不辨其有气滞与否，欲用此诸方，通治伤寒时气者，拙矣。

太阳病夹蓄血者宜下血治法

此因其人素有瘀血而感邪，或感邪后误服药而成瘀血者也。夫血者，人身河渠，贵流通而不贵凝滞，一有凝滞，则其血乃瘀。或当汗不汗，热滞熬血，或不当汗而汗，津液内竭，致血干凝，或妄利小便，以竭津液，致血瘀滞，或其人素有跌仆闪挫，及经闭生产等瘀血，或善思善郁，或过食煎炒火酒等物，以致血热瘀滞者，皆成此证也。凡表证夹蓄血者，不宜表里兼攻，宜先解其外，后攻其血，桃核承气汤、抵当汤、丸随证择用。又有蓄血似表证者，但利其血，则表证自除。

桃核承气汤方

桃仁五十个，去皮尖　大黄四两　桂枝二两，去皮　甘草二两，炙　芒硝二两

上五味，以水七升，煮取二升半，去滓，内芒硝，更上火，微沸下火，先食温服五合，日三服，当微利。

成氏曰：小腹急结，缓以桃仁之甘；下焦蓄血，散以桂枝之辛。大热之气，寒以取之，热甚抟血，故加二物于调胃承气汤中也。

吴山甫曰：桃仁，润物也，能泽肠而滑血；大黄，行药也，能推陈而致新；芒硝，咸物也，能软坚而润燥；甘草，平剂也，调胃而和中；桂枝，辛物也，利血而行滞。又曰：血寒则止，热则行。桂枝辛热，君以桃仁、硝、黄，则入血而助下行之性矣，斯其制方之意乎。

太阳病不解，热结膀胱，其人如狂，血自下，下者愈。其外不解者，尚未可攻，当先解其外。外解已，但少腹急结者，乃可攻之，宜桃核承气汤。解外宜桂枝汤。

太阳病不解，尚有头痛、发热、恶寒等证，其人如狂者，此热结于膀胱之血分也。若血自下者，愈；若血不下者，宜攻下。然而其外尚有头痛、发热、恶寒等证，脉浮者，未可攻，当先用桂枝汤解其外。外解已，无上诸证，但少腹急结，小便自利者，

乃可攻之，宜桃核承气汤。

程氏曰：夫五苓散之利小便，为太阳犯本而设也。不知太阳犯本之证，舍五苓散，尚更有其法焉？否乎？曰：太阳犯本，又有气分、血分之不同。何谓气分？膀胱主津液是也。何谓血分？膀胱为多血之经，下连血海是也。如太阳病不解，热必随经入里，抟于下而不化，是为热结膀胱。其人不能宁静，必如狂，如狂而小便不利者，是气分受邪，水得热沸而上侮心火使然；如狂而便自利者，是血分受邪，热逼膀胱，津液被熬，心火莫制使然，倘血已自下，则热随血出，必自愈，邪火得泄故也。夫愈因于血下，在人未免亟为攻血，计不复顾及于表，不知有表，则热邪未尽，传经入里，攻之早而营伤热陷，变生莫测，故解表、攻里复有次第。但小腹急结，此则血已归并下焦一处，尽属有形，此时行逐瘀软坚之法，方不犯及上、中二焦气分耳。至于桃核承气汤中仍兼桂枝者，以太阳随经之热，原从表分传入，非桂枝不解耳。是则桃核承气汤与五苓散，虽同为太阳犯本之药，而一从前利，一从后攻，气分与血分，主治各不同矣。又曰：此条不及小便者，以有"血自下"三字也。然"小腹急结"处，包有"小便自利"句。

参考：

病人胸满唇痿，舌青口燥，但欲漱水，不欲咽，无寒热，脉微大来迟，腹不满，其人言我满，为有瘀血。见于瘀血篇。

病者如热状，烦满，口干燥而渴，其脉反无热，此为阴伏，是瘀血也，当下之。同上。

附：后人用桃核承气汤法

长泽氏曰：予用之口诀有五：一曰伤寒有蓄血，发狂谵语，大便黑，少腹急者，参其脉用之；二曰血利，腹痛逼迫，或下黄黑色，或其脉紧而涩者，皆瘀血也，用之；三曰人因醉饱，胃血壅遏，怫热上逆，作吐血、衄血者用之；四曰人因思想，气先结滞，血随不行，遂作血积，其证形质黄瘦、食少、胸中常若食饱，或胃脘当心痛、其痛有定处，其脉或细微虚涩、或沉弦数实者，先用之，荡涤瘀血，调理气血；五曰产妇大便久不通，或吐逆、胸腹如鼓无奈何，用之。

上田氏曰：胀满证，瘀蓄死血，腹皮上见青紫筋，小水反利，脉涩，用之下恶物，后随证调理。此证妇人最多。

北山氏曰：苏伊举先生曰：吾乡有善医者，每治溢血蓄妄，必先以快药下之。或问：失血复下，虚何以当？则曰：血既妄行，迷失故道，若不去蓄利瘀，则以妄为常，曷以御之？且去者自去，生者自生，何虚之有？予深感是言，每用于蓄妄之初，以绝逆妄，得效尤多焉。

抵当汤方

大黄三两，酒洗　水蛭熬　虻虫去翅足，熬，各三十个　桃仁二十个，去皮尖

上四味，以水五升，煮取三升，去滓，温服一升，不下更服。

大黄苦寒，荡热破结下血；桃仁苦寒，润燥行血逐瘀；水蛭

苦咸寒、虻虫微寒，俱蠕动噉^①血之物，且苦走血、咸胜血，故用以去蓄血。

成氏曰：人之所有，气与血也。气为阳，气留而不行者，则易散，以阳病易治故也；血为阴，蓄而不行者，则难散，以阴病难治故也。血蓄于下，非大毒駃^②剂，则不能抵当，故治蓄血曰"抵当汤"。

太阳病六七日，表证仍在，脉微而沉，反不结胸，其人发狂者，以热在下焦，少腹当硬满，小便自利者，下血乃愈。所以然者，以太阳随经，瘀热在里故也。抵当汤主之。

太阳病六七日，头痛、发热、恶寒等证仍在，脉微而沉者，当作结胸，反不结胸，其人发狂者，以热入膀胱在下焦，少腹当硬满。小便不利者，热在气分，用五苓散、猪苓汤类利小便乃愈。若小便自利者，热在血分，用抵当汤下血乃愈。所以然者，以太阳随经，瘀热在里血分故也。

程氏曰：桃核承气之下血，知为热结膀胱设矣，不知热结膀胱亦有浅深之不同，否乎？曰：此不当凭其外证，而唯取脉浮沉、狂之微甚以验之。如太阳病六七日，为时既久，邪气自入传里，纵表证仍在，而脉微而沉，是徒有表证而已无表脉，况反不结胸，邪不复在上焦，可知其人发狂，比前条如狂证较甚，则热在下焦而为蓄血证无疑。何以验之？少腹当硬满，而小便自利也。少腹，为膀胱所注之地，少腹硬满，故知其热在下焦也。小

---

① 噉（dàn）：古同"啖"。
② 駃（kuài）：古同"快"。

便自利，故知其热不结于下焦之气分而结于下焦之血分也。热结于气分则为涩溺，热结于血分则为蓄血。血既蓄而不行，自非大下其血不愈。所以然者，以太阳之邪在经时，当汗失汗，否则不当利小便而误利，因随经而瘀热在里故也。热瘀则血瘀，故虽表证仍在，非桂枝所能散矣，况发狂深于如狂，少腹硬满深于急结，更非桃核承气所能攻矣。直用抵当汤，斩关峻入，破其坚垒，斯血去而邪不留，并无藉桂枝分解之力耳。是缘热结膀胱与瘀热在里，邪有深浅，故桃核承气与抵当，攻有缓峻，壁垒井然，不令紊也。

太阳病，身黄，脉沉结，少腹硬，小便不利者，为无血也。小便自利，其人如狂者，血证谛也，抵当汤主之。

太阳病，发身黄，脉沉结，少腹硬者，若小便不利者，无瘀血也，茵陈五苓散主之。若太阳病，发身黄，少腹硬，小便自利，其人如狂者，蓄血证谛明也，抵当汤主之。

程氏曰：夫抵当诚非轻剂，而投之岂可妄投？务于证之中，更辨其证，方得谛之之法。如太阳病，至于蓄血，其身必黄，里热固谛于色矣；脉沉而结，里热且谛于脉矣；少腹硬满，里热更谛于证矣。据此遽可指为血证而用抵当乎？未也。须于小便谛之，小便不利，前三者虽具，只为蓄溺而发黄，属茵陈五苓散证，毋论抵当不能中与，即桃核承气汤，不中与也。若前三者既具而小便自利、其人如狂，是血证谛而又谛，何论桃核承气，直须以抵当汤主之，而无狐疑矣。又曰：黄皆土色。小便不利者，土湿；小便自利者，土燥。又曰：沉结者，脉来缓，时一止也。

《经》曰：脉直前来绝者，有瘀血也。

参考：

阳明证，其人喜忘者，必有蓄血，所以然者，本有久瘀血，故令喜忘。屎虽硬，大便反易，其色必黑者，宜抵当汤下之。见于阳明篇。

病人无表证，但有里证，发热七八日，虽脉浮数者，可下之。假令已下，脉数不解，合热则消谷喜饥，至六七日不大便者，有瘀血也，宜抵当汤。若脉数不解，而下不止，必协热便脓血。同上。

少阳脉卑，少阴脉细，男子则小便不利，妇人则经水不通。经为血，血不利则为水，名曰血分。见于水气病篇。

妇人经水不利下，抵当汤主之。亦治男子膀胱满急，有瘀血者。见于妇人篇。

抵当丸方

大黄三两，酒洗　桃仁二十五个，去皮尖　虻虫去翅足，熬　水蛭熬，各二十个

上四味，捣，分四丸，以水一升，煮一丸，取七合服，晬时当下血，若不下者，更服。

丸，缓也，以治缓病。此即前方减水蛭、虻虫各十个，增桃仁五个者也。夫为丸，则性已缓，又减猛剂之数，则势亦缓，故用之以治抵当证之势稍缓者也。

伤寒，有热，少腹满，应小便不利，今反利者，为有血也，当下之，不可余药，宜抵当丸。

伤寒有热而其热随经入膀胱者，必少腹满。其结于气分者，应小便不利，宜五苓散。今少腹满，小便反利者，知此非结于气分，即为结于血分而有蓄血也，当下之。然无发狂、如狂等证，其势稍缓，则不可直投抵当汤也，少腹硬满重于急结，则桃核承气亦难当也。二方俱属"余药"，不可与也。但宜从抵当汤变易为丸，煮而连滓服之，使之直达血所，缓化而始下，结热荡尽，瘀蓄乃除根。

程氏曰：三条辨证，总不脱"小便"字，是教人详慎从其显然易察也。又曰：总数条观之，血证固宜攻矣。初则曰"外不解者，尚未可攻"；继则曰"小便不利者，为无血也"；终则曰"不可余药"。诚恐攻不如法，而营室一枯，其血永伤。是以未出所宜，先示所禁，学者于宜禁之间，调停得法，而后或用桃核承气汤，或用抵当汤，或用抵当丸，斯无误于下之之法也已。

太阳病上实者宜吐治法

上实者，邪气滞于上焦也。其因有三：一曰痰涎结于膈上，二曰宿食壅于上脘，三曰邪热聚于胸上。三者虽异，其见证皆同，或见太阳病，或见少阴、厥阴等证，或见阳明证。如是者，皆宜吐之，邪气随吐而去。

吴绶曰：凡病在膈上者，脉大、胸满多痰者，食在胃口、脉滑者，俱宜吐之。华佗曰：伤寒三四日，邪在胸中者，宜吐之。凡吐，用瓜蒂散。

大法：春宜吐。

春时，阳气上升，邪气亦易升。若邪气一升，壅于上，则阳气敷散身中，遂致上实诸证矣。吐以提其气，则阳气盛升，诸证自除。是以立吐之大法于春也，盖示下和上实者之宜吐，而下虚上实者不宜吐也已。

凡用吐汤，中病即止，不必尽剂也。

程氏曰：吐以去上焦之邪，上焦为清阳之分，吐之过剂，则邪去而所伤者，膻中之阳，阳固不可不宝惜也。

瓜蒂散方

瓜蒂熬黄，一分　赤小豆一分

上二味，各别捣筛为散已，合治之，取一钱匕，以香豉一合，用热汤七合，煮作稀糜，去滓取汁和散，温顿服之。不吐者，少少加，得快吐乃止。

成氏曰：其高者，因而越之，越以瓜蒂散之苦；在上者，涌之，涌以赤小豆之酸。《内经》曰：酸苦涌泄为阴。

病如桂枝证，头不痛，项不强，寸脉微浮，胸中痞硬，气上冲咽喉，不得息者，此为胸有痰也，当吐之，宜瓜蒂散。

"痰"字，诸本作"寒"。

瑞按：可吐篇细注曰：一云此以内有久痰，宜吐之。宜从，今改之。

程氏曰：病如桂枝证，则是发热、恶寒、自汗出，与太阳中风无异也，而头不痛、项不强，则实与太阳无与。脉浮又似太阳中风矣，而只寸脉微浮，则又与太阳中风无与。其人胸中痞硬，不因误下而成，其非表邪陷入可知。气上冲咽喉，不得息，病不在中、下二焦，其非里邪结聚可知。非表非里，明属邪气蕴蓄于膈间，此为胸有痰也。虽胸处至高，尚属太阳之分，然而邪不在肌，解肌之法无所用也，法当吐之。缘痞硬一证，因吐下者为虚，不因吐下者为实。实所谓"在上者，因而越之"是也。宜瓜蒂散之苦，佐以小豆之酸，使邪从上彻，而痞自消，气自下，诸如桂枝之证，不治而自治矣。又曰：气上冲咽喉者，从胸至咽也。不得息者，呼吸不能布气，似喘而短气也，胸有所阻塞故也。

成氏曰：胸中与表相应，故邪在胸中者，犹桂枝证，而寸脉微浮也。

或问：此条"寒"字，何以知误也？曰：少阴篇曰"膈上有寒饮，干呕者，不可吐也"，以此知之。

燮按： 病如桂枝证，头不痛，项不强，言问之则无桂枝证，而望之则有桂枝证，兼具"胸中痞硬"以下之证，则此必上焦邪实、胸中有痰所使也。凡诊病，应以神视。

病胸上诸实，胸中郁郁而痛，不能食，欲使人按之，而反有涎唾，下利日十余行，其脉反迟，寸口脉微滑，此可吐之，吐之利则止。

此上实似下虚也。成氏曰：胸上诸实，或痰实，或热郁，或宿食，或寒结胸中，郁郁而痛，不能食，欲使人按之。反有涎唾者，盖邪气在下，气下而无涎唾。此按之反有涎唾者，知邪在胸中。《经》曰：下利脉迟而滑者，内实也。今下利日十余行，其脉反迟，寸口脉微滑，是上实也，故可吐之。《玉函》曰：上盛不已，吐而夺之。

或曰：上实何以下利？曰：胸中有病，则肺不能布气，肺不能布气，则水饮不能顺流，故水谷混同，而作下利也。故吐之，肺布气，水谷分别，利自止。

参考：

少阴病，饮食入口则吐，心中温温欲吐，复不能吐。始得之，手足寒，脉弦迟者，此胸中实，不可下也，当吐之。见于少阴篇。

病人手足厥冷，脉乍紧者，邪结在胸中。心下满而烦，饥不能食者，病在胸中，当须吐之，宜瓜蒂散。见于厥阴篇。

宿食在上脘者，当吐之，宜瓜蒂散。见于宿食篇。

湿家病，身上疼痛，发热面黄而喘，头痛鼻塞而烦，其脉大，自能饮食，腹中和无病，病在头中寒湿，故鼻塞，内药于鼻中则愈。见于湿病篇。

诸四逆厥者，不可吐之，虚家亦然。

诸四逆厥者，皆属少阴、厥阴，此多下焦阳虚之所致也。下虚必见上实之证，但治其下，则上实证自除，故曰"不可吐之"也。若夫少阴病，饮食入口则吐者，及病人手足厥冷、脉乍结者，当吐之，则是上实似下虚之证，故吐其上实，则下虚假证自除耳。虚家者，言平素虚弱之人，或病久致虚瘦者也，亦虽有上实证，不可妄吐之也。

诸亡血虚家，不可与瓜蒂散。

诸亡血虚家，津液枯竭，膈气空虚者。虽非邪气上实，而虚气上冲假见上实证者，有之。如是者，亦不可与瓜蒂散也，但救其虚，则津液回、膈气充，而虚气自归元，上实假证自除矣。

附：后人用瓜蒂散法

上田氏曰：拙用之口诀有五：一曰用此方良久，涎未出，含沙糖一块下咽，即引涎吐出。二曰《惠济方》曰"痰涎壅盛者，口眼㖞斜者，不能言者，皆用本方吐之"，若口噤者，灌入鼻内亦可。三曰癫痫，大约因金衰木旺生风，又由惊邪入内致之。《经》曰"风盛则动"，此之谓也。治法先以本方吐之，吐后熟睡，勿令惊起，即效。四曰狂乱不止，得于惊忧极者用之。五曰风痰头痛，百法不应，久则伤目，本方搐鼻，吐之即愈。又曰：尺中脉微弱，两寸不滑，胸膈不闷，不可吐之；脾胃素虚，面色萎黄，右寸无力者，不可吐之；中气虚而痞胀，不得息者，不可吐之。

又按：吐后，最忌饱食酸、咸、硬、干、油腻之类。吐后心火已降，阴道必强，切禁房事、悲忧，病人不自守，必归罪于吐法也。

又按：《医略正误》曰：凡吐时，须天气清明，午前巳间行之，晦时难得吐也。先令病人隔夜不食，卒暴者不拘。若吐不止，用麝香，葱白亦解瓜蒂，白术、甘草总解之。

太阳病停脉治法

停，止也，言脉伏止不见也。诸家多解停脉为调停之义，误也。程氏以为停止之义，宜从。

太阳病未解，脉阴阳俱停—作微，必先振栗汗出而解。但阳脉微者，先汗出而解；但阴脉微者—作尺脉实，下之而解，若欲下之，宜调胃承气汤。

方见于阳明篇。

太阳病未解，脉尺寸俱停止不见者，必先振栗汗出而解，不必用药也。但寸脉微见者，用解表之药，汗出而解；但尺脉微见者，用调胃承气汤，下之而解。

程氏曰：夫汗、下之法，宜审表里。顾在证为表里者，在脉即属阴阳。凡病邪久而未解，不过是入阳、入阴之两途，稍有偏胜，互见于脉矣。如太阳病不解，脉阴阳俱停止而不见者，阴极而阳欲复也，三部无偏胜，解之兆也。然必先振栗汗出而解者，郁极而欲复，邪正必交争，而阴邪乃退耳。若见停止之脉而仍不解者，阴阳有偏胜处也。但于三部停止中而阳脉微见者，即于阳微处，知阳部之邪实盛，故此处欲停之而不能停也，先汗出以解其表邪则愈；于三部停止中而阴脉微见者，即于阴微处，知其阴部之邪实盛，故此处欲停之而不能停也，下之以解其里邪则愈。若欲下之，宜调胃承气汤。盖正虚邪实，理自还生，汗、下得宜，不特去邪气以之，而和正气亦以之，此其例也。又曰：阴阳俱停者，伏极欲伸也；阳微阴微者，结处露倪也。三者皆因阳郁，汗与下，从达、从夺也。大都阳气困郁极，辄见此等脉。

附：脉绝停伏诸证

少阴病，下利脉微者，与白通汤。利不止，厥逆无脉，干呕烦者，白通加猪胆汁汤主之。服汤脉暴出者死，微续者生。见于少少阴病，下利清谷，里寒外热，手足厥逆，脉微欲绝，身反不恶寒，其人面赤，或干呕，或咽痛，或利止脉不出者，通脉四逆汤主之，其脉即出者愈。同上。

少阴病，吐利，手足不逆冷，反发热者，不死。脉不至者，灸少阴七壮。同上。

少阴病，四逆，恶寒而身蜷，脉不至，不烦而躁者，死。同上。

下利，手足厥冷，无脉者，灸之不温，厥不还，反微喘者，死。见于厥阴篇。

下利后，脉绝，手足厥冷，晬时脉还，手足温者生，脉不还者死。同上。

病者脉伏，其人欲自利，利反快，虽利，心下续坚满，此为留饮，欲去故也，甘遂半夏汤主之。见于痰饮篇。

趺阳脉伏，水谷不化，脾气衰则鹜溏，胃气衰则身肿。见于水气病篇。

太阳病纵横治法

此因感邪，脏气偏胜者也。脏气偏胜，必乘其弱于己之脏。《平脉法》曰"水行乘火，金行乘木，名曰纵；火行乘水，木行乘金，名曰横；水行乘金，火行乘木，名曰逆；金行乘水，木行乘火，名曰顺"是也。仲景于此篇，举木行乘土、木行乘金纵横二证，以示其治例。二者俱刺期门以治肝木，则土金不治而自安也。夫纵横之治法如是，则逆顺之治法亦如是也。然见肝木乘之治法，不问纵横逆顺，唯治其肝木，则知其火土金水之乘，亦各治其乘者矣。其乘者同，则其被乘者虽异，其治法皆同。由此观之，凡万病，其原因同，则其脉证虽异，而当同其治矣。《内经》曰：治病必求于本。又曰：治之极于一，一者因得之。又曰：知其要者，一言而终；不知其要者，流散无穷。此之谓也。此篇二条，盖治病活泼之法，医者潜心，反复得其意，则五脏纵横逆顺之治，可运之于掌矣。

伤寒，腹痛，谵语，寸口脉浮而紧，此肝乘脾也，名曰纵，刺期门。

成氏曰：腹满谵语者，脾胃疾也。浮而紧者，肝脉也。脾病见肝脉，木行乘土也。《经》曰：水行乘火，木行乘土，名曰纵。此其类矣。期门者，肝之募，刺之以泻肝经盛气。

瑞按：脉浮而紧者，邪在荣卫也，即伤寒脉也。成氏以来，诸注家皆曰浮而紧者弦也，即肝脉也。此据《辨脉法》之文，然彼文有脱语，辨详见于脉法篇。若夫以浮紧为弦脉，则伤寒脉皆弦也，以何别太阳、少阳之脉乎？然则以何见肝乘脾之候？此盖有脱语字。《金鉴》以此条及次条俱载于存疑篇，宜从。

伤寒，发热，啬啬恶寒，大渴欲饮水，其腹必满，自汗出，小便利，其病欲解，此肝乘肺也，名曰横，刺期门。

伤寒，即太阳受邪，病在皮肤也。皮毛，肺之合。啬啬恶寒者，肺气不伸也。大渴欲饮水者，肺受热邪也。其腹必满者，肺受邪，不主气化，所饮之水停蓄也。观下文，言"自汗出，小便利，其病欲解"，则其前无汗、小便不利可知也。言伤寒而不言其脉，则其脉浮而紧可知也。今夫病，啬啬恶寒，大渴欲饮水，腹满无汗，小便不利，脉浮而紧，则太阳受邪，肝木偏胜而乘肺金也。木素畏金，今乘其所不胜，则可名曰"横"。原其本因，此人肝气素盛而肺气素弱，太阳一受邪，肝气愈盛，遂乘其肺也。其始无汗、小便不利之时，或用渗剂导其水，或肺气自复，则自汗出而表和，小便利而里和，故其病欲解也。而尚未解者，虽肺气已复，停水已去，而偏胜之肝木未平故也。刺期门，以泻其肝，则脏气和平，邪气乃解。

喻氏曰：直贯上下曰"纵"，眠亘两旁曰"横"。木本克土而乘乎土，其事直，故为"纵"；木受制于金而反乘乎金，其事不直，故曰"横"。直则难愈，不直则易安，理之常也。然纵横之证不同，而同刺期门穴者，以贼土侮金，皆繇[1]木盛。腹满谵语，证涉危疑，故亟以泻木为主治也。

或问：此二证，唯刺期门而不用药耶？曰：历观仲景用针灸之证，皆助其主药之所不及耳。其刺期门之诸证，皆助小柴胡汤之所不及也。此二证，亦内服小柴胡汤、外刺期门可知也。又问：子言得此二条之意，则五脏纵横逆顺之治可运之于掌矣。如吾辈，则不能触类长之，请述其大略。曰：可。夫肝脉弦也，心脉洪也，脾脉缓也，肺脉毛浮也，肾脉沉滑也。凡得肝脉而见肝病，此本脏自实也；得肝脉而见脾病，此肝乘脾也，名曰"纵"；得肝脉而见肺病，此肝乘肺也，名曰"横"；得肝脉而见肾病，

---

① 繇（yóu）：古同"尤"，从，由。

此肝乘肾也，名曰"逆"；得肝脉而见心病，此肝乘心也，名曰"顺"。此五者，证虽异，而皆因肝木有余，则宜泻肝实脾焉。若得心脉而见心病，此本脏自实也；得心脉而见肺病，此心乘肺也，名曰"纵"；得心脉而见肾病，此心乘肾也，名曰"横"；得心脉而见肝病，此心乘肝也，名曰"逆"；得心脉而见脾病，此心乘脾也，名曰"顺"。此五者，证虽异，而皆因心火有余，则宜泻心而补肾焉。其脾、肺、肾之乘，脉证治法，皆仿之。乘者皆实，而被乘者皆虚耶。曰：然。曰：然则从前诸治法，皆先补其虚而后攻其实，今此条反先泻其实而不顾其虚者，何也？曰：从前先补后攻之诸证，皆因其虚而受邪者也。此条之诸证，皆因其实而乘侮其弱于己之脏者也，故先泻其乘者，则其被乘者自安。又问：纵横逆顺之病，唯伤寒有之，而他病无之耶？曰：不然。诸病皆有之，此但就伤寒，以发其例耳。

　　燮按：诸病纵横逆顺胜负之说，越人论之谆谆乎详矣。盖施针刺之，古法也，今察仲景之意，未始拘此义也。姑存古法，备诊视之参合而欲施治之，不少差耳。学者若欲究其说，宜就《八十一难》熟读揣摩，初入其奥也矣。

卷
五

辨太阳病暍湿痉温脉证并治法第八

风、寒、暑、湿、燥、火，谓之六气，人感之则病，中风、伤寒、暍、中湿、痉、温是也。其中风、伤寒二种，既见前篇，此篇举暍、湿、痉、温四种而见其脉证治法。王叔和曰：伤寒所致太阳病，痉、湿、暍三种，宜应别论，以为与伤寒相似，故此见之。夫痉、湿、暍宜应别论，则温病亦宜别论也，故今取温病入此篇。称暍、湿、痉、温者，从风、寒、暑、湿、燥、火之次序也。凡六气之为病，虽其气各异，而要之皆外邪而已。故其邪系在太阳经者，必有恶寒、发热、头痛，而皆与伤寒相似。《热论》所谓"今夫热病者，皆伤寒之类也"者，此之谓也。故越人据《内经》举五伤寒之目而辨之以脉，以明五伤寒各异。仲景亦据《素》《难》而加痉一病，以为六伤寒，分之以脉证，以作《伤寒杂病论》，于是乎六气之病有所分别而治法无所纷乱矣。旧编以此篇置太阳篇之前，未辨中风、伤寒，而先论痉、湿、暍，太非仲景立六经辨六病之意矣。故今立此篇，附太阳篇之后，以明六病虽相似，而详其兼脉、兼证，则知所以其所感病各异而其治法亦有所各异耳。

中暍治法

内藤氏曰：太阳病，兼身重而疼痛、小便已洒洒然毛耸、手足逆冷、小有劳身即热、口开前板齿燥、脉弦细芤迟者，名为暍。此夏月及初秋，伤于天暑所致也。虽有表证，不可发汗；虽有冷证，不可温针；虽有内实证，不可下之。治法虚者补之，寒者温之，热者凉之，水停者渗之，宿食者化之，气滞者顺之，瘀血者行之，宜随证择方。仲景特举白虎加人参汤、一物瓜蒂汤二证，以示随证处方之例，学者宜扩充焉。

按：暍有虚、实二证，《内经》所谓"后夏至日者，为病暑"，即于温病同证异名，不可汗、下、温针之病也。其原本于冬不藏精，故虽不冲冒炎暑，而不堪时令而所病也，此为虚症也；虽其人素无劳役七情之患，偶冲斥道涂，一时为炎暑所伤，汗出恶寒，身热而渴，其脉洪大有力者，白虎加人参汤主之，此为实证。二证虽各异，然夏至以后、立秋前后之病也，故同名"暍"也。用一物瓜蒂汤者，示随证处治之一例耳。后世以动而得之为中热，静而得之为中暑者，谬也。

太阳中热者，暍是也。其人汗出恶寒，身热而渴也，白虎加人参汤主之。

方见于太阳病下篇。

凡夏月冲斥道涂，或耘锄田野为暑热所中伤，而见太阳证者，名曰"喝"。故曰：太阳中热者，喝是也。言中暑见太阳证者，即是喝也，越人谓之热病。此其人素实无劳役七情之患，而一时为暑热所中伤，汗出恶寒，身热而渴，其脉必洪大有力也。越人曰"热病，脉阴阳俱浮，浮之而滑，沉之而散涩"者，通虚实二证，而示其脉状也。汗出恶寒者，似表虚中风，然身热而渴，则非中风之证。身热汗出而渴者，似伤寒阳明证，然恶寒，则非阳明证。其脉洪大有力，汗出壮热而渴者，此内外俱热也，白虎汤主之，加人参者，以暑邪伤气也。

一物瓜蒂汤方

瓜蒂二十个

上剉，以水一升，煮取五合，去滓，顿服。

喻氏曰：变散为汤，而去赤小豆、酸浆水，独用瓜蒂一味煎服，搐去胸中之水，则皮中之水得以俱出也。搐，中有宣泄之义。汗如其故，不复水渍皮间矣。

燮按：瓜蒂作汤，用不必吐，唯用以泄下皮中之水耳，故其法与瓜蒂散异也。

太阳中暍者，身热疼重，而脉微弱，此以夏月伤冷水，水行皮中所致也，一物瓜蒂汤主之。

此证似非中热病，然夏月炎暑之时得之则一也。寻其病因，则暑热所致也，故亦名曰"喝"。身热者，暑邪在表也。疼重者，表气不运也，即水气使然。脉微弱者，暑邪伤气也。此因其人不耐暑热，妄饮冷水，或浴洗，或纳凉过度，而表气闭塞，所饮冷水不化汗而得之，故曰"此以夏月伤冷水，水行皮中所致也，宜一物瓜蒂汤主之"。此仲景举暑邪夹水气一例，以示治法也，其夹宿食、气滞等者，亦须类推焉。夏月以伤饮证尤多，故此揭之。

按：暍者，中暑病之名也。中热者，中暑也。故上条曰"太阳中热者，暍是也"，此条曰"太阳中暍者"云云，省文耳。盖暍有热证，有冷证，治法亦有寒温之异，要皆夏月暑邪之所致也，故总称"暍"也。左传曰：荫暍人于樾下①。然则"暍"字上，不可加"中"字而称"中暍"者，文辞之道，自不得不然也。说者曰：《金匮要略》三条暍证，俱非暍也，即夏月伤冷也。独《杂疗方》中暍死一证，为真暍证，故以白虎加人参汤证为非暍证矣。此明坐后世分中热、中暑为二道故也耳。因人有虚实，而证有寒热，治法于是迥焉别矣。

太阳中暍者，发热恶寒，身重而痛，其脉弦细芤迟。小便已，洒洒然毛耸，手足逆冷，小有劳身即热，口开前板齿燥。若发汗，则恶寒甚；加温针，则发热甚；数下之，则淋甚。

"数下"之"数"字，当是"若"字，疑传写之误也。若是"数"字，则一再下之，则不为害，至数下之为淋甚也，此证岂可数下乎？

此属虚之暍证也。《内经》所谓"后夏至日者，为病暑者"即是也，此与病温同证异名也。先夏至日者，病温也，其人里虚，发生之源有亏，不耐时令之温气而发病者也。若其人里虚不甚，则虽耐夏至以前之温气，而不耐夏至以后之暑热而发病

---

① 樾（yuè）下：树荫之下，指林间隙地。

也。盖温病者，邪微而虚甚者也；病暑者，虚轻而邪重者也。然因里虚津液竭乏而得病则一也，故二病俱禁汗、下、温针也。此与冲冒炎暑得病者，虽有大异，而夏月伤暑邪则一也，故亦名曰"暍"也。夫发热恶寒，则似小青龙汤证，然身重而手足逆冷者，非小青龙汤证，况其脉弦细芤迟小，有劳身即热等证，非伤寒实邪之比也。发热恶寒，邪在表也。身重而疼痛者，虽似上条水行皮中之证，而合余证看之，则阳气虚，不能维持一身，故身重也。里有虚寒而表气不运，故疼痛也。弦细芤迟者，气血津液虚乏之候。小便已，洒洒然毛耸者，表气虚也。手足逆冷者，阳气内陷，不达四末也。小有劳身即热，气体俱惫故也。口开前板齿燥者，言气体虚惫，人小有劳，身热且呼吸短息，故口开也，口开则前板齿燥者，津液不足故也。此冬不藏精，及劳役辛苦之人，津液竭乏，阴阳俱虚，不耐时令之气而发病者也。治法宜润补之，炙甘草汤、建中汤、理中汤、肾气丸、四逆汤类宜择用之。若发其汗，则表气愈虚，故恶寒甚也；若加温针，则燥津液、助热气，故发热甚也；若下之，则中、下二焦益虚，故淋甚也。此云"淋甚"，则未下之前，小便不利可知也。不见治法及主方者，说详于后温病条。

中湿治法

内藤氏曰：太阳病，兼关节疼痛而烦，脉缓或沉细者，名为中湿，又名湿痹，此即伤湿所致也。脉浮、无汗者，为表实；脉浮、汗出者，为表虚。又有头中寒湿者，有小便不利、大便反快者，有风湿相抟者，有发黄里虚里滞者，宜详之。

太阳病，关节疼痛而烦，脉沉而细者，此名湿痹。湿痹之候，小便不利，大便反快，但当利其小便。

"细"一作"缓"，"湿痹"一作"中湿"。

太阳病者，脉浮、头项强痛、恶寒之谓也。若是伤寒，则必当有发热未发热、体痛、呕逆、脉紧等之兼证也。今有关节疼痛而烦、脉沉而缓细之兼证，则知湿邪在太阳经也，故曰"此名湿痹"也。湿为阴邪，其性凝滞而沉着，故见此证脉也。痹之为言，否也，否之为言，着也、痛也、寒也。湿流关节，着而不行，故疼痛也，此时未发热，故曰"湿痹"也。湿痹，即寒湿也。称"中湿"，则兼风湿、寒湿，言湿病之总称也。湿痹之候，其人小便不利，大便反快，但当利其小便者，此举一兼证，以示治法之一隅也。此证若发热有汗者，为表虚，桂枝加术汤主之；发热无汗者，为表实，麻黄加术汤主之；若小便不利、大便反快者，但当利小便，茯苓甘草汤、茯苓白术汤类主之；若大便硬、小便自利者，桂枝附子汤、加术汤主之。

沈目南曰：湿淫所胜，流于太阳关节，营气不和，则关节疼痛。阳郁而不伸，故发烦也。

按：烦者，非心烦之谓也，身体疼痛、手足重着、转侧不可止之谓也。沈氏说过矣。

病者一身尽疼，发热，日晡所剧者，名风湿。此病伤于汗出当风，或久伤取冷所致也。

"久伤"当作"伤久"，疑传写之误也。

此承上文，详感湿邪之病因也。病者一身尽疼者，指上条太阳病关节疼痛而烦之证也。发热日晡所剧者，《金鉴》张锡驹曰：日晡而阳气衰，阴气盛。湿为阴邪，故至旺时而甚也。

按： 此湿邪已发热而邪热亦深也。凡湿邪，必兼风寒，故或名"风湿"，或名"寒湿"，又名"湿痹"，其义一也。然未发热则称寒湿，已发热则称风湿，故风湿亦未发热则称寒湿，寒湿已发热则亦称风湿。此条已发热，故曰"名风湿"也。越人称湿温者，亦以湿热似温病故也。伤于汗出当风，或伤久取冷所致也，明湿邪侵入，皆风寒为之先容也。汗出者，虽非夏月，而或负重、或疾行而汗出也。汗出当风，则冷然感于身，不成风证，则成湿证，或湿兼风。而发在于表则发热之名"风湿"，在于里则恶寒之名"寒湿"也。伤久取冷者，夏月处阴冷之地，纳凉过度而伤于阴湿也，或衣薄而遇阴雨，亦伤于取冷之类也。有汗者，为表虚；无汗者，为表实。治法如前条所述，《要略》以麻黄杏仁薏苡甘草汤为此条之主方者，恐谬也，辨见于下文。

湿家，其人但头汗出，背强，欲得被覆向火。若下之早则哕，或胸满，小便不利，舌上如胎者，以丹田有热，胸中有寒，渴欲得水而不能饮，则口燥烦也。

此条谬误甚多，今先正之。"下之早"之"早"字，衍，当删去。凡云"下之早"者，言当下之证未具而早下之也。夫里实表病相兼者，当先解表，而后攻里，是定法也，若表证未罢里证未具而下之早，则成坏病，故戒下之早也。此条欲得被覆向火者，非里实表证相兼之证也，上文又不见可下之证，尚何论下之早暮乎？《要略》"胸满"上有"或"字，此篇脱之，今补之。"丹田有热，胸中有寒"当作"胸中有热，丹田有寒"，传写之误也。诸家从文强解，不可从矣。"欲得水"，《要略》作"欲得饮"，此虽大义无异，而作"水"为胜。"不能饮，则"之"则"字，衍，宋板无之，宜从。

　　湿家者，指其人宿有湿邪者，或有上文太阳病关节疼痛而烦、脉沉而细若缓之证。下文言湿家者，皆仿之。但头汗出者，表虚而津液少也。背强者，湿邪在太阳之表也。欲得被覆向火者，言恶寒甚也，此证其因不一，或有湿邪在表，未发热而恶寒甚者；或有表里俱虚，而邪气半入里而恶寒甚者；或有里虚邪气内陷而恶寒甚者，须视其兼证而辨识之也。"若下之"以下，谓误下之变证也。若下之则哕者，凡里虚津液不足之人，必有大便不利，反似里实之证，若误下之，则中焦虚冷、胃气上逆而哕也，此中焦伤、胃气虚之候也，为不治之证矣。或胸满，小便不利者，此人里虚不甚，故虽误下，不至哕也。然误下，则中、下二焦愈虚冷，故水谷不分、小便不利，则大便必下利也。表邪陷入，故胸满也，乃为膈热胃寒之证也。舌上如胎者，膈热上蒸也，甚则至焦黑。以胸中有热，丹田有寒者，释上文也。丹田者，兼胃中，言中、下二焦虚冷也。渴欲得水而不能饮，口燥烦者，此举膈热胃寒所致之证，以再释所以胸中有热、丹田有寒也。当以生姜泻心汤、半夏泻心汤主之。

　　湿家，下之，额上汗出，微喘，小便利者，死。若下利不止者，亦死。

此承上条而明下之之害，不止一端也。额上汗出，微喘者，因误下，上、中二焦阳气衰绝也。小便利者，下焦虚脱，肺肾之气伤也。下利不止者，亦胃肾衰绝也。故皆死。此因有人之虚损甚不甚，而被害者亦有轻重也。

按："小便利"，《要略》细注曰：一云不利。诸家不辨是非，余谓此道并行不悖也。何者？其人本小便利者，误下，阳气衰绝则不利也；本小便不利者，误下，阳气衰绝则利也，理自然。又按：合此条下之之害与麻黄加术汤条之戒火攻而考之，则知中湿之治法，止有汗、渗二法而已，绝无可火、可下之法也。

湿家，病身上疼痛，发热，面黄而喘，头痛鼻塞而烦，其脉大，自能饮食，腹中和无病，病在头中寒湿，故鼻塞，纳药鼻中则愈。

成氏曰：病有浅深，证有中外，此则湿气浅者也。何以言"湿家"不云"关节烦痛"而云"身上疼痛"？是湿气不流关节而外客肌表也。不云"发黄身似熏黄"，云"发热面黄而喘"，是湿不干于脾而薄于上焦也。阴分受湿气，则邪入深，今头痛鼻塞而烦，是湿中于阳而不客阴也。湿家之脉，当沉细，为湿气内流。脉大者，阳也，则湿不内流而外在表也。又以自能饮食、胸腹别无满痞，为腹中和无病，知其湿气微浅，内药鼻中，以宣泄头中寒湿。

按：此条分为二证而可处治也，论中此文法多有之。身上疼痛，发热面黄而喘，宜桂枝麻黄各半汤主之；身上疼痛，发热鼻塞而烦，此内药鼻中之证也，亦当与上方。何以言之？以有二

"而"字相对故也。脉大自能饮食，腹中无病者，通二证为言也。病在头中寒湿，故鼻塞。内药鼻中则愈者，此举头痛鼻塞而烦者之处在于治法，以含蓄身上疼痛、发热面黄而喘者之治法也。

问曰：风湿相抟，一身尽疼痛，法当汗出而解。值天阴雨不止，医云：此可发汗，汗之病不愈者，何也？答曰：发其汗，汗大出者，但风气去，湿气在，是故不愈也。若治风湿者，发其汗，但微微似欲出汗者，风湿俱去也。

风湿相抟，一身尽痛者，此为表邪，宜如法发汗而解也。偶值天阴雨不止，医云：病在表者宜发汗，而不愈者，何也？盖风兼湿相抟发之证，当发其汗，而但宜微微似出汗，而反大汗出者，已受之湿，与天时相牵合，坚固而不拔，因汗去者，但风气而已，其湿气则固着如旧。若欲发风兼湿者，宜微微出汗，期风湿俱去也。凡发汗，时出以褻褻然，令手足俱遍，不令如水流漓者，法也；时大汗出者，权也。如此条所言者，亦发风湿之法也。

中湿表实者治法

麻黄加术汤方

麻黄三两，去节　桂枝二两，去皮　甘草一两，炙。诸本作二两，麻黄汤方本用一两，故今随沈氏本改之　杏仁七十个，去皮尖　白术四两

上五味，以水九升，先煮麻黄，减二升，去上沫，内诸药，煮取二升半，去滓，温服八合，覆取微似汗。

此方治湿邪在表，其人表实无汗者，故于麻黄汤方内加白术四两也，术能除湿也。

湿家，身烦痛，可与麻黄加术汤，发其汗为宜，慎不可以火攻之。

湿家身烦痛者，即太阳病关节疼痛而烦也，可与麻黄加术汤。发其汗为宜者，以表实之人感湿邪故也。何以知湿邪所致也？盖太阳病关节疼痛而烦，无汗者，似伤寒表实之证，然诊其脉沉而细或缓，故知中湿也。湿淫之所至为阴邪，有其初未发热则欲得被覆向火者，医误为阴寒，随所其欲而以火迫之，暴汗大泄，火气内攻而致亡阳之证，或津液亡、阴血枯而至痉病，故曰慎不可以火攻之。诸注谓以火攻之则增其热，此犹隔靴挠痒矣。

麻黄杏仁薏苡甘草汤方

麻黄去节，半两，汤泡 甘草一两，炙 薏苡仁半两 杏仁二十个，去皮尖，炒

上剉麻豆大，每服四钱匕，水盏半，煮八分，去滓，温服，有微汗，避风。

《要略》以此方为汗出伤于当风条之主方，疑非仲景之法。煎法亦非古，且论中凡用麻黄者，悉先煮麻黄，去上沫，用杏仁者，汤浸、去皮尖及双仁者，今曰麻黄"汤泡"、杏仁"炒"，陪[1]亦不信矣。

中湿表虚者治法

防己黄芪汤方

防己一两 甘草半两，炒 白术七钱半 黄芪一两一分，去芦

上剉麻豆大，每抄五钱匕，生姜四片，大枣一枚，水盏半，

---

[1] 陪：通"倍"，更加。

煎八分，去滓，温服，良久再服。喘者，加麻黄半两；胃中不和者，加芍药三分；气上冲者，加桂枝三分；下有陈寒者，加细辛三分。服后当如虫行皮中，从腰下如水，后坐被上，又以一被绕腰以下，温令微汗，差。

按：仲景诸方，用斤、两、分、铢，而无钱、分之称。今白术之下注"七钱半"，黄芪之下注"一两一分"，且加生姜、大枣于煎法之中者，及水率加减，皆非古法也。

风湿，脉浮，身重，汗出，恶风者，防己黄芪汤主之。

二方俱出于《金匮要略》，而此条示中湿表虚者之证治也。

虽方可用，而疑后人之补缀也，载于此以备后考。

湿邪半入里者治法

甘草附子汤方

甘草二两，炙　附子二枚，炮，去皮，破　白术二两　桂枝四两，去皮

上四味，以水六升，煮取三升，去滓，温服一升，日三服，初服得微汗则解。能食，汗止复烦者，将服五合。恐一升多者，宜服六七合为始。

《要略》"汗止"作"汗出"，无"将"字，"始"作"妙"。

此治表里俱虚，湿邪半入里者之方也。桂枝救表虚而解肌，白术驱湿邪，附子温里扶阳，甘草养胃调脾，四味调和，其功著矣。

风湿相抟，骨节疼烦，掣痛不得屈伸，近之则痛剧，汗出短气，小便不利，恶风不欲去衣，或身微肿者，甘草附子汤主之。

风湿相抟者，以中湿发热者言。骨节疼烦，掣痛不得屈伸，

近之则痛，湿邪流关节之所致也。汗出者，表虚也。短气者，里阳虚也。小便不利者，湿邪着里也。恶风不欲去衣者，里阳虚之候也。或身微肿者，表阳不运而湿邪重着也。或者，未定之辞，微肿之证或有或无也。用甘草附子汤，以去表里之湿邪，救表里之虚也。

桂枝附子汤方

桂枝四两，去皮　附子三枚，炮，去皮，破　生姜三两，切　大枣十二枚，擘　甘草二两，炙

上五味，以水六升，煮取二升，去滓，分温三服。

此即桂枝去芍药加附子汤增桂枝一两、附子二枚者。彼治虚弱之人发汗，汗遂漏不止；此方为治壮实之人，经杂治七八日，里气遂虚，虽邪气已陷，而不能尽入，半在表半在里者设。故桂枝增一两以驱表邪，附子增二枚以救里虚也。或曰：白通、四逆、真武、附子等汤之类，不过用附子一两枚，此方用三枚者，得不过当哉？盖气体壮实而胜毒之人，虽被逆治，一二日未必见困，然至七八日则见困，如此则附子一二枚力非所能任，故用三枚也。此为强人而设也，故方后曰"虚弱家及产妇宜减服之"。

去桂加白术汤方

附子三枚，炮，去皮，破　白术四两　生姜三两，切　甘草二两，炙　大枣十二枚，擘

上五味，以水六升，煮取二升，去滓，分温三服。初一服，其人身如痹，半日许复服之，三服都尽，其人如冒状，勿怪，此以附子、术并走皮内，逐水气未得除，故使之耳。

此亦治壮实之人感湿，杂治七八日后，虽里虚，以其人素质壮实，故邪半入里者之方也。即前方去桂加术四两。加术者，驱湿邪也；去桂者，以表气未虚，津液未竭故也。《要略》无"使之"二字。

法当加桂四两，此本一方二法。以大便硬、小便自利，去桂也；以大便不硬、小便不利，当加桂。附子三枚，恐多也，虚弱家及产妇宜减服之。

此文谬误尤多，不可解，《要略》无此五十二字。

伤寒八九日，风湿相搏，身体疼烦，不能自转侧，不呕不渴，脉浮虚而涩者，桂枝附子汤主之。若大便硬，小便自利者，去桂加白术汤主之。

成氏曰：烦者，风也；身疼不能转侧者，湿也。《经》曰：风则浮虚。《脉经》曰：脉来涩者，病寒湿也。不呕不渴，无邪也。脉得浮虚而涩，身疼烦，知风湿俱在经也。与桂枝附子汤，散表中风湿。桂枝发汗走津液，此小便利、大便硬，为津液不足，去桂加术。

按：此条有脱文或误字，不可强解也。去桂加术，甚无谓。成注属牵强，诸注亦率同成注。

湿家发黄者治法

湿家之为病，一身尽疼，发热，身色如似熏黄。

《要略》细注：一曰疼烦。"熏"上无"似"字，"黄"下有"也"字。

凡伤寒之邪系在太阴者，后必发黄。故太阴篇曰：伤寒瘀热在里，身必发黄。又曰：伤寒七八日，身黄如橘子色。此虽非湿邪，病系在太阴而瘀郁，则皆为发黄，况湿邪瘀郁于里分者乎？然邪虽入里，而其人脾胃不实，则不能瘀郁，不瘀郁则不复发黄。故又曰：若小便自利者，不能发黄也。此条表证未止、发热未除而发黄者，邪热系在于表，湿郁甚于里也，故不如橘子色鲜黄，而如烟熏带黑色者也，宜麻黄连轺赤小豆汤、茵陈五苓散择而主之。张卿子曰：白术附子汤证也。

按： 湿家发黄，不止于此，宜参考太阴篇及阳明篇发黄之部审取之。

痉病治法

内藤氏曰：太阳病，兼项背强、口噤、背反张等证者，为痉病。此其人津液素少而感邪，邪热燥耗筋肉之液；或发汗过多血液燥涸，又受风寒湿气；或风病误下；或产后、金疮、痈疽、脓溃而血燥液竭，而邪袭其虚者也。其证有表虚、表实、里虚、里实之异，宜辨别之。

按： 痉者，燥病也。故血虚津液少之人，感外邪则致痉也。孙思邈曰：太阳中风，重感于寒湿，则变痉。自是厥后，朱肱、成无己诸子，皆唱思邈之说，而不知痉之为燥病，皆曰"中风伤寒，重感湿邪则为痉"。此说本《素问》"诸痉项强，皆属于湿"，不可从矣。

病身热足寒，颈项强急，恶寒，时头热，面赤目脉赤，独头面摇，卒口噤，背反张者，痉病也。

《要略》"病"下有"者"字，无"目脉赤"之"脉"字，"面"作"动"，"痉病也"下有"若发其汗者，寒湿相抟，其表益虚，即恶寒甚。发其汗已，其脉如蛇"之二十五字，文义不可解，疑他篇错简，故今削之。

程氏曰：身热足寒、颈项强急、恶寒、时头热、面赤目脉赤，由下虚而上盛、中枯而外炽也。然此太阳中同有之证，模糊疑似之间，不足定其为何病，须于其独处观之。独者何？头面摇、卒口噤、背反张是也。又曰：头面摇者，头以下之筋被束，则颈以上之筋失统，遂纵缓而摇动也。口噤者，舌络之筋被掣，缩而不得舒也。背反张者，人一身之筋，皆督脉统之，督脉通于背，筋强而不得伸，则督脉所过之处，皆挛急而不得直也。有此三证，显出筋病，则痉与非痉，可一望而决矣。

按：此条揭痉病之全证以为纲领，后称痉者，皆含蓄头面摇、口噤、背反张之三证也。

太阳病，发热，脉沉而细者，名曰痉，为难治。

太阳病发热者，指上条"身热"以下之诸证也。凡太阳病，其脉当浮，今脉沉而细，其证头面摇、口噤、背反张，则痉病也，故曰"名曰痉"也。此盖产后或金疮、诸亡血后，感外邪而致痉也。其脉沉而细者，血虚也。治法宜大补气血也，然此证多难救，故曰"难治"也。《伤寒论》无"为难治"三字。

按：诸家皆谓脉沉者寒也，细者湿也。此不知痉病之原因，而以为太阳中风重感于寒湿而致痉也，不可从矣。

夫痉脉，按之紧如弦，直上下行。

"行"字下，《要略》细注曰：一作筑筑弦。

此条疑有脱简，何者？痉病者，血脱津亏之病也，其脉按之紧如弦，直上下行者，有力之实脉也，血虚得实脉者，死候也，故知有脱文也。诸家不察，谓痉病之脉当如此者，谬也。

痉病，有灸疮，难治。

凡血虚津亏之人，不可灸，以燥其津液故也。若误灸后得痉病，则素少之津液，熬煎而尽，故曰"有灸疮，难治"也。

暴腹胀大者，为欲解，脉如故，反伏弦者，痉。

此盖古来残缺之文，以有"痉"字载于此篇者已。诸家不察，强作说者，非也。

辨得痉病因

太阳病，发汗太多，因致痉。

凡血虚津乏之人，虽有太阳证，而不可大发汗。若汗出太多，则邪气反不去，但津液越出、经筋枯燥而致痉病也。可见非中风、伤寒重感于湿邪而为痉也。

疮家，虽身疼痛，不可发汗，汗出则痉。

疮家者，谓痈、疽、疮、疥、脓溃已愈之后也。身疼痛者，谓感于外邪也。凡疮家，虽感于外邪，而不可妄发汗，以其血液久虚故也。若误发汗，重亡津液，则致痉也。

按： 上条非疮家，宜发汗，然发汗太多则致痉。此条疮家久虚，故汗虽少，而致痉也，故曰"不可发汗"也。

夫风病，下之则痉，复发汗，必拘急。

风病，即偏枯之病也。凡偏枯之病，因血气虚衰而所致也。

血气虚衰则津液亦干枯，故大便硬，有似里实之证。医误下之，则素虚之血液虚竭，故发痉也。复发汗，则血液益枯燥，手足俱拘急也。

按： 仲景举此三条，以示血液不足之人，误汗、下则必发痉也。由此观之，虽不汗、下，而血液虚乏之人，或金疮扑损，或产后及诸出血之后，感于外邪，则皆能为痉也。后世名"破伤风"者，非古义也。

辨痉病表虚表实证

太阳病，发热汗出而不恶寒，名曰柔痉。

太阳病，发热汗出而不恶寒，反恶风者，太阳表虚之证也。兼之头面摇、口噤、背反张，则痉病也。名柔痉者，以表虚汗出故也。

太阳病，发热无汗，反恶寒者，名曰刚痉。

太阳病，发热无汗而不恶风，反恶寒者，太阳表实之证也。兼之头面摇、口噤、背反张，则痉病也。名刚痉者，以表实无汗故也。

《金鉴》曰："反恶寒"之"反"字，衍文也，玩痉病之条，自知当恶寒。非也。若痉病果以恶寒为必有之证，则前条"不恶寒"之"不"字，亦当衍。文所谓"反"者，对前条"不恶寒"而言，互文之法也。前条"汗出"之下，有"而"字，则"恶寒"之下，无"者"字；此条"无汗"之下，无"而"字，则"恶寒"之下，有"者"字，可以见耳。成氏以来，前条削"而"字、加"者"字，互文之体遂隐晦矣，故"反"字之义不详也。

又按：凡痉病，得汗、下之后，或诸亡血之后者，皆血液干枯而所致也。又虽血液不虚耗，而感天之燥气则发痉也，如刚、柔二痉即是也，发其汗为宜。与血液虚耗而发痉者治法大异也。世患痉病者，多在大病后血液不足之人，或妇人产后，或刀刃损伤之人，可发汗者少也。

痉病表虚者治法

栝楼桂枝汤方

栝楼根二两　桂枝三两　芍药三两　甘草二两　生姜三两　大枣十二枚

上六味，以水九升，煮取三升，分温三服，取微汗。汗不出，食顷，啜热粥发之。

此治感天之燥气而发痉者之方也。驱除燥邪之法，亦不异风寒也，故以桂枝汤驱表邪，加栝楼根以润枯燥、通津液也。

太阳病，其证备，身体强几几然，脉反沉迟，此为痉，栝楼桂枝汤主之。

几几，马仲化注《素问》曰"安重之貌"，方氏曰"颈项俱痛，俯仰不能自如也"。

太阳病，其证备者，头痛、发热、恶风也。身体强几几然者，燥邪之所致也。脉反沉迟者，太阳病脉当浮数，而见沉迟也。栝楼桂枝汤主之。

《金鉴》曰：沉迟者，太阴之脉，故与栝楼桂枝汤，和太阳之表，清太阴之里也。沈目南曰：风少湿多，侵于肌肉，以致脉沉；湿郁气滞，脉则迟矣。皆非也。

痉病表实者治法

太阳病，无汗而小便反少，气上冲胸，口噤不得语，欲作刚痉，葛根汤主之。

方见于阳明上篇。

此气体壮实之人感燥邪者也。太阳病者，头痛、发热、恶寒之谓也。无汗者，表实也。此其人虽津液有余，而邪气闭塞腠理，故无汗也。表虚之人，虽津液不多，不闭塞，故汗出也。小便反少者，燥邪之所致也，虽风寒在表，而非燥邪，则小便不少，故曰"反"，以明非风寒之邪也。气上冲胸者，燥邪在肌肉，则荣卫枯燥而不运，故里气不顺，上逆冲胸也。口噤不得语者，痉病之候也，然未至背反张、头面摇，故曰"欲作刚痉"也。用葛根汤以发表邪、鼓舞里气，则荣卫转运而燥邪去，津液不燥而诸证可愈也。

按：此条与前条，互文也。盖此条曰"无汗"，则知前条汗出；此条曰"小便少，气上冲胸，口噤不得语"，则知前条亦有此；此条曰"欲作刚痉"，则知前条亦但口噤而无背反张、头面摇之证，则是欲作柔痉；前条曰"其证备，身体强几几然，脉反沉迟"，则知此条亦有此证脉；前条曰"此为痉"，则知此条亦有背反张、头面摇之证，则此为痉也。诸家不察是互文，以前条为柔痉之全证，以此条为刚痉之全证，而不辨"此为痉"与"欲作刚痉"之别疏矣。

痉病里实者治法

痉为病，胸满口噤，卧不着席，脚挛急，必齘齿，可与大承气汤。

方见于阳明中篇。

方氏曰：龂者，齿上下相抵之谓也。

此因气体壮实之人，固有胃热而所致也。胸满者，胃中邪实而溢胸下也。卧不着席，脚挛急者，邪气甚盛也。龂齿者，口噤甚也。此皆邪结胃中，势猛也。无头面摇、背反张之证者，邪不在表也。与大承气汤急下胃中之邪，则诸证可愈也。

喻氏引《灵枢》"热而痉者死，腰折，瘛疭，齿龂也"文曰：仲景之用此方，其说甚长，乃死里求生之法也。卧不着席，即腰折之变文；脚挛急，即瘛疭之变文；且龂齿，加以胸满口噤，上、中、下三焦热邪充斥，死不旋踵矣，何以投此汤乎？在伤寒证，腹满可下，胸满则不可下，又何以投此汤乎？吁！亦不思之甚矣。

燮按：此证而投此汤，死里求生，信矣。证应与大承气汤，而迟之一日则死，谓之"死里求生"可也，谓"何以投是汤乎"则反矣。伯玉父曰："可与大承气汤"六字，含蓄里实之脉证，此自是读书之活法。

痉病里虚者治法

治里虚痉病之法及方皆阙，盖脱简也。今于妇人产后病篇中取一证以补之。

新产血虚，多汗出，喜中风，故令病痉。

全文见于妇人产后病篇。

此言产后有血热，则必恶衣被之厚而喜欲当风也，若邪气袭，血虚则发痉。据此一条推之，凡金疮痈疽，或跌仆伤损，或妇人崩漏，诸亡血之后感外邪，则皆令能发里虚痉病也。治法宜大补润气血，栝楼桂枝汤、桂枝新加汤、桂枝加附子汤、四逆加人参汤辈，随证择用。

温病治法

内藤氏曰：太阳病，兼发热而渴、不恶寒者，名为温病。此因冬不藏精，正气虚微，津液不盛，而至春夏，则不耐时令之温热而发病者也。夏至以前发者，名病温；夏至以后发者，名病暑。名虽异，其实同病也。虽有表证，不可发汗，发汗虚其表气，则风气乘虚与温邪相抟，身灼热，自汗出，名曰风温，其病难愈。虽有内实证，不可下；虽有可火证，不可火。误下、误火，则必不免于死。但当补润其中，以助其津液，津液盛，游溢于周身，则大汗出，邪热无客地，随汗自解，《内经》所谓"暑当与汗"是也。

太阳病，发热而渴，不恶寒者，为温病。若发汗已，身灼热者，名曰风温。

凡伤寒中风，其初在太阳，则恶寒发热而不渴也。今太阳病，其初但发热而不恶寒且渴者，非中风伤寒也。此因冬不藏精，失养藏之道，虽遇春夏阳气发生之令，而根本亏损，不能与天地同发生，而不耐时令之温暑乃病也。不恶寒者，阳气在表也。渴者，阴液不足，阳火炽亢也。此感时令之温暑而发病，故曰"为温病"也。《内经》曰"先夏至日者，为温病；后夏至日者，为病暑"者，此之谓也。虽有表证，而不可发汗，多与润燥之品，血液充溢于周身，则大汗出，邪热即解。津液充溢，而汗出则虽多，而无亡阳之忧。故《内经》曰"暑当与汗，皆出勿止"者，示温、暑二病之治法也，如五苓散，多饮暖水，汗出而解是也。若误强发汗，表气重虚，风邪乘虚而内入，则阴液益衰，阳火益炽，而其热灼灼然甚也，故名风温也。

按：《内经》见温暑名义而不见温暑之病状，故仲景立中暍篇，以明述病暑之证；立此篇，以述病温之证，且示汗、下、火针之害，谆谆无遗。而不一二见治法者，何也？残缺之余，不止此篇，则为其脱落可知也。然因《内经》"暑当与汗，皆出勿止"之法，及仲景不可汗、下、火针之言，扩而充之，则何忧不得其法？法苟能得其要，则论中诸方，皆我之有也，随证施治，不可一二而尽也，则仲景不必为四病别立方矣。诸家嗷嗷聚诉不一，皆不得其要故也。

风温为病，脉阴阳俱浮，自汗出，身重多眠睡，鼻息必鼾，语言难出。若被下者，小便不利，直视失溲；若被火者，微发黄色，剧则如惊痫，时瘛疭，若火熏之。一逆尚引日，再逆促命期。

此温病误汗而变证也。脉阴阳俱浮者，阳气虚而尽浮表也。自汗出者，卫阳虚而失固也。身重多眠睡者，里阳虚也。鼻息必鼾，语言难出者，一身阳气将脱也。宜四逆加人参汤类主之。被下者，非下风温之谓，即谓下温病也。温病者，津液不足之病，故多大便难，而似阳明病也，医误为里实而下之，汗、下虽异，而其亡阳夺津液则一也。小便不利者，下焦阳虚也。直视者，阳气将脱也。失溲者，肺肾之气衰绝，故小便不利而反失溲也。被火者，言温病将发而未发之时，遇艾火，而后发温病也。温病已发，则专见热证，虽庸医不可犯火逆也。此火气煎熬津液，故热气郁而微发黄。剧则如惊痫者，言其人虚甚，火邪亦甚，则火气乘虚而内攻，心神不守舍也。瘛疭者，津液干，筋失养也。若火熏之者，程氏曰：对微发黄色言，黄而加黑，津血为火热熯^①枯也。此证轻者，白虎加人参汤、黄连解毒汤；剧者，桂枝去芍药加蜀漆牡蛎龙骨救逆汤、桂枝甘草龙骨牡蛎汤、四逆加人参汤类，宜随证择用。汗、下、火针误施者，一逆亦不治，而尚可引日，再逆促命期，即死。

内藤氏曰：以上四病，脉证治法虽似异于风、寒二病，然通攻其病机，则不过于在表里上下而作寒热虚实；又通攻其治法，则不外于在表汗之、在里下之、在上吐之、在下渗之、在半表半里和解之、虚者与之、实者夺之、寒者温之、热者凉之，其机其法，尽在风、寒二病之中，而其他四病，则不过于准之为治，皆宜随证，通用六经之诸方耳。故六经篇中，多举中风、伤寒为题，或题太阳病、阳明病、少阳病、太阴病、厥阴病，或但题病。题病者、病人者，皆总摄六经之辞，而非单指中风、伤寒也。后世谓"仲景详于风寒，略于暑湿，不及燥火"，或谓"温暑及直中传阴皆亡失无征，而新立温暑治法，或立燥火二门，以拟补亡"者，皆不善读《伤寒论》者也。

① 熯（hàn）：烧，烘烤。

卷
六

　　阳明病，有经腑之别焉。经病者，邪从太阳传于阳明者也，《内经》云"二日阳明受之。阳明主肌肉，其脉夹鼻，络于目，故身热、目疼而鼻干不得眠也"是也。腑病者，邪已入于胃腑者也，此不独从太阳传也，或从少阳传，或从三阴传，皆因其人胃气素实，阳气有余所致也。《内经》止说传经之阳明，而不及入胃之阳明，仲景再述之，且举其类之诸病，以示其病因、脉证、治法，使人凡遇目疼、鼻干不得眠者，身热汗自出、不恶寒反恶热者，潮热者，谵语者，四肢溅然汗出者，大便硬不通者，则不问何病，皆为阳明病，向此篇以求其病原、治法。大抵目疼、鼻干不得眠，及身热汗自出、不恶寒而大便如常者，经病也，当与发表解肌之剂，如法将息；潮热谵语、手足溅然汗出、腹满大便硬或下利、舌上黄赤焦黑、小便赤者，腑病也，当用泄下之药攻其里也。又有经病而见腑证、腑病而见经证者，以经腑同气，标本相连故也。如此当以脉辨之，脉沉实者，为腑病；脉浮大者，为经病。腑病必无表证，经病必无沉脉。又有太阳、阳明合病、并病焉，此外又有内虚者、内寒者、内热者、冷热不调者、宿食者、痰饮者、气滞者、瘀血者、津液枯竭者，又有见阳明证者而或下利或大便难者，当详脉证所因而施治矣。今类编合病、并病诸条，为上篇；阳明内实可下诸条，为中篇；内虚、内滞不可下诸条，为下篇云。

认阳明病法

阳明之为病，胃家实是也。

程氏曰：阳明之为病，指腑病而言，可攻之。阳明也，胃家，犹云"湿家""汗家"之类。兼素禀而言，胃家实，推原阳明受病之故，较阳明之为病，似先一层。凡病在六经，俱从阳明胃受气，其误汗不至于亡阳、动经，误下不至于结胸、下利，误利小便不至于蓄血、便淋，而因标转本，只成其阳明之为病者，由其人胃家实也。胃家实，则邪未至能却，邪既至能容，唯其能容，是以可去。仲景欲人郑重于"攻"之一字，故首条不揭病证，只揭病源，不教人将"阳明之为病"看左了，并将"阳明之为病"看忽了。又曰：六经受邪而胃家素有燥热者，皆能令转属阳明，万物所归故也。又曰：太阳之为病，多从外入，风寒等是病根；阳明之为病，多从内受，胃家素实是病根，而"燥"之一字，则又胃家实之病根也。

成氏曰：邪传入胃，热毒留结，则胃家为实。华佗曰：热毒入胃，要须下去之，不可留于胃中。

希哲按：篇中阳明胃家实之证验，凡有十候：一曰身热汗自出，二曰不恶寒反恶热，三曰脉沉大而实，四曰潮热，五曰谵语，六曰濈然汗出，七曰腹中硬满，八曰大便硬，九曰舌上黄赤焦黑，十曰小便赤黄是也。仲景所谓胃家实者，盖包此证候而言，而非单指病原而言也。此后曰"阳明病"，曰"内实"，曰"里实"，曰"里证"，皆指此脉证一二见者而言也。

伤寒二日，阳明脉大。

《玉函》作：伤寒三日，阳明脉大者，为欲传也。甚无意义。诸本皆作"三日"，今改之。

《内经》曰：二日阳明受之，阳明气血俱多，又邪并于经，故其脉大也。伤寒二日，若转属阳明，则其脉必大。然经受之，则浮大；腑受之，则沉大。不俟言矣。

问曰：阳明病，外证云何？答曰：身热，汗自出，不恶寒反恶热也。

问曰：阳明病，其病原与脉既得闻命矣，其外证则《内经》所云"身热，目疼，而鼻干不得眠"者是欤？答曰：又有身热、汗自出、不恶寒、反恶热等，凡见此数证，则虽无目疼、鼻干不得眠等证，皆可名为阳明病也。夫阳明于内，主胃腑；于外，主肌肉。阳明一受邪，则热在肌肉，比之太阳之邪在皮肤深一层，故身热深于发热也。阳明已受邪，皮肤无邪阻，则津液为热所蒸而汗自出也。阳明多气多血，且以盛阳为事，风、寒、暑、湿之邪，一转阳明，则皆从阳热之化，故不恶寒反恶热也。

问曰：病有得之一日，不发热而恶寒者，何也？答曰：虽得之一日，恶寒将自罢，即自汗出而恶热也。

问曰：尝闻"伤寒二日阳明"，今病有得之一日，乃见脉大、身热、目疼、鼻干不得眠等证，不发热而恶寒者，非阳明病耶？答曰：此即阳明病而兼表邪者也，故虽得之一日，其恶寒将自罢，即自汗出而恶热也。向所谓伤寒二日者，从《内经》常例耳，若见其证其脉，则不论一日、二日及数日，皆可名曰阳明病。

成氏曰：邪客在阳明，当发热而不恶寒。今得之一日，犹不发热而恶寒者，即邪未全入腑，尚带表邪。若表邪全入腑，则更无恶寒，必自汗恶热也。程氏曰：初得阳明，表气被阻，故亦有不发热而恶寒证，须臾即化热矣，邪不关表故也。

问曰：恶寒何故自罢？答曰：阳明居中土也，万物所归，无所复传，始虽恶寒，二日自止，此为阳明病也。

问曰：邪传阳明，恶寒何故自罢？答曰：阳明，胃也。胃居四脏之中，主土也。夫土受万物而生万物，胃以纯阳，腐热水谷，生生血气，脏腑经络皆朝宗而禀令焉，故曰"万物所归"也。凡阳明病，皆因其人胃气素实，阳神素盛，少水多火，六经一受邪，虽无关于胃，而胃中燥热之气自成郁遏，令其邪化为热，收敛内结所致也。邪气一内结，则无所复传于他经，虽日久，唯成阳明病，故下之则解也。始虽恶寒，二日自罢者，此以为阳明纯阳之病故也。

成氏曰：胃为水谷之海，主养四旁。四旁有病，皆能传入于胃，入于胃则更不复传。如太阳病传之入胃，则更不传阳明；

阳明病传之入胃，则更不传少阳；少阳病传之入胃，则更不传三阴。

问曰：何缘得阳明病？答曰：太阳病，若发汗，若下，若利小便，此亡津液，胃中干燥，因转属阳明。不更衣，内实，大便难者，此名阳明也。

问曰：阳明病，于其病原、脉法与外证已得详闻矣，而不知胃家之实，何缘得阳明病？答曰：太阳病，若发汗，若下，若利小便，皆为去邪而设，其法当则邪气乃解，苟不相当则不止邪不解，且亡津液，遂成坏病。然其人胃气素实者，胃中燥热之气自成郁遏，一经汗、下、渗，津液被夺，则在表之邪，尽成收敛，随燥热而内结，因转属阳明。不更衣，内实，大便难，此名阳明也。成氏曰：古人登厕必更衣，不更衣，言不大便也。

本太阳，初得病时，发其汗，汗先出不彻，因转属阳明也。

不止于太阳病发汗、下、渗，亡津液者之转属阳明也，初得病，发其汗，汗先出不彻，因转属阳明者，亦有之。彻者，尽也，透也。汗出不彻，则邪未尽出而反燥动素实之胃家，因转属阳明。《论》中所云"汗多则热愈，汗少则便硬"者是也。汗者，言津液也。

伤寒，发热，无汗，呕不能食，而反汗出濈濈然者，是转属阳明也。

不止于汗出不彻者之转属阳明也，即未经汗、吐、下、渗，亦转属阳明者有之。发热，无汗，呕不能食者，此邪在表也。而反汗出濈濈然者，是邪去表入里也。濈濈，汗出身润貌。

程氏曰：凡言"转属"处，皆是指其乘便因势之易易也。其易易者，胃家素实故。

伤寒转系阳明者，其人濈然微汗出也。

总结上三条，言伤寒转系阳明者，不论已经汗下、未经汗下，其人皆濈然微汗出也。

问曰：病有太阳阳明，有正阳阳明，有少阳阳明，何谓也？

答曰：太阳阳明者，脾约是也；正阳阳明者，胃家实是也；少阳阳明者，发汗、利小便已，胃中燥烦实，大便难是也。

问曰：从前诸说阳明病，皆从太阳转属者也。然又有太阳阳明，有正阳阳明，有少阳阳明，何谓也？答曰：此非从太阳传、从阳明传、从少阳传之谓也。盖由其脉证所因之异名之耳。太阳阳明者，脾约是也。脾约者，乃小便数，大便硬。太阳之腑，膀胱也。膀胱，尿室。今胃强脾约而大便硬，津液偏渗于膀胱而小便数。其小便数者，太阳也；大便硬者，阳明也，故名太阳阳明耳。正阳阳明者，胃家实是也。此纯见阳明胃家实证，而无兼他脉证，故名也。少阳，血弱气尽之谓。发汗、利小便则亡津液而血弱气尽，津液已亡，则胃中燥，不能润送大便，因烦实、大便难通。其发汗、利小便而血弱气尽者，少阳也；胃中燥烦实，大便难者，阳明也，故名少阳阳明耳。治法：太阳阳明宜解脾约、泄胃强、收津液，麻子仁丸主之；正阳阳明宜攻下胃家实，三承气汤主之；少阳阳明无一定法，或承气汤类小下胃中烦实，或柴胡桂枝汤类和营卫以通津液，随证治之。故凡阳明病，无论从太阳传，从少阳传，及从三阴传，小便数、大便硬者，皆当作太阳阳明处治；胃家实无余证者，皆当作正阳阳明处治；发汗、利小便，血弱气尽者，皆当作少阳阳明处治。不独伤寒，百病皆然，故不曰"伤寒"，但曰"病有太阳阳明"。

服柴胡汤已，渴者，属阳明，以法治之。

前条所谓太阳阳明、少阳阳明，虽非从太阳传、从少阳传之谓，而亦不无从少阳传者也，今示其例。夫柴胡汤者，少阳经之主方，而渴亦少阳病中或有之证也。然少阳之渴者，热在膈上，肺中干燥者也，与柴胡汤清膈热、润肺燥则愈。若夫未服柴胡汤之前无渴证，而服柴胡汤已渴者，及始有渴证而服柴胡汤已尚渴者，属阳明。然阳明之渴者，热在胃中，胃中干燥者也。

伤寒，脉浮而缓，手足自温者，是为系在太阴。太阴者，身当发黄，若小便自利者，不能发黄。至七八日，大便硬者，为阳明病也。

不止于三阳受邪转属阳明，即三阴受邪，亦能转属，今举太阴一证例之。病人脉浮而缓，是为表脉，然只手足温，是邪不在表而在里，是为系在太阴。小便不利者，湿热瘀郁，身当发黄。若小便自利者，不能发黄，此脾气虚弱，湿热不瘀郁故也。如是者，但当养其脾。至七八日大便难者，此脾气已复，胃气已实，故为阳明病也。由此推之，少阳篇大承气汤证，厥阴篇应下证及小承气汤证，何知非转属阳明之病哉？此大意程氏之说也。然程注有所不莹，故改之，注详见于太阴篇伤寒系在太阴条，宜参考。

阳明病，若能食，名中风；不能食，名中寒。

不止于阳明经受邪者与胃家实热者见其证，而凡胃中有病者，皆能见阳明证，今举一例证之。阳明病，若能食者，名为中风，此邪在经不关胃，故能食也。邪在胃中而虚冷，故不能食者，此名中寒。然其邪在经者与胃中虚冷者同见阳明病，亦以经有病则见之于腑，腑有病则见之于经故也。夫胃中虚冷者，见阳明证，则凡胃中有痰水、宿食、气滞、瘀血者，有燥、湿、热者，皆见阳明证可推知。然中风、中寒，以其兼证能食不能食辨之，则所谓痰水、宿食、气滞、瘀血、燥、湿、热，亦以其兼证之异辨之可推知。兼证已有异，则兼脉亦有异，不俟言矣。兼脉兼证之异，详见于下篇诸条。凡此后言阳明中风、中寒者，皆当以能食不能食别之。

或曰：观此条之例，似阳明经病皆风邪，而寒、暑、湿邪不能入，如何？曰：阳明者，纯阳之经，风、寒、暑、湿之邪一传阳明，则皆化为热。然风、寒、暑、湿虽各异，而其传经者，皆莫不夹风者，故经病都曰"中风"耳。观此后曰"阳明中风"诸条，可知其意。又曰：《中篇》曰："阳明病，谵语有潮热，反不能食者，胃中有燥屎五六枚也。若能食者，但硬耳，宜大承气汤下之。"与此条之例，大相径庭，何也？胃家实之证，通例但便硬耳，宜能食，邪尚系在表者，未可与承气汤。其不能食者，中寒虚冷，不然则胃中有燥屎五六枚多也，宜急下之，岂能食之时哉？今此言阳明病宜能食，而阳明过实者亦不能食，故曰"反"。反者，反其常之谓也。然中寒虚冷者与阳明过实者，但当察其脉证而辨之耳。

阳明病，欲解时，从申至戌上。

成氏曰：胃为阳土，旺申酉戌，向王时，为欲解。

程氏曰：土所畏者，水也。得申酉之金子，以复母仇，而戌土更旺，故解。

太阳阳明合病并病脉证治法

太阳阳明合病者，太阳脉浮、头痛项强、身疼、恶寒等证与阳明脉大、身热、自汗、目疼、鼻干不得眠、内实大便硬等证相合兼见者也。然仲景立例示法之条，则直言合病并病。认证处方之条，则太阳证多阳明证少，则称太阳病或伤寒也；若阳明证多太阳证少，则称阳明病也。不独太阳阳明为然，其他合病并病皆然。若先见太阳证，后见阳明证，而太阳证仍在，则谓之二阳并病也。其言虽不同，而其实皆二经之脉证兼见者也。治法大抵有四：一曰太阳阳明二经受邪，不入于胃腑者，当用桂枝加葛根汤兼治二经，若邪专客于阳明一经，未入腑者，亦用之；二曰太阳之邪已传阳明胃腑而犹未尽去表者，当先用桂枝汤以解其表，后乃攻其里；三曰太阳之邪已入于阳明假见表证者，当用承气汤攻其里，则表证不解自除；四曰太阳之邪怫郁甚假见阳明证者，当桂枝汤、麻黄汤、各半汤专攻太阳，则阳明假证不攻自除。又有兼里虚、里滞者，宜详其兼脉、兼证治之。

桂枝加葛根汤方

葛根四两　桂枝去皮　芍药　生姜切，各三两　甘草二两，炙　大枣十二枚，擘

上六味，以水一斗，先煮葛根，减二升，内诸药，煮取三

升，去滓，温服一升，覆取微似汗，余如桂枝法将息及禁忌，诸汤皆仿此。

瑞按： 宋板此方中有麻黄三两，药味分量与葛根汤正同，传写误也，今从林亿等说，正之。又按：桂枝加葛根汤，服法、煎法与葛根汤互错置，今改之。

此即于桂枝汤方内加葛根四两者也。以桂枝汤解太阳表虚之邪，加葛根解阳明邪在肉分者。

太阳病，项背强几几，反汗出恶风者，桂枝加葛根汤主之。

太阳病，汗出、恶风者，为中风而表虚，桂枝汤主之。今兼项背强几几然，拘急难俯仰，则知太阳表虚之邪，已连阳明肉分，故于桂枝汤方中加葛根主之。凡太阳阳明合病，发热、汗出、恶风者，虽项背不强者，皆当与此方。

葛根汤方

葛根四两 麻黄三两，去节 生姜三两，切 桂枝去皮 芍药 甘草炙，各三两 大枣十二枚，擘

上七味，以水一斗，先煮麻黄、葛根，减二升，去上沫，内诸药，煮取三升，去滓，温服一升，覆取微似汗，不须啜粥，余如桂枝法将息及禁忌。

此即前方减桂枝、芍药各一两，加麻黄三两者，即发散太阳阳明合病表实者之主方也。夫邪客于太阳阳明二经而表实，则其邪深重而可知，故加麻黄发其表，减桂枝、芍药者，欲专麻黄发表之力，使其深重之邪速去而不留连也。

太阳病，项背强几几，无汗恶风者，葛根汤主之。

太阳病，项背强几几，汗出恶风者，为阳明表虚之证。今证如前条而无汗，则为阳明伤寒表实之邪，用葛根汤以发二阳表实之邪也。

参考：

太阳病，无汗而小便反少，气上冲胸，口噤不得语，欲作刚痉，葛根汤主之。见于痉病篇。

太阳与阳明合病者，必自下利，葛根汤主之。

已曰"太阳阳明合病"，则其脉浮大而其证二经并见可知。二阳受邪而下利，此表实似里虚者也。成氏曰：伤寒有合病，有并病。本太阳病不解，并于阳明者，谓之并病；二经俱受邪，相合病者，谓之合病，合病邪气甚也。太阳阳明合病与太阳少阳合病、阳明少阳合病皆言"必自下利"者，以邪气并于阴，则阴实而阳虚；邪气并于阳，则阳实而阴虚。其里气不能以达表，还怫郁于其里，怫郁极必发，或上发为呕，或下发为利也。俱宜与葛根汤散经中之邪，经邪散则里气随和，下利不治自止也。呕者，加半夏下逆气。

葛根加半夏汤方

即于葛根汤方内加半夏三两者，余如上法。宋板本篇作"半夏二两半"，非是。

太阳与阳明合病，不下利但呕者，葛根加半夏汤主之。

以上二证，皆表实似里虚者也。

伤寒不大便六七日，头痛有热者，与承气汤。其小便清者，知不在里，仍在表也，当须发汗。若头痛者，必衄。宜桂枝汤。

桂枝汤方见于太阳上篇。

伤寒病不解，不大便六七日，头痛有热者，太阳阳明二证并见也。有热者，身热、谵语之类。伤寒不大便六七日且有热者，为属里，然又有头痛属表证，表里之间，何从辨之？当以热之浅深辨之。热之浅深何以辨之？当以小便辨之。热入深者，小便必短赤，其头痛者属热壅，承气汤攻其里热，则头痛表证自除；其热浅在表者，小便必清澄，或虽黄色浅，其不大便、头痛有热者，属表邪甚，里气怫郁所致，故当发汗。若头痛者，表邪留连日久，阳明经气怫郁，怫郁极必发衄。如是者，以桂枝汤发其汗，则里气之怫郁者自解散，大便不攻自行，热不清自去。《玉函》作"不可与承气汤"，意义不通，不可从。

燮按：又当从。《玉函》作"不可与承气汤"，意义亦分明，且衄者宜桂枝汤之解，似少有胜，姑记管见①备合考。其说曰：虽伤寒不大便六七日者，头痛有热者，未可与承气汤，凡内实证，小便当黄赤，今其小便清者，则知其病不在里，尚在表也，当须发汗，宜大青龙汤、葛根汤类随证发之。头痛者，必衄；不头痛者，不至于此。若发衄后者，桂枝汤救其表则解，彼其表邪因衄自解，大便不攻自行。其不大便六七日见里实证者，表邪甚，经气怫郁于内之所致也。又按：此条主头痛，头痛而有里热者，宜承气汤；头痛而无里热，但有表证，汗不出者，必应有衄，宜麻黄汤、大青龙汤类；已衄后者，宜桂枝汤也。

病人烦热，汗出则解，又如疟状，日晡所发热者，属阳明

---

① 管见：指从管中窥物，喻目光短浅，见闻不广。

也。脉实者，宜下之；脉浮虚者，宜发汗。下之，与大承气汤；发汗，宜桂枝汤。

鳌按：病人烦热者，属外邪表实，与大青龙汤、葛根汤类，汗出则解。若不解，寒热来去如疟状，日晡所则发热者，此是潮热，此为转属阳明也。脉实者，宜大承气汤；若脉浮虚者，太阳受邪表虚之候，其如疟状，日晡所发热者，为卫阳不足之所致也，不可余药，宜桂枝汤也。里实、表证若不可辨，则宜以脉沉实与浮虚断之。

希哲曰：前条以小便色辨表里，此条以脉之浮沉虚实辨表里。然前条小便清者，其脉必浮虚；此条脉沉实者，其小便必黄赤，盖互发尔。

太阳病，外证未解，脉浮弱者，可以汗解，宜桂枝汤。

注详见于太阳上篇。

以上三条，用桂枝汤法，皆有表虚似里实者也。

太阳病，外证未解，不可下，下之为逆，欲解外者，宜桂枝汤。

注见于太阳上篇。

阳明病，脉迟，汗出多，微恶寒者，表未解也，可发汗，宜桂枝汤。

既曰"阳明病"，则有身热、谵语、大便硬、小便赤等一二证可知。脉迟者，邪气新结于内，内外被阻，气行迟缓故也。汗出多者，邪已内入，表气虚，热从内蒸故也。此即阳明里实，其证具，于治为当下，然犹微恶寒者，以汗出多，表气虚，失健运之力，微邪犹滞于表分者也。此为太阳外证未解也，宜用桂枝汤微发汗以救其表，表和恶寒罢，而后始当议下。后条曰"阳明病，发热汗多者，急下之，宜大承气汤"是也。不先解其外而下之，必表里俱虚，其在表之邪，乘虚散漫，变成诸逆证。

二阳并病，太阳初得病时，发其汗，汗先出不彻，因转属阳明，续自微汗出，不恶寒。若太阳病证不罢者，不可下，下之为逆，如此者可小发汗。设面色缘缘正赤者，阳气怫郁在表，当解之、熏之。若发汗不彻不足言，阳气怫郁不得越，当汗不汗，其人躁烦，不知痛处，乍在腹中，乍在四肢，按之不可得，其人短气，但坐，以汗出不彻故也，更发汗则愈。何以知汗出不彻？以脉涩故知也。

太阳病未解，并入阳明而太阳证未罢者，名为二阳并病。彻者，透也。面色缘缘赤者，有热光也。阳气怫郁，言太阳经气怫郁也。发汗不彻不足言，非前证发汗不彻者之比也。不止于阳明病微恶寒者之不可下也，即不恶寒者，亦不可遽下。如太阳病初得病，乃发其汗，汗先出而不透彻，邪气不去，仍转属阳明，续见阳明证身热、自微汗出、不恶寒者，是可下之，而太阳一证未罢者，亦未可下。如此者，又可小发汗，俟太阳病证尽罢，而后议下。后条曰"二阳并病，太阳证罢，但发潮热，手足漐漐然汗出，大便难而谵语者，下之则愈，宜大承气汤"是也。又有一证，其病因、见证虽同前条，若面色缘缘正赤者，此为太阳经气怫郁在表，假见阳明证耳。当解之、熏之，用桂枝麻黄各半汤类以解怫郁在太阳之邪，更熏蒸其外，以助其汗也。若此，则非前证发汗不彻者之比，盖表邪深重，太阳经气由此怫郁，不得发越于外，当汗不汗，其人烦热，躁扰不知痛所，乍在腹中，乍在四肢，走痛不定，按之不可得其痛处，其人短气不足以息，但坐不得卧，皆以表邪深重，汗出不彻，阳气怫郁故也。故虽一经发汗，而更解之、熏之以发其汗，则阳明假证不攻而自愈。何以知汗出不彻也？以脉涩故知也。当汗不汗，则津液欲出不出，而气血瘀涩，其脉涩也。

此条《玉函》入可火条，以"熏"字为火熏之义。然而见仲景每禁邪在表者用火，则非火熏之义明矣。今从程氏之意，解为药汤熏洗之义，盖合于《内经》所谓"其有邪者，渍形以为汗"之法也。

问：此证何以知各半汤之证也？曰：以面色正赤与阳气怫郁在表故知也。陶氏已前言之矣。程氏以为大青龙汤证，最无据。

太阳与阳明合病，喘而胸满者，不可下，宜麻黄汤。

方见于太阳上篇。

太阳阳明合病，或下利、或呕者，盖以二经受邪，其气偏盛于表，而里气难支故也。故俱用葛根汤，兼发二经之阳邪，甘、枣守内之功，于是多矣。今太阳阳明合病，不下利、不呕，则知里和而不弱也。且兼喘而胸满，则知皮表受邪，肺气不利也。是太阳表实，肺气不行，假见阳明证者也。假令大便难，亦非真内实，但因肺气不行，肠胃气怫郁所致耳，不可下之，但以麻黄汤偏散其表实、利肺气，则阳明假证自除。

或问：此证及前葛根汤、葛根加半夏汤二证，俱不言汗之有无，何如？曰：太阳病，项背强几几，无汗恶风者，葛根汤主之。则知太阳阳明合病，用二方俱与之于无汗者也。太阳病，项背强几几，反汗出恶风者，桂枝加葛根汤主之。则知太阳阳明合病，汗出而下利者，当与桂枝加葛根汤。太阳病，头痛发热，身疼腰痛，骨节疼痛，恶风，无汗而喘者，麻黄汤主之。阳明病，脉浮，无汗而喘者，发汗则愈，宜麻黄汤。则知此证亦无汗而用麻黄汤也。若此证有汗者，当用桂枝加厚朴杏子汤，所谓"喘家，作桂枝汤，加厚朴、杏子佳"是也。仲景之文，皆奇笔，一示其例，不再言之，诸条率如此，盖欲使读者推一例而知其余也。虽然，又有表实而有汗者，如此则不妨可用麻黄汤、葛根汤。其有汗者，邪热熏蒸皮表之津液，以其人皮表津液素多故也，此证之变也。不言汗之有无者，有味哉。然表实有汗与表虚有汗，其兼证、色、脉当有不同处，详之为得矣。又有里虚甚而作外实，似此诸证者，如此则详其兼脉、兼证，偏救其虚，则外证自平。又有兼里滞者，宜随证治之。

阳明病，脉浮，无汗而喘者，发汗则愈，宜麻黄汤。

不止于合病并病之宜汗不宜下也，即单见阳明病，亦有宜汗不宜下者。已曰"阳明病"，则有身热、不恶寒、反恶热及潮热、腹满、大便硬等证可知矣。夫阳明病，脉沉，有汗而喘者，固阳明真证，即胃中燥热之所致也，宜承气汤主之。末条所谓"伤寒四五日，脉沉而喘满，沉为在里"是也。今脉浮、无汗而喘者，太阳表实，肺气不利之所致也，而其见阳明证，亦由肺气不利，肠胃气不转耳。但舍证之阳明，取脉浮无汗之太阳，直发其汗，以泻其表，则肺气行，肠胃气自转运，内实假证不下而愈。

已上五条，用桂枝汤三证，皆表病里实相兼者也，宜先救其表，而后攻其里矣。各半汤一证，麻黄汤二证，皆表实似里实者也，表一受邪，则肺气为之不利，其胸满而喘、无汗而喘、面赤短气、躁烦走痛等证，皆肺气怫郁之所致也，肺气怫郁则肠胃气亦怫郁，遂兼见阳明里实证耳。故单泻其表，则肺气之怫郁自解，肠胃气亦随转运，里实证不攻而自解。若误下之，则里气先虚，表邪乘虚陷入，散漫身中，遂致难名状之逆证。若表邪虽已去，而其里实证不已者，斯胃中既成结热也，于此始宜议下耳。古人所云"下不嫌迟"者，此之谓也。

阳明少阳合病并病脉证治法

阳明少阳合病者，脉大、身热、目疼、鼻干不得眠及汗自出、不恶寒、反恶热及潮热、谵语、肢汗、便硬等证与脉弦、口苦、咽干、目眩及往来寒热、胸胁苦满、干呕、耳聋、舌上白胎等证相合兼病者也，例注详于前太阳阳明合病并病条。治法大约有三：一曰邪已入阳明而兼少阳之邪者，当用大柴胡汤、柴胡加芒硝汤、柴胡加龙骨牡蛎汤半解少阳之邪、半下阳明之实，若少阳邪多、阳明结少，则先以小柴胡汤解少阳，后与大柴胡汤、柴胡加芒硝汤；二曰邪已入阳明而胃中结实，清气由此不升，浊气由此不降，假兼见少阳证者，当直用调胃承气汤、大承气汤下之，则少阳假证不解而自除；三曰少阳受邪，清气不升，浊气不降，胃中由此不和，假见阳明证者，当单与小柴胡汤，解少阳邪则阳明假证不下而自解。又有里虚，清气不升，浊气不降，胃中由此不和，阳明少阳证并见者，当详其脉证所因施治也。

大柴胡汤方

柴胡八两　黄芩　芍药各三两　半夏半升，洗　枳实四枚，炙　大枣十二枚，擘　生姜五两，切　大黄二两

上八味，以水一斗二升，煮取六升，去滓再煎，温服一升，日三服。

此即小柴胡汤加芍药、枳实、大黄，增生姜二两，去人参、甘草者也，主治血弱气尽腠理开，邪热因入，半在少阳经，半入里者，所谓表未解，里又急者也。于此时单用小柴胡汤，则里实不解也；单用承气汤，则经邪又随陷入，清气弥不升也。故用柴胡汤解少阳经邪，加大黄、枳实泄胃实、疏里气，制方已属错杂，其力既缓，故除参、甘和缓之品。今升发者速升发，下泄者速下泄，不令药气留滞于胃中，恐胃气受邪日衰，在经者亦牵引难速去也。今人不详脉证，不究处方之意，惮承气之峻而漫换用此汤者，拙矣。

伤寒十余日，热结在里，复往来寒热者，与大柴胡汤。

全文见于坏病下篇。

伤寒十余日，则知邪不在太阳。热结在里，则阳明证见可知。复往来寒热，则少阳经邪未解可知。此为阳明少阳合病，与大柴胡汤兼治二者也。此示凡阳明少阳合病，皆宜与大柴胡汤之例。往来寒热，但举少阳一证为例耳，非胶定之证也。

伤寒，发热，汗出不解，心中痞硬，呕吐而下利者，大柴胡

汤主之。

"心中"成本作"心下"，宜从。

伤寒发热者，汗出当解，而不解者，以邪热既入胃中，半在少阳故也。心下痞硬者，胃中既成结热也。呕吐者，邪在少阳，浊气不降也。下利者，邪在少阳，清气不升也。《内经》曰"清气在下，则生飧泄；浊气在上，则生膜胀"是也。大柴胡汤主之。

或问：胃中既成结热，大便当不通，而反下利者，何也？曰：水谷入胃，输精气于诸脏，则其糟粕送于之小肠、大肠，其余水有注泄之路而渗入膀胱，故胃中有结滞而塞其糟粕转送之路，则大便不通。若胃中有结滞而塞其水液注泄之路，则不能尽渗入于膀胱，反注于大、小肠作下利。故下利者，多用承气汤者，以此故也。下利者，该泄泻利疾而言。卤莽者以为仲景所谓下利者，指今所谓痢疾，遂改"下利"作"下痢"、"久利"作"久痢"。

此证类似者甚多，当详脉证施诸方。脉弦大或沉滑，心下常痞硬无濡时、或按之痛、或拒按，小便赤，舌上有黄赤焦胎，腹中不雷鸣者，用之，腹中雷鸣者，先宜用生姜泻心汤；若脉无力，心下痞，按之不痛或喜按，或痞时濡，或小便清者，宜理中汤、四逆汤类；若见厥阴证者，乌梅圆主之；若见水停脉证者，宜十枣汤、五苓散、小青龙汤类。此其大概也。又有宿食者，宜详之。

太阳病过经十余日，反二三下之，后四五日，柴胡证仍在者，先与小柴胡。呕不止，心下急，郁郁微烦者，为未解也，与大柴胡汤，下之则愈。

《玉函》"呕不止"作"呕止小安"，无"心下急"三字，有"其人"二字。

燮按：太阳病至过经十三日以上未愈者，意初有发汗和解之证，而非可下之病也。医不知，而见才有便难等证，反二三下之，则其病当变入里。见心下痞硬满、或结胸热实、或下利呕哕等证而病经日久，邪气势杀，或其邪始未深重，其人气弱血竭之时，则又不必至于此。但见呕吐、苦满、寒热往来等不表不里小柴胡汤证而不甚，虽经四五日，其证仍在者，当续与小柴胡汤，则蒸蒸而振，却发热汗出而解也。而不解，呕犹未止，心下急，郁郁微烦者，是邪半留胸胁，半入里而热结也。其证未至潮热谵语，而非胃家素实者，则宜与大柴胡汤，下之则愈也。

瑞曰：或问，邪在胸胁者，与小柴胡汤，则其呕当止，今反呕不止者，何也？曰：邪单在胸胁者，与小柴胡汤，则不啻呕止而其病当尽解也。今病半在少阳半在阳明，相连不离，故不止耳。非兼解二阳之邪，则不可也。

病人无表证，但有里证，发热七八日，虽脉浮数者，可下之，宜大柴胡汤。

全文并解见于下篇。

燮按：病人无表证，则发热、脉浮数之外，无头痛、恶寒、身疼等证可知也。但有里证，则有腹满、便难、舌黄、或心下急郁郁微烦等证可知也。表里不着落之间，经日七八日，则是其发热、脉浮数者，里邪系在于表而互为牵引而不去也。但下去其里邪之郁遏者，则表气因之条达，而其病当解也。但当择表里两解之剂，大柴胡汤主之，不可与承气汤也。

参考：

伤寒，后脉沉。沉者，内实也，下之则解，宜大柴胡汤。见于坏病篇。

心下满，按之痛者，此为实，可下之，宜大柴胡汤。见于腹满篇。

柴胡加芒硝汤方

柴胡二两十六铢　黄芩一两　人参一两　甘草一两，炙　生姜一两，切　半夏二十铢，洗。本云五枚　大枣四枚，擘　芒硝二两

上八味，以水四升，煮取二升，去滓，内芒硝，更煮微沸，分温再服，不解更作。

柴胡加芒硝大黄桑螵蛸汤方

柴胡二两六钱六分　黄芩　甘草炙　生姜切　人参各一两　半夏八钱五分。本云五枚　大枣四枚，擘　芒硝二合　大黄酒洗，四两　桑螵蛸五枚

上十味，以水七升，煮取一升半，服五合，微下即愈。本云柴胡再服，以解其外，余一服加芒硝、大黄、桑螵蛸也。

希哲按：宋板校正《伤寒论》曰：臣亿等谨按，《金匮玉函》方中无芒硝。别一方曰：以水七升，下芒硝二合、大黄四两、桑螵蛸五枚，煮取一升半，服五合，微下即愈。本云柴胡再服，以解其外，余二升加芒硝、大黄、桑螵蛸也。由此观之，《伤寒论》

无大黄、桑螵蛸者，恐脱落也，或后人偏执柴胡加芒硝之名，而除去二味耶？观柴胡加龙骨牡蛎汤、白通加猪胆汁汤，则虽有大黄、螵蛸，而无害于名柴胡加芒硝汤也。煎法有异同者，以本云柴胡再服，以解其外，余一服加芒硝、大黄、桑螵蛸也，今裁之为一方耳。

此即取小柴胡汤三分之一加芒硝、大黄、桑螵蛸者也，比大柴胡汤则去芍药、枳实，加人参、甘草、芒硝、桑螵蛸，倍加大黄。芒硝咸寒，以软坚润燥；大黄苦寒，泄实热；桑螵蛸咸甘平，行血利小便，又能缩溺助肝肾之阳。此方主治少阳阳明合病，里实燥结，经邪少者，故小柴胡汤仅取三分之一而多加芒硝、大黄也。硝、黄多则恐过于苦寒而伤胃肾之阳，故去芍药、枳实，加人参、甘草、桑螵蛸，以养胃气、助肾气也。或问：以大柴胡汤例观之，人参、甘草亦恐缓硝、黄之急，难成功，何如？曰：已用二合芒硝、四两大黄，则一两参、甘岂能缓其功乎？恐未遑助胃气耳。

伤寒十三日不解，胸胁满而呕，日晡所发潮热，已而微利。此本柴胡证，下之以不得利，今反利者，知医以丸药下之，此非其治也。潮热者，实也。先宜服小柴胡汤，以解外，后以柴胡加芒硝汤主之。

伤寒十三日不解，此邪气留连于少阳也。胸胁满而呕者，是其证也。日晡所发潮热者，胃家实明矣。胃家实而尚带少阳证者，宜与大柴胡汤，下之则解。今与大柴胡汤下之，不得利者，是其内燥热津液少，二两大黄不足任其责也，宜先服小柴胡汤以解外，后以柴胡加芒硝汤润下之则已。医见大柴胡汤下之不得利，遽以丸药下之，而微利不止，令其病坏，此非其治也。丸药但穿其窍，下所饮食物，而不及汤之荡涤灌浸、扫除其邪之为胜也。若邪在少阳而上焦不通、津液不下，胃气由此不和，故兼见阳明证者，宜小柴胡汤主之也。

柴胡加龙骨牡蛎汤方

柴胡四两　黄芩　人参　生姜　龙骨　牡蛎熬　铅丹　桂枝去皮　茯苓各一两半　半夏一两二钱半，洗　大黄二两，酒洗　大枣六枚，擘

上十二味，以水八升，煮取四升，内大黄，切如棋子，更煮一两沸，去滓，温服一升。本云柴胡汤，今加龙骨等。

"本云"以下，《玉函》作：本方柴胡汤，内加龙骨、牡蛎、黄丹、桂、茯苓、大黄也。今分作半剂。"一两沸"作"取二升"。

成氏曰：以柴胡汤除胸满而烦，加龙骨、牡蛎、铅丹收敛神气而镇惊；加茯苓以行津液、利小便；加大黄以逐胃热、止谵语；加桂枝以行阳气，解身重、错杂之邪，斯悉解矣。

此方不独伤寒下之后云云证宜用，凡心气不足，且有痰热、烦惊、谵语发狂、虚里动气、多梦恍惚、汗出剂颈而还等证，脉实有力者，皆宜用之。

伤寒八九日，下之，胸满烦惊，小便不利，谵语，一身尽重，不可转侧者，柴胡加龙骨牡蛎汤主之。

此少阳病似阳明者，误下变证也，亦由其人心气素怯而所致耳。夫伤寒八九日，见阳明可下之证者，其原不一，有太阳似阳

明者，有里虚似阳明者，有里滞似阳明者，有正阳阳明若夫少阳似阳明者，宜小柴胡汤主之也。而反下之，而其证不变者，复与小柴胡汤。若其邪半陷入于腑者，与大柴胡汤，此其人素心气不怯故也。心气怯者，误下之则不止，邪气半陷于腑，而并侵其所怯之心，致胸满烦惊、小便不利、谵语、一身尽重、不可转侧也。胸满烦惊者，邪热侵心也。小便不利者，心肾不交，气液不布也。谵语者，邪热已系在于胃也。一身重，不可转侧者，邪阻其经隧而君主不执其柄也。此邪热已在少阳、阳明二经而犯心主且急，当此时也，欲单补心则经邪逼及于腑，欲单攻邪则心气且受虚惊，非攻补兼施、表里并救则不能成其功也。柴胡、桂枝以升发清阳而助心气，人参、姜、枣救胃健脾而护其内，龙骨、铅丹敛浮散之气以安心神，黄芩以凉膈热，茯苓、半夏下逆气、导津液，大黄泄胃中之邪而去实热。安心神，解内外，而其证皆除。方名柴胡加龙骨牡蛎汤，而不筭[1]余品者，示安镇心神为主立方也，如柴胡加芒硝汤之不言大黄、桑螵蛸，亦润下燥结为主耳。此证胸满烦惊属少阳，谵语属阳明，其他脉证，可以类推也。

太阳病过经十余日，心下温温欲吐而胸中痛，大便反溏，腹微满，郁郁微烦，先此时自极吐下者，与调胃承气汤。若不尔者，不可与。但欲呕，胸中痛，微溏者，此非柴胡证，以呕故知极吐下也。

方见于中篇。

---

[1] 筭（suàn）：古同"算"，计算。

欲吐而胸中痛、郁郁微烦者，似于大柴胡汤证之呕不止、心下急、郁郁微烦者，而心下温温、大便溏则不同；又欲吐而胸中痛、大便溏、腹微满者，似于汗出不解、心下痞硬、呕吐而下利者，而心下温温、郁郁微烦则不同，故再辨之也。心下温温者，烦杂不清之意。欲吐而胸中痛者，言欲吐时痛，而常不痛。已言欲吐，则不能吐可知。欲吐而胸中痛者，气逆也。气逆者，当不下利，而今下利，故曰"反"也。郁郁者，不通泰之意。极吐下者，言已大吐又大下也。

太阳病过经十余日，心下温温欲吐而胸中痛、大便溏、腹微满、郁郁微烦者，此少阳阳明合病，而少阳证多，阳明证止腹满一证也已，当详脉证择用大、小柴胡汤。若始先无此证，医妄极吐下后得此证者，与调胃承气汤。此由极吐下而虚其胃，邪气乘虚陷入于胃中，成内实者也。心下温温欲吐而胸中痛者，此由极吐气虚，而胃热熏膈也，非邪热滞于膈也。胃成实热者，不应大便溏，今反溏者，此由大下胃虚，邪热乘虚内结，塞水液注泄之路而不能尽渗于脬中，故水谷不分而下也。若大实结于胃，应腹大满且大烦，即当与承气汤，今腹微满，郁郁微烦，则知非大实，且吐下伤胃，水谷不分而下，则知虚且燥，宜与调胃承气汤，润燥、泄实、救虚。此虚中有实者也，虽其证则似柴胡汤所宜，而寻其本，则由吐下所得，与柴胡汤证下之而柴胡证仍在者不同，《经》曰"治病必求于本"是也。若不由极吐下而尔者，不可与调胃承气汤，当详脉证治之。若脉弦大而有力者，少阳阳明合病也，大柴胡汤主之；若脉唯弦而不大及弦细沉紧者，少阳病也，小柴胡汤主之。又有类似者：若胸中郁郁而痛，不能食，欲使人按之，而反有涎唾，下利日十余行，其脉反迟，寸口脉微滑者，当吐之，宜瓜蒂散；见于太阳下篇。若心下痞硬，腹中雷鸣下利者，生姜泻心汤主之，见于心痞部。干噫吐酸者，亦用之；若渴饮水而呕，或见食而呕，或吐蛔者，乌梅圆主之；见于厥阴篇。若脉濡弱微数，或渴好温，或小便清，身体疲倦者，理中汤主之。见于太阳中篇。此外，黄芩加半夏生姜汤、吴茱萸汤、四逆汤辈，随证择用。以上诸证，虽多相似，其本各不同。但欲呕而胸中痛、微溏似柴胡证而非也；彼则欲呕而喜呕、欲吐而或吐，此则欲吐而不能吐；彼则呕自呕而胸中痛自痛，此则欲呕而胸中痛；彼则或微溏或快溏，此则每每微溏，各不同。如此，何以知极吐下？以呕故知极吐下也。"以呕"二字，包胸中痛、微溏，所以奇笔也。

希哲按：此章辨证甚精妙，文字极奇奥，每读有不尽之意味。程氏此条议论三段甚详，见《后条辨》九卷，文长故略之。

阳明少阳合病，必下利，其脉不负者，顺也。负者，失也，互相克贼为负也。脉滑而数者，有宿食也，当下之，宜大承气汤。

方见于中篇。

此条示阳明少阳合病认脉处方之例也。已曰"阳明少阳合病"，则二经证并见可知。夫阳明病在胃，少阳病在胆，胃腐熟水谷，胆升发清阳。胃病则水谷不化，水谷不化则精液不四布；胆病则清阳不升，清阳不升则浊阴不降。然水谷不化布则升降不通，升降不通则亦水谷不化，所以阳明少阳合病，必下利也。然其病有顺与失之异：顺者，常也；失者，变也。胆、胃两受病而见二经之证者，此顺而常也。或由胆受病，阴阳不升降而致胃不和，或由胃受病，水谷不化布而致胆不安，而见二经之证者，此失而变也。胆属木，胃属土，木盛克土，土盛贼木，一胜则一负，自然之理也。故木土两不负者，为顺；或木或土一负者，失也。其顺其失，何从辨之？从脉辨之耳。夫阳明脉大，少阳脉弦，故少阳阳明合病，其脉弦大而有力者，为木土两不负而顺也，大柴胡汤主之，木土二平而病自愈。但弦而不大者，为木胜克土而土负也；但大而不弦者，土胜贼木而木负也，之谓互相克贼也。但弦者，宜制木，小柴胡汤主之，木平而土自和；但大者，宜制土，大承气汤主之，土平而木自安。若脉滑而数者，虽非但大，而亦为胃家实，有宿食之诊，当下之，宜大承气汤。

此条发明五行互相胜负之义，不独胆胃之然也，十二脏腑皆然，但此举由胜而负之例，欲使人以此推之也已。

阳明病，胁下硬满，不大便而呕，舌上白胎者，可与小柴胡汤。上焦得通，津液得下，胃气因和，身濈然而汗出解也。

方见于少阳篇。

阳明病而不大便，可下证具而兼胁下硬满而呕者，阳明少阳合病谛也。似当与大柴胡汤，顾热结在胃者，舌上当黄赤焦色，今舌上白胎者，胃中无热结，知外虽见阳明病，实由少阳受邪而然也。盖少阳受邪，则热滞于胸胁，必胁下硬满而上焦不通，则胆清阳不升而浊阴不降，反为热所逆，津液不得下，胃气因不和，故不大便而呕。然热在胸胁者，浅于胃中，故舌上白胎而不焦，此为少阳似阳明也。可与小柴胡汤，以解胸胁之热，升发清阳。解则硬满去而上焦得通，清阳升则津液得下，胃气因和，大便自通，呕自止，身濈然而汗出，阳明证不下而自解也。

阳明病，发潮热，大便溏，小便自可，胸胁满不去者，与小柴胡汤。

不止于阳明病不大便之有宜小柴胡汤者，而大便溏者，亦有宜此汤者也。阳明病，发潮热，大便溏，胸胁满者，似大柴胡汤及柴胡加芒硝汤等证，而彼以热实在胃，其小便当浓赤而少，或少而数。今小便不浓赤而少，其色黄而自可，胸胁满不去，且无郁郁微烦、心下痞硬等证，则知胃中无热结，但少阳受邪，升降不通，胃气因不和，假见阳明证也。舌上白胎或微黄，与小柴胡汤，通升降则胃气和自愈。以上小柴胡汤证，但示其大概耳，法详见于少阳篇。

三阳合病脉证治法

三阳合病者，太阳、阳明、少阳三经脉证相合并见者是也，例注详于前太阳阳明合病并病条。治法大抵禁汗、下而和解清凉为主，小柴胡汤、白虎汤类主之。然而心中懊侬，舌上有胎者，栀子豉汤主之；渴而小便不利者，猪苓汤主之。其证虽多端不一，而其治不过于斯四法也已。虽然，若由里虚、里滞而见三经证者，亦不妨可随其所因脉证，各自治之，不必止于斯四法也。

三阳合病，脉浮大，上关上，但欲眠睡，目合则汗。

此示认三阳合病之法也。凡病三阳经证并见，其脉浮大而弦者，则为三阳合病，故不待言矣。但脉证参差，有不明着全备处者，虽良工，或难定知之，故今举认三阳合病之捷法示之。

瑞按：浮者，太阳。大者，阳明。上关上者，言浮大，脉甚盛也。盖脉浮大，则虽不见太阳、阳明证，而二经受病可知也。脉虽不见弦，而证既见口苦、咽干、目眩，则少阳受病可知也。三阳受邪，故脉势甚盛也，故曰"三阳合病"也。

希哲曰：但欲眠睡者，以三阳受邪而卫气留于阴，不得行于阳也。《灵枢经》曰"卫气不得入于阴，常留于阳，留于阳则阳气满，阳气满则阳跷盛，不得入于阴则阴气虚，故目不眠矣；卫气留于阴，不得行于阳，留于阴则阴气盛，阴气盛则阴跷满，不得入于阳则阳气虚，故目闭也"，又曰"阳气尽阴气盛，则目瞑；阴气尽而阳气盛，则寤矣"是也。少阴病，脉微细，但欲寐者，卫气虚而不得行于阳也。此证脉浮大，但欲眠者，非卫气虚，但由三阳受邪而不得行于阳也。目合则汗出者，盗汗也。盖寤时卫气尚行于阳，与邪相持，故汗不出；眠时则卫气偏留于阴，不与邪相持，邪热熏蒸而汗出也。坏病篇曰"头痛发热，微盗汗出者，表未解也"是也。此条本在少阳篇，盖示当以小柴胡汤主之也。夫三阳合病者，理当兼治三经，今但以小柴胡汤单治少阳一经者，何也？盖少阳，身之半表里，为阴阳之枢机。邪之客此经，因胃气怯、气弱血尽之所致也。邪一客之，枢机由此不利，则清气不升、浊气不降，乃令卫气不得行于阳，而太阳阳明之邪留连不解。故单与小柴胡汤以利其枢机，则卫气得行于阳，而二阳之邪不解而自解。又按："目合则汗"之下，当加"不可发汗、吐、下，小柴胡汤主之"十二字看，如是则意义明白，不亦费解焉。

三阳合病，腹满，身重难以转侧，口不仁，面垢，谵语，遗尿，发汗则谵语，下之则额上生汗，手足逆冷。若自汗出者，白虎汤主之。

方见于太阳下篇。

此再举三阳合病一证示治法之宜禁也。夫三阳合病，不止于三经脉证并见者与脉浮大、但欲眠、目合则汗出者，而又有兼腹满、身重难以转侧、口不仁而面垢、谵语、遗尿者也。腹满者，阳明受邪，胃气不行也。身重难以转侧者，三阳受邪，经气不运也。口不仁者，胃气不升也。面垢者，少阳受邪也，《灵枢经》曰"少阳病甚则面微尘"是也。谵语者，邪热冲心也。遗尿者，三阳受邪，体气偏盛于表而不主气化也。夫如是者，偏取太阳证发汗，则膻中阳虚致谵语，与向邪热冲心谵语不同；偏取阳明证下之，则肾中阳亡，上盛下虚，致额上生汗，手足逆冷。太阳不可取，阳明不可取，将何取治之？惟当取少阳，与小柴胡汤，清阳升，浊阴降，枢机和利，则二阳诸证自除。但此证或有盗汗而无自汗者，可用之；若有自汗出者，不可用也。夫无自汗或但盗汗出者，三阳邪热虽炽，而未至脱津液；若自汗出者，盖邪热不止在经中，既结于肺胃气分而燥耗津液也，《灵枢经》曰"津脱者，腠理开，汗大泄"，《素问》曰"邪之所凑，其气必虚。阴虚者，阳必凑之，故少气，时热而汗出也"是也。白虎汤主之，肺胃热去燥润，则津液发达于表，而邪气自解。巢氏《病源》曰：

三阳并病，腹满身重，大小便调，其脉浮牢而数，渴欲饮水，此不可下。此述此条之义。"其脉浮牢而数，渴欲饮水"十字，乃用白虎汤之标的，但"大小便调"四字改作"小便黄赤，口舌燥"益可据。

问：发汗则谵语，下之则手足逆冷者，当用何方？曰：此为坏病也，于坏病篇求之，则有余方。

阳明中风，脉弦浮大而短气，腹都满，胁下及心痛，久按之气不通，鼻干不得汗，嗜卧，一身及面目悉黄，小便难，有潮热，时时哕，耳前后肿，刺之少差，外不解。病过十日，脉续浮者，与小柴胡汤。脉但浮，无余证者，与麻黄汤。若不尿，腹满加哕者，不治。

小柴胡汤方见于少阳篇。

此以下三条，皆示三阳合病用小柴胡汤之例也。阳明中风者，阳明病而能食者也。脉弦，少阳；浮，太阳；大，阳明。此三经脉并见，见三阳合证可知也。不得汗，属太阳表实。腹满，鼻干，潮热，皆系阳明也。胁下及心痛，耳前后肿者，此为少阳病也。短气者，由心胁有滞气也。久按之气不通者，心胁凝滞甚也。嗜卧者，三阳受邪，卫气不行于阳也。一身面目悉黄者，邪热熏蒸津液而发黄也。小便难者，三阳受邪，膀胱不主气化也。时时哕者，胃气不行也。夫如是，三阳脉证并见，且有嗜卧、身黄、小便难、时时哕等余证，乃从例取少阳而刺耳前后肿，则其肿少差而外不解。然则少阳不可取，复无功，不知将取脉浮、无汗之太阳而发汗耶？抑将取脉大、腹满、潮热之阳明而下之耶？

盖耳前后肿者，少阳之标病也。已刺之治标，焉治本哉？此所以其肿少差，外不解也。岂可以针刺无功，并舍其治本之法乎？病虽过十日，脉续浮者，可与小柴胡汤；若不续浮者，随其脉各自治之。脉实者，茵陈蒿汤；脉虚者，真武汤。但浮不弦且大，但见阳明证而不得汗，无少阳及小便难等余证者，此太阳阳明合病也，可取太阳，与麻黄汤。若不尿，腹满加哕者，非猪苓汤证，则胃肾阳脱之危证也。

阳明病，脉浮而紧，咽干口苦，腹满而喘，发热汗出，不恶寒反恶热，身重。若发汗则躁，心愦愦反谵语；若加温针必怵惕，烦躁不得眠；若下之，则胃中空虚，客气动膈。心中懊憹，舌上有胎者，栀子豉汤主之。若渴欲饮水，口干舌燥者，白虎加人参汤主之。若脉浮发热，渴欲饮水，小便不利者，猪苓汤主之。

栀子豉汤方见于坏病上篇，白虎加人参汤方、猪苓汤方俱见于太阳下篇。

不止于三阳脉证俱见者之宜和解不宜汗、下，而脉专见太阳证、专见阳明而少阳证但一二见者，亦宜和解不宜汗、下矣，今举一证例之。夫脉浮而紧，太阳也。腹满而喘，发热汗出，不恶寒反恶热，阳明也。身重，由表邪甚也。脉虽专见太阳，而证皆属阳明，而少阳惟咽干口苦一证耳，故曰"阳明病"也。夫如是者，若从其脉发汗，则亡膻中之阳，必烦躁，心乱愦愦反谵语；若从其俗加温针，则火热与邪气，两阳相反，攻劫君心，怵惕烦躁不得眠；若从其证下之，则胃中空虚，客气动膈，必致结胸上实等证。但当取口苦咽干一证，与小柴胡汤，上焦得通，津液得下，胃气因和，则二阳脉证自退矣。故少阳篇曰"伤寒中风，有柴胡证，但见一证便是，不必悉具"是也。然而若兼见上实躁热、膀胱蓄热等证者，非柴胡汤所能治也，宜各自治之。若心中懊恼、舌上有胎者，为膈热上实，栀子豉汤主之；若渴欲饮水、口干舌燥者，肺胃燥热，白虎加人参汤主之；若脉浮发热、渴欲饮水、小便不利者，膀胱蓄热，猪苓汤主之。三阳合病，虽变态多般，而其治法不外于此例，学者当潜心搜索得其诀。

按：猪苓汤证"脉浮"当作"脉沉"，传写之误也。何以言之？少阴篇猪苓汤证曰"脉沉"是一据也。治法篇曰：诸病在脏云云，如渴者，与猪苓汤。已曰"在脏"，则脉沉可知，二据也。本条初曰"脉浮而紧"，则不当复言脉浮，倘若言脉浮而不紧，则当言脉但浮，必不当单言脉浮，三据也。或曰：然则脉浮者，不用此而用何方？曰：当用五苓散。所谓"脉浮，小便不利，微热消渴者，五苓散主之"是也。

阳明中风，口苦咽干，腹满微喘，发热恶寒，脉浮而紧，若下之，则腹满小便难也。

此同于前证，而有恶寒，无恶热、身重等证，则为太阳证多且见阳明中风证。能食，脉浮而紧，则知表邪偏盛，胃中和无病，治法为宜发汗。然而已见口苦咽干少阳一证，则不宜桂、麻、葛根类，但当与柴胡桂枝两可之剂，温覆取微似汗，乃为合法。故止言下之害，不言汗之禁耳。若误下之，则亡胃肾之阳，胃虚则腹满，肾虚则小便难。

或问：此证无汗否？曰：不拘汗之有无，皆当用此法，亦不言汗之有无。又问：观仲景诸条，则三阳合病之治，固似止于柴胡、白虎、栀子、猪苓之四法，而子又曰"里虚、里滞者，随证治之"，何也？曰：仲景立法，欲令人推其法而知其反者也。夫少阳病以柴胡汤立治法，而少阳有里虚、有里滞，岂止拘拘于柴胡汤一方哉？柴胡已如此，白虎、栀子、猪苓等证亦如此。不独合病，百病皆然，故推其法知其反，此为善用法者也。《内经》曰"病反其本，得标之病，治反其本，得标之方"是也。若偏执其法而不知其反者，此为胶柱守株，虽喜读书，而犹不读矣。

辨合病并病

或问：本文曰，太阳与阳明合病，必自下利；阳明少阳合病，必下利。观二"必"字，则似不下利者，虽二经证见，而不可为合病，如何？曰：子不见乎"太阳与阳明合病，不下利但呕者"云云？又曰"太阳与阳明合病，喘而胸满者"云云？此二者，俱不下利，可见二经脉证并见者，虽不下利，而为合病矣。彼二"必"字，但宜轻看为"多"字之意。熟按其旨，凡二经、三经脉证并见者，皆合病，其并见有前后，但其明称合病、并病者，以示其定证处治之法耳；其不明称而称太阳病、称阳明病、称病人及伤寒者，以示其本经证多、合经证少者与其来路耳。

问：并病之义，唯于太阳阳明与太阳少阳有其说，阳明少阳及三阳无并病否？曰：非无并病也，但其治法无合并之可别耳。如大柴胡汤条先与小柴胡汤证，及柴胡加芒硝汤、调胃承气汤二证，皆是阳明少阳并病耳，三阳亦然。今世之患卒病者，三阳并病最多，然其证多先始于太阳，而后及阳明少阳，始一齐见者，几希矣。然其治不外于上数法，则谓无并病亦可。

卷
七

此篇所载内实真证，才二十五条。而其中有夹里虚、夹表证、夹饮者，又有经腑俱病者，其余有兼脉、兼证，疑似之间，不可直下者尚多矣。而其可直下者，仅仅乎无几有矣。程氏曰：《伤寒论》非汗、下之书，而不可汗、下之书也。有味哉，其言之。程氏之说于注家，特多可采者，而至于注此篇，则与诸家无大异，何也？呜乎！此书之难读，不啻今日也。今私淑内藤氏之教而略得其说焉，虽未能入仲景之室乎，聊述所得，订之四方云尔。

阳明病表和里实者宜下法

表和者，言无脉浮、头项强痛、恶寒等证也。里实者，言有脉沉大而实、身热汗自出、不恶寒反恶热、或潮热谵语、四肢濈然汗出、腹中硬满、舌上黄赤焦黑、大便硬、小便黄赤等证也。

大法：秋宜下。

成氏曰：秋时，阳气下行，则邪亦在下，故宜下。程氏曰：物至秋成实，非实不下，故取宜于此。

凡可下者，用汤胜丸散，中病便止，不必尽剂也。

程氏曰：用汤胜丸散，贵活法也。中病即止，示节制也。

阳明病内实者宜直下法

大承气汤方

大黄四两，酒洗　厚朴半斤，炙，去皮　枳实五枚，炙　芒硝三合

上四味，以水一斗，先煮二物，取五升，去滓，内大黄，更煮取二升，去滓，内芒硝，更上微火一两沸，分温再服。一服得利，止后服。

内藤氏曰：此方邪热在胃中而作燥屎，其病痞、满、燥、实、坚五证俱备者主之。枳实苦寒疏痞，厚朴辛温泄满，芒硝咸寒润燥软坚，大黄苦寒泄实热。

阳明病，脉迟，虽汗出，不恶寒者，其身必重，短气，腹满而喘，有潮热者，此外欲解，可攻里也。手足濈然汗出者，此大便已硬也，大承气汤主之。

此阳明内实夹停饮或夹表实之证也。言阳明病，脉迟，汗多，恶寒者，当发汗，宜桂枝汤。今虽汗出，不恶寒者，非桂枝汤证，而似可下证，然其证兼身重、短气、腹满而喘，则虽不大便、身热等里实证具，大便未定硬，恐虽初头硬，后必溏，非可下证，此必阳明夹停饮之证，宜小青龙去麻黄汤。后其热有潮，则此外欲解之候，而里实之渐成矣。至于手足濈然汗出者，此大

二三八

便已硬也必矣，于是大承气汤下之则解也。

若汗多，微发热恶寒者，外未解也。其热不潮，未可与承气汤。

"外未解也"下，可下篇有"桂枝汤主之"五字。

此详示里实表证相兼者，先解表后攻里之法。

若腹大满不通者，可与小承气汤，微和胃气，勿令至大泄下。

此再释上文腹满之证也。盖腹微满者，小青龙汤证少腹满之例，而不算胃实之证也。若夫大满不通者，胃实证谛也。其身重、短气而喘者，里气不通之所致，非停饮之证，于是与小承气汤，微和胃气也。不用大承气汤者，以其病日浅，未至痞、满、燥、实、坚五证备也。

燮按：大满者，气满不通之意。与小承气汤，令胃气和，转矢气则解也，本不必泄下。

阳明病，潮热，大便微硬者，可与大承气汤；不硬者，不可与之。

潮热者，胃实之候。微之为言少也。

阳明病，有经腑之别。经病宜发汗，腑病宜下之，疑似之间，常难辨别，今举一例证之。夫身热汗自出，目痛鼻干，不恶寒反恶热者，阳明病也，加之潮热、大便少而硬者，腑病也，为胃实之证，可与大承气汤。若大便多而不硬者，虽有潮热，非胃实之候也。

若不大便六七日，恐有燥屎，欲知之法，少与小承气汤，汤入腹中，转失气者，此有燥屎也，乃可攻之。

"失"当作"矢"。《条辨》曰：黄氏曰："矢"，汉书作
"屎"，古"屎""矢"通，传写误耳。方氏曰：转矢气，放屁也。

此言若不大便六七日，则恐有燥屎，然而不潮热，不濈濈汗
出，则未可攻之，故用知燥屎之法。

若不转矢气者，此但初头硬后必溏，不可攻之，攻之必胀满
不能食也，欲饮水者，与水则哕。其后发热者，必大便复硬而少
也，以小承气汤和之。不转矢气者，慎不可攻之。

《玉函》"发热"作"发潮热"。

不转矢气者，经病，非腑病也。然久不大便，故虽溏，其头
必硬也。如此者，当从经病之治法。其后发热，大便硬而少，则
胃实之证渐成矣。然其热不甚，故以小承气汤和之也。复硬者，
初硬后溏之屎，至于此变硬也。若不俟胃实之证成而妄攻之，则
胃中虚冷而腹满不能食也。欲饮水者，邪热乘虚聚于胸中也。与
水则哕者，胃中虚冷也。当此之时，理中、四逆虽急救之，恐失
之，故曰"不转矢气者，慎不可攻"也。

燮按：此盖阳明夹里虚之证，非关于经病也。故虽试与小承
气汤，未必为逆也。若欲攻之者，可与大承气汤。

得病二三日，脉弱，无太阳柴胡证，烦躁，心下硬。

"硬"，可下篇作"痞"。

凡病有里实兼里虚者，治法先救其虚，后攻其实，此条即是
也。得病二三日者，示不止伤寒一病。谓无太阳柴胡证，则含蓄
阳明身热汗自出、潮热谵语、大便硬等证也，即可下之证也。然

其脉弱，其证兼烦躁、心下硬，则里实兼里虚之证也，不可下之，当先救其虚，小建中汤、炙甘草汤、理中汤、泻心汤类可择用之。

至四五日，虽能食，以小承气汤，少少与，微和之，令小安。至六日，与承气汤一升。

服药之后，里虚已复，阳明证未罢，则恐有燥屎，于是以小承气汤，少少与，微和之，令小安。令小安者，令烦躁、谵语等小安也。小安，有转矢气，则至六日，与承气汤一升；若不转矢气者，不可与之。观"虽能食"三字，则四五日以前不能食可知也。今能食者，里虚已复之验也。里虚已复，则脉亦不弱也。"虽能食"三字，有许多含蓄。与承气汤一升者，大、小承气可随证择用也，故但曰"承气汤"。成氏以为大承气汤，俞、程二氏以为小承气汤增分量，皆不得其义。

若不大便六七日，小便少者，虽不受食，但初头硬，后必溏，此未定成硬也，攻之必溏。须小便利，屎定硬，乃可攻之，宜大承气汤。

"不受食"，可下篇作"不大便"。

此前证至六七日，其虚未复也。凡有燥屎者，小便利或不能食也。今虽不大便六七日，而小便少者，非有燥屎之候也。其不能食者，胃虚之候，且此证本脉弱，则益可证。当此之时，须与理中、四逆之类，急救胃阳。胃阳复，水谷别，则小便利，里实证独存而屎定硬，于是宜大承气汤以攻之也。

程氏曰：须小便利，先行渗法也。非矣。

汗出、谵语者，以有燥屎在胃中，此为风也，须下者，过经乃可下之。

此表虚里实相兼之证也。汗出者，表虚也；谵语者，里实也。以有燥屎在胃中者，释谵语也。此为风也者，释汗出也，言表虚，故为风也。要之表虚之证，不止汗出一证；燥屎之证，不止谵语一证也。须下者，言有燥屎而宜下者，须表解已而下之也。方氏曰：过经谓宁迟，迟非十三日后也。表虚兼里实者，先救其表，后攻其里，此定法也。先宜与桂枝汤、桂枝加黄芪汤类以救其表，表证罢，而后以承气汤下燥屎也。

下之若早，语言必乱，以表虚里实故也，下之愈，宜大承气汤。

表与膻中相应，故心肺阳虚，则表阳亦虚。今不先救表而误早下之，则素虚心肺愈虚耗，语言必乱也。表虚里实者，释所以语言必乱也。诸注以为表证罢之义，非也。下之宜大承气汤，谓过经乃下之也，文例为尔。诸注以为表虚里实之主方，亦非也。或曰：误下则中、下二焦伤，此何以心肺独受伤？曰：误下之害，虚在上焦，则伤上焦；虚在下焦，则伤下焦。唯其虚所在，受害尤深矣。不独误下之害为然，吐、汗、渗皆然。今胃中有燥屎而无虚，故上焦独受伤也。

二阳并病，太阳证罢，但发潮热，手足漐漐汗出，大便难而谵语者，下之则愈，宜大承气汤。

大便难与大便硬不同，硬者，硬而不通也；难者，虽通难涩也。

二阳并病，太阳证未罢者，不可下也。今太阳证罢，而阳明里实证具，故曰"下之则愈"。

阳明病，谵语有潮热，反不能食者，胃中必有燥屎五六枚也。若能食者，但硬耳，宜大承气汤。

此燥屎在胃中而结滞，故不能食也。成氏曰：谵语、潮热为胃热，当消谷引食，反不能食者，胃中有燥屎而实也。又曰：若能食者，胃中虚热，虽硬不得为有燥屎。非也。能食者，但硬而未至燥结也。宜大承气汤者，有燥屎者之主方也，非但硬者之所宜也。诸注以为有燥屎者、但硬者俱宜大承气汤者，非也。

病人不大便五六日，绕脐痛，烦躁，发作有时者，此有燥屎，故使不大便也。

此燥屎在小肠而结滞，故绕脐痛也。程氏曰：病人虽不大便五六日，屎燥不燥，未可知也。但使绕脐痛，则知肠胃干，屎无去路，故滞涩在一处而作痛。烦躁发作有时，因屎气攻动则烦躁发作，攻动究不能去，则又有时伏而不动，烦躁此时亦不作。以此征之，从有燥屎断其不大便，当无差矣，何大承气汤之不可攻也？

病人小便不利，大便乍易乍难，时有微热，喘冒不能卧者，有燥屎也，宜大承气汤。

"冒"一作"息"。

此燥屎在大肠而结滞阻隔水道，故小便不利也。程氏曰：燥屎阻住经输，故小便不利，非津液偏渗者比也。小便不利，故大便乍难乍易，易者，新屎得润而流利；难者，燥屎不动而阻留。

况时有微热，喘冒不得卧，莫非燥屎之明征也。屎燥胃干，三焦不通而菀热，非阳明邪盛之热，故微。浊气乘心，故冒。冒者，昏愦也。浊气乘胆，故不能卧，总是屎气不下行上扰乎清道也。时有者，动则有，伏则不有也。

按：不能食、绕脐痛、小便不利三证，知燥屎之所在也。"谵语"已下诸证者，三条互相发耳。非谓绕脐痛者，必无谵语、潮热、喘冒不能卧、大便乍难乍易等证也，读者勿刻舟求剑矣。

燮按：以小便不利、大便乍难乍易，未征有燥屎；时有微热、喘冒不能卧，于是明知有燥屎也。凡小便不利者，大便必易；小便利者，大便必难，证之常也。

阳明病，发热汗多者，急下之，宜大承气汤。

阳明本汗多，此曰"汗多"者，甚多可知也。汗甚多则津液之亡亦甚速也，故曰"急下之"。

程氏曰：大承气汤虽有去实满、去燥屎之不同，总之为救津液而设，则缓急之势，亦宜视津液而斟酌矣。又曰：此等之下，皆为救阴而设，不在夺实。夺实之下，可缓；救阴之下，不可缓。

发汗不解，腹满痛者，急下之，宜大承气汤。

此里实作表证者，误汗以亡津液，里实证益甚，表里津液将竭也，故急下之。

伤寒六七日，目中不了了，睛不和，无表里证，大便难，身微热者，此为实也，急下之，宜大承气汤。

燮按："无表里证"当作"无表证，但有里证"，疑传写误，脱三字。六七日，邪气去表入里之时，目中不了了，睛不和者，邪热熏蒸，昏愦精神，剧则将至于直视喘冒也。大便难，虽未至燥结，此为实，不急下之则危。身微热者，邪气攻阴急，而其外见之热乃微也。伤寒六七日，疑有外证，故曰"无表证，但有里证"。目中不了了，睛不和，疑乎阳神虚脱，故断曰"此为实也"。

伤寒，若吐若下后，不解，不大便五六日，上至十余日，日晡所发潮热，不恶寒，独语如见鬼状。若剧者，发则不识人，循衣摸床，惕而不安，微喘直视，脉弦者生，涩者死。微者，但发热、谵语者，大承气汤主之。若一服利，止后服。

"微者"下疑脱"亦死"二字，不则"谵语者"之"者"字不可解。

不可吐而吐之，不可下而下之，吐、下虽异，至其亡津液则一也。故误吐、下后，其病不解，不大便者，津液枯竭之所致也，柴胡桂枝汤主之，治法不出于此。杂治五六日，上至十余日，则津液愈枯燥，胃实证渐成矣。心气素虚之人，则余热乘虚侵心主也。胃实，故日晡所发潮热，不恶寒，专见阳明证也。热侵心则神不守舍，故见独语如见鬼状也。其脉弦者生，柴胡加龙骨牡蛎汤主之。其脉涩者死，微者亦死，此皆津液竭、气血亡之诊也。剧则至于发则不识人，循衣摸床，惕而不安，微喘直视，此阴阳将绝之候也。若不见独语如见鬼状之证，但发潮热、谵语者，此其人素不甚虚，故虽杂治十余日，余热未侵心主，但入于胃结实耳，故曰"大承气汤主之"。

按：此条似柴胡加芒硝汤证，而无胸满而呕、微利之证，则非也。又为承气汤证，则有独语如见鬼状之证，亦非也。意胃实兼心虚之证，以为柴胡加龙骨牡蛎汤证者，以脉弦也。诸注以"微者"二字为证轻之义，恐非也。利者止后服者，以吐若下后，本曾虚其里故也。

阳明病，下之，心中懊憹而烦，胃中有燥屎者，可攻。腹微满，初头硬，后必溏，不可攻之。若有燥屎者，宜大承气汤。

用试燥屎法以小承气汤下之，虽心中懊憹而烦，而有转矢气，则知非虚烦懊憹，燥屎欲行而搅作也，故曰"可攻"。若不转矢气，腹微满者，为虚烦也，攻之则初头硬，后必溏，故曰"不可攻之"，宜与栀子豉汤。可攻者，谓以大承气汤下之也。

燮按：不止于用试燥屎法后，阳明病其证未具而下之早者，亦有此证。心中懊憹而烦者，邪气逆聚于胸中也。虽心中懊憹而烦者，极知胃中尚有燥屎者，可重与大承气汤攻之。腹微满，不硬者，此其中未结实，虽初硬，后必溏，不可攻之也。

大下后，六七日不大便，烦不解，腹满痛者，此有燥屎也。所以然者，本有宿食故也，宜大承气汤。

大下后者，谓自下与下之也，诸注止为用药下之后，不稳当。烦不解者，烦而不了解也。病者一时自大下或与对证药下之，虽病势去大半，其后不了了，不大便六七日，腹满而痛或按之痛者，此其人素有宿食未去，在胃中成燥屎故也，宜大承气汤下之。

此条当在宿食篇，恐错简。

腹满不减，减不足言，当下之，宜大承气汤。

此条恐有脱漏，或他篇残缺，不可强解也。旧编在"发汗不解，腹满痛者，急下之"条之次。故诸注谓上文腹满虽用大承气汤下之，其腹满不减，减不足言者，复以大承气汤下之。此或然，然文义不稳，举于此俟后考。

燮按：病人腹满，应下之，下之其满不减或减不足言者，当重下之也。世医妄用下法而狐疑不尽，间有作此证者，虽言他篇残缺，可以为训矣。

脉双弦而迟者，必心下硬，脉大而紧者，阳中有阴也，可下之，宜大承气汤。

此条未得其解，诸家之说，不知孰是，举之备后索。

成氏曰：《金匮要略》曰："脉双弦者，寒也。"《经》曰："迟为在脏。"脉双弦而迟者，阴中伏阳也，必心下硬。大则为阳，紧则为寒。脉大而紧者，阳中伏阴也，与大承气汤，以分阴阳。

方氏曰：双弦，谓左右皆然也，弦则为寒。心下硬者，谓客寒结滞于膈也。大为阳虚，紧为阴胜，阳以腑言，阴以寒言，谓阴寒之邪内实于胃腑也。

程氏曰：脉双弦而迟，心下硬，兼夹饮，固非下脉。然使弦中举大而按紧，则非虚寒者比。阳中有阴，"阴"字指实邪言，可以下之，乃从阳分而破其阴之法。

参考：

病人烦热，汗出则解，又如疟状，日晡所发热者，属阳明。脉实者，可下之；脉浮虚者，宜发汗。下之宜大承气汤，发汗宜桂枝汤。见于上篇。

伤寒不大便六七日，头痛有热者，与承气汤，其小便清者，知不在里，犹在表也，当发汗。若头痛者，必衄。宜桂枝汤。同上。

少阴病，得之二三日，口燥咽干者，急下之，宜大承气汤。见于少阴篇。

少阴病六七日，腹满不大便者，急下之，宜大承气汤。同上。

少阴病，自利清水，色纯青，心下必痛，口干燥者，可下之，宜大承气汤。同上。

阳明少阳合病，必下利，其脉不负者，顺也。负者，失也，互相克贼，名为负也。脉滑而数者，有宿食也，当下之，宜大承气汤。见于上篇。

下利，脉迟而滑者，内实也，利未欲止，当下之，宜大承气汤。见于下利篇。

下利，脉反滑，当有所去乃愈，宜大承气汤。同上。

下利，不欲食者，以有宿食也，当下之，宜大承气汤。见于宿食篇。

伤寒一二日至四五日，厥者必发热，前热者后必厥，厥深者热亦深，厥微者热亦微。厥当下之，而反发汗者，必口伤烂赤。见于厥阴篇。

下利差后，至其年月日时复发者，以病不尽故也，当下之，宜大承气汤。见于宿食篇。

小承气汤方

大黄四两，酒洗　厚朴三两，去皮，炙　枳实三枚，大者，炙

上三味，以水四升，煮取一升二合，去滓，分温二服。初服汤，当更衣，不尔者，尽饮之。若更衣者，勿服之。

宋板厥阴篇重出此方，"初服"以下作"初一服，谵语止。若更衣者，停后服。不尔，尽饮之"。

此大承气汤去芒硝，减枳、朴之量者也。内藤氏曰：此方主治其病但痞满实而燥坚未甚者，故去芒硝，唯用三味而减其量。

阳明病，其人多汗，以津液外出，胃中燥，大便必硬，硬则谵语，小承气汤主之。若一服谵语止者，莫复服。

其人多汗者，言平素多汗之人也。平素多汗者，表虚所致也，虽作阳明病，而未至实满燥结，故用小承气汤主之。

鹭按：病所以作阳明证者，以其人多汗，津液外出，胃中燥故也。此大便必硬，硬则谵语，是为少阳阳明，不可令大泄下也，与上文阳明病发热汗多条有虚实之分。

太阳病，若吐、若下、若发汗后，微烦，小便数，大便因硬者，与小承气汤，和之愈。

吐、下、发汗后，亡津液，胃中干燥，大便硬，不更衣十日，无所苦者，非热结之证，不可下也。今若吐、若下、若发汗后，大便硬，微烦者，有所苦也，须下之。若小便数少，则虽微烦，不可下之，大便不久当出也。今小便利数，则知不止津液枯竭，而肠胃亦有热结也。然非大实之证，故曰"与小承气汤，和之"，亦是此为少阳阳明。

阳明病，谵语，发潮热，脉滑而疾者，小承气汤主之。因与承气汤一升，腹中转矢气者，更服一升；若不转矢气者，勿更与之。明日又不大便，脉反微涩者，里虚也，为难治，不可更与承气汤也。

此条疑有传写误，不可解也，诸家从文强解，皆不得其肯綮。

燮按：予数视阳明病胃实之证，数用下药、不下而死者也，是盖皆此条之义矣。医不详其里之虚实，但见大便不通者，一概下之之误也。予故反程氏之言曰："《伤寒论》可汗、下之书，是以重汗、下也。"

参考：

下利谵语者，有燥屎也，小承气汤主之。见于下利篇。

调胃承气汤方

大黄四两，清酒浸　甘草二两，炙　芒硝半斤

上三味，以水三升，煮取一升，去滓，内芒硝，更上微火一二沸，温顿服之，以调胃气。

此方宋板重出第六篇，而文字有异同，今以阳明篇为正。

此大承气汤去枳、朴，增芒硝、加甘草以调胃气，故名之。内藤氏曰：此方主治其病但燥实坚而痞满不甚者，故止用芒硝、大黄，而去枳、朴也。加甘草者，有二义：一则用之以缓硝、黄急下之性，使其徐徐下，则胃中无余热也；一则用之以防硝、黄之伐胃气也。盖苦寒者，胃之所恶，若不加，以此之物，恐下后胃气顿虚，且屈曲之间遗邪热，他日有胃中错乱之祸也。大、小

承气不用甘草者，盖既用枳、朴疏泄痞满，则胃中无遗邪之虞，且其证俱属急无虚，若加以此物，恐缓其药力，难速成功也。

太阳病三日，发汗不解，蒸蒸发热者，属胃也，调胃承气汤主之。

此上篇所谓"汗先出不彻，因转属阳明"之证也。俞氏曰：蒸蒸者，热势自内腾达于外，如蒸炊然，胃实之验也。其热蒸蒸，势必其汗濈濈矣，妙哉形容乎！惟热在胃，故用承气调其胃，胃调则病涣然除矣。程氏曰：太阳病三日，经期尚未深也，何以发汗不解便属胃？盖以胃燥素盛，故他表证虽罢，而汗与热不解也。第征其热如炊笼蒸蒸而盛，则知其汗必连绵濈濈而来，此即大便已硬之征也，故曰"属胃也"。

或曰：此证与大承气汤可也，小承气汤亦可也，调胃承气汤亦复可也。程氏以未见潮热、谵语等证，为调胃承气之的证。然坏病篇曰："若胃气不和，谵语者，少与调胃承气汤。"则未可以无谵语为此汤之证。然则以何为此汤之标的？曰：其说甚难言。夫《伤寒论》一书，似文字易读，而寻其意则难解，不独此条，通篇皆然。仲景之意，盖欲令人思而得之。何则病证万状，变化亦无穷，虽则变化无穷，莫外于《伤寒论》，则岂寻常文辞之所能尽乎？故思之则得，不思之则不得也，故自序曰"若寻余所集，思过半矣"，其旨深矣。如前篇所谓"发汗不解，腹满痛者，急下之，宜大承气汤""阳明病，其人多汗，以津液外出，胃中燥，大便必硬，硬则谵语，小承气汤主之"及此条，不知以何为的，分用三承气也。然于大承气汤，则曰"急下之"；于小承气汤、调胃承气汤，无一曰"急下之"者，曰"和之"或曰"少与"。以此观之，缓急之意，可见矣。故虽大承气汤之主证稍缓，则不可急下；虽小承气汤、调胃承气汤之主证，若其证稍急，则不可缓下。是以求可下于不可下之证，求不可下于可下之证，临实病则反寻其虚，遇虚证则反觅其实，则三承气之分治，自有所别焉。若但拘拘字面而求之，何处得其微旨乎？

伤寒，吐后，腹胀满者，与调胃承气汤。

程氏曰：吐法为膈邪而设，吐后无虚烦等证，必吐其所当吐者。只因胃家素实，吐亡津液，燥气不能下达，遂成土郁，是以腹胀满，其实无大秽浊之在肠也。调胃承气汤，一夺其郁可耳。

按：腹满者，当与小承气汤，而反与调胃承气汤者，所重在调其吐后之胃也。其脉证，则伏在此数字上。

发汗后，恶寒者，虚故也；不恶寒，但热者，实也，当和胃气，与调胃承气汤。

宋板注：《玉函》云："与小承气汤。"又发汗后篇注曰：一法用小承气汤。

脾胃素弱，两感于寒者，误责其汗，则里阳外泄，表里俱虚，而表热罢止恶寒，则当四逆汤辈主之也，与芍药甘草附子汤证大同少异。彼其初发热不恶寒者，发汗后，外证尚未解，及加恶寒者也，未至为少阴病；此条发汗后，外证罢而但恶寒者，此表里俱虚，而邪气入少阴作寒证者也。何以知其异？则以其辞也而已。不恶寒但热者、实也者，则上篇所谓"汗出不彻，因转属阳明"者也。凡胃家实之人，感于风寒，其邪甚，为汗不衰，邪热直入于胃中也。或表邪夹内热者，单发其汗，则表邪虽因汗解，内热未解，见诸热证也。其热结实，则见阳明证，当调胃承气汤以和胃气；若其热未结实，则但见内热之候耳，白虎汤、竹叶石膏汤类主之。玩"当和胃气"四字，则随证小承气汤亦可用也。

　　阳明病，不吐、不下，心烦者，可与调胃承气汤。

　　误吐，则上、中焦虚；误下，则中、下焦虚；不吐、不下者，言三焦无虚也。虽既经吐、下，其人本实，不为吐、下伤者，虽经吐、下犹不经也。虚弱之人，虽不经吐、下，三焦有所缺，则未可言不吐、下者必无虚。然则不吐、不下者，言不论经吐、下与不经，三焦都无虚也。心烦者，属虚，非可下之证。然而阳明病证具，而三焦间都不见虚候，其虚候者，唯心烦一证耳，则知燥热侵上焦，令然也，胃邪去则心烦不治自愈，故曰"可与调胃承气汤"也。小承气汤证之微烦，亦与此同。但彼胃热甚，因之大便难而燥未甚也；此条唯燥甚，津液为之枯竭，因之胃中热结也。宜辨别焉。

　　燮按： 病人有阳明胃实之证，而温温欲吐未吐，里急欲下未下，心中搅作烦扰者，欲大、小承气汤下之，则恐其内急迫，非所宜也，故加甘草调其胃，而令热邪下降也。"不吐、不下"四字，自有心烦不安之意。

　　伤寒十三日，过经谵语者，以有热也，当以汤下之。若小便利者，大便当硬，而反下利，脉调和者，知医以丸药下之，非其治也。若自下利者，脉当微厥，今反和者，此为内实，调胃承气汤主之。

过经者，言太阳表证罢也，非曰十二日以后也。若已过经必为十二日以后，则"十三日"之字为衍，且前文曰"过经乃下之"，岂必俟十二日以后而下之谓乎？诸家之说，拘矣。调和者，非平脉之谓，但言不微厥也。微、厥，俱脉名。诸家以为脉微而肢厥者，非也。微脉，不俟解。厥者，脉来渐渐大、渐渐小之名，为邪正相争之象。

此条言凡伤寒十数日，表证解而谵语者，有虚实之分。其有热证而见里实之候者，当三承气汤随证择用。此证若小便利而大便硬者，亡阳故也，当与柴胡桂枝汤和其营卫以通津液。若小便利而大便亦自利者，是必为亡阳虚寒之所致，脉当微厥，今脉反调和者，此内实证，因误以丸药下之而下利也，下之则可也，以丸药下之则非其治也。至于此，则非大、小承气所宜，当以调胃承气汤和其胃也。"若自下利"以下，释上脉调和者，虽下利，为内实证也。

参考：

太阳病，过经十余日，心下温温欲吐而胸中痛，大便反溏，腹微满，郁郁微烦，先此时自极吐下者，与调胃承气汤。若不尔者，不可与。但欲呕，胸中痛，微溏者，此非柴胡证，以呕故知极吐下也。见于上篇。

阳明内结，谵语烦乱，少与调胃承气汤。全文见于坏病篇。

太阳病未解，脉阴阳俱停，必先振栗汗出而解。但阳脉微者，先汗出而解；但阴脉微者，下之而解。若欲下之，宜调胃承气汤。见于太阳下篇。

麻子仁丸方

麻子仁二升　芍药半斤　大黄一斤，去皮　厚朴一尺，炙，去皮　枳实半斤，炙　杏仁一升，去皮尖，熬，别作脂

上六味，蜜和丸，如梧桐子大，饮服十丸，日三服，渐加以知为度。

内藤氏曰：胃中有结热而大便硬，故枳、朴以解结，大黄以泄热。津液不四布而肠胃燥，故麻仁、杏仁炼蜜以润燥。气液偏渗水道，故芍药以收气液，以辅润。

跌阳脉浮而涩，浮则胃气强，涩则小便数，浮涩相抟，大便则硬，其脾为约，麻子仁丸主之。

方氏曰：跌阳，胃脉也。其脉在足跌上动脉处，去陷谷三寸。又曰冲阳，一名会元。

内藤氏曰：胃气强者，谓胃中有结热也。浮则胃中有结热而血气外流之诊，涩则脾气不行而为约之诊。约者，约束也。脾气不行而结束，故曰"脾为约"也。胃中有结热而脾气不行，则津液不能四布，而所饮汤水偏渗水道，故小便数而大便硬也。此证其脉浮，按之涩、有力，按其胃脘亦坚硬，口舌干焦，小便黄赤，此其候也。若脉不浮涩，无力者，俱非此方所主也。

阳明病内虚内滞者不可下法

脉濡而弱，弱反在关，濡反在巅，微反在上，涩反在下。微则阳气不足，涩则无血。阳气反微，中风汗出，而反躁烦，涩则无血，厥而且寒，阳微不可下，下之则心下痞硬。

此条见于太阳中篇，然彼言发汗之害，此言下之害，故结句各异耳。"不可下"三字，含蓄内实之证。言濡弱而微涩者，虽有内实证，不可下，此脾胃虚而肺气不运，传送失职，大便或硬，有似内实之证。若误下之，则中焦受伤，胃气不升降，故心下痞硬也，宜泻心汤类主之。

脉濡而弱，弱反在关，濡反在巅，弦反在上，微反在下。弦为阳运，微为阴寒，上实下虚，意欲得温，微弦为虚，虚者，不可下也。

此条亦见于太阳中篇，但结句异耳。微弦为虚者，言为阳运、为阴寒者，俱为虚也。故见濡弱而微弦者，虽似上实证，而下亦寔^①虚。虚者，不可下也。

微则为咳，咳则吐涎，下之则咳止而利因不休，利不休则胸中如虫啮，粥入则出，小便不利，两胁拘急，喘息为难，颈背相引，臂则不仁。极寒反汗出，身冷若冰，眼睛不慧，语言不休，而谷气多入，此为除中，口虽欲言，舌不得前。

此条合上条为一条，诸注分之者，非是。

微则为咳者，肺气不下降而为逆也。吐涎者，胃阳虚寒而不摄津液也。作是上实证者，因下虚也。下虚固虚，而上实亦非实，故上文谓"微弦为虚，虚者不可下"也。若误以十枣汤类下之，则其虚益甚，以其上逆者，反下降，故虽咳止，下利因不休，三焦俱伤。胸中如虫啮者，欲吐不吐，似烦不烦，但苦闷，此为上焦虚也。粥入则出者，完谷不化，直下利，此为中焦虚寒也。小便不利，州都失职，此为下焦虚寒也。两胁拘急，喘息为难者，肝胆升发之气不舒畅也。颈背相引，臂则不仁者，血气不行表也。方此之时，宜四逆汤辈极力辅助也。虽极力辅助，而里寒不复，则寒极绝汗出，身冷若水，阴寒益甚也。眼睛不慧，语言不休者，上焦阳气亡也。谷气多入者，胃阳虚极，此名除中，死。口虽欲言，舌不得前者，元气将绝之象也。

动气在右，不可下，下之则津液内竭，咽燥，鼻干，头眩，心悸也。

成氏曰：动气在右，肺之动也。下之伤胃动肺，津液内

---

① 寔（shí）：通"实"。

竭。咽燥、鼻干者，肺属金，主燥也。头眩、心悸者，肺主气而虚也。

动气在左，不可下，下之则腹内拘急，食不下，动气更剧。虽有身热，卧则欲蜷。

成氏曰：动气在左，肝之动也。下之损脾而肝气益胜，复行于脾，故腹内拘急，食不下，动气更剧也。虽有身热，以里气不足，故卧则欲蜷。

动气在上，不可下，下之则掌握热烦，身上浮冷，热汗自泄，欲得水自灌。

成氏曰：动气在上，心之动也。下之则伤胃，内动心气，心为火，主热。《针经》曰：心所生病者，掌中热。肝为脏中之阴，病则虽有身热，卧则欲蜷，作表热里寒也。心为脏中之阳，病则身上浮冷，热汗自泄，欲得水自灌，作表寒里热也。二脏阴阳寒热，明可见焉。

动气在下，不可下，下之则腹胀满，卒起头眩，食则下清谷，心下痞也。

成氏曰：动气在下，肾之动也。下之伤脾，肾气则动，肾寒乘脾，故有腹满、头眩、下清谷、心下痞之证也。

咽中闭塞，不可下，下之则上轻下重，水浆不下，卧则欲蜷，身急痛，下利日数十行。

程氏曰：肾邪上逆，故有咽中闭塞之证。下之阳气益虚、阴气益盛，故有上轻下重诸见证。

按：已上五条，宜与太阳中篇不可发汗五条参看，不可泥一端也。

太阳病，有外证未解，不可下，下之为逆。

凡里实之证，表证未解者，先解表，后攻里，此定法也。下之若早，则表邪乘虚入内，为心痞、胸结等证，故曰"为逆"。

脉浮大，应发汗，医反下之，此为大逆也。

脉浮者，邪在表也，兼大则为表虚，当以汗解，桂枝汤主之，医反下之，故曰"大逆"。上文里实兼表证者，故虽误早下，其害不过表邪内陷也，故但曰"逆"。此条专表虚而无里实，然见可下证者，因表有邪、里气不健运，假见内实之证也。医不详其真假，误下则脾胃虚寒，而致下利腹痛，或呕吐哕噎种种虚证，非里实表证相兼者误早下之比，故曰"大逆"。

燮按：脉浮大者，邪在表而盛，应发其汗则解也。邪在表而盛，则里气亦不健运，假见内实之证，医误下之，则表邪乘势而内陷，为害非浅，故为大逆也。比前条，自有轻重真假之分。

夫病阳多者热，下之则硬。

阳多者热者，中风发热之类也。误下之，则邪气内陷为结胸、为心痞，故曰"下之则硬"。硬者，心下硬也。

本虚，攻其热必哕。

凡虚人，虽内实真证具，不可下，当先救其虚，后攻其里热。若误直下之，则里虚益甚，胃中虚冷，必哕也。

无阳阴强，大便硬者，下之则必清谷腹满。

此虚寒而大便硬者也。成氏曰：无阳者，亡津液也；阴强者，寒多也。大便硬则为阴结，下之虚胃，阴寒内甚，必清谷腹满。

伤寒，呕多者，虽有阳明证，不可攻之。

呕本虽伤寒证，然呕最多者，属少阳，故曰"虽有阳明证，不可攻之"也。

病欲吐者，不可下。

凡诸病欲吐者、呕多者，多胃脘或胸中有停饮、宿食、虚冷、气滞所致也。虽有阳明证，非真证，胃气不和，气血不顺故也。不可攻之，当详其兼脉、兼证，而择用瓜蒂散、半夏生姜汤、厚朴生姜汤、吴茱萸汤、四逆汤类。

诸外实者，不可下，下之则发微热，亡脉厥者，当脐握热。

方氏曰：诸外实，指凡一切邪在表而言也。发微热，邪入里也。亡脉，阳内陷也。握，持也。谓当脐有热，持而不散，盖以热入深者言也。成氏曰：表热内陷，故发微热。厥深者，热亦深。亡脉厥者，阳气深陷，客于下焦，故当脐握热。

燮按：凡病外实而不解，虽阳明内实证具，不可下。下之虽内邪因下去，外邪又乘虚内陷，其势必猖狂。"发微热"已下，不可解，诸注皆不得其当，盖脱文也。

诸虚者，不可下，下之则大渴，求水者易愈，恶水者剧。

方氏曰：诸虚，指凡一切汗、吐、下后，若亡血与精气夺，肉脱色败，脉不应者言也。大渴，津液竭也。求水，阳回也。恶水，无阳也。

诸虚误下后之变证，不止大渴一证，特举一例耳，宜就下后诸条而详之。

诸四逆厥者，不可下之，虚家亦然。

解见于太阳中篇。

趺阳脉迟而缓，胃气如经也。趺阳脉浮而数，浮则伤胃，数则动脾，此非本病，医特下之所为也。荣卫内陷，其数先微，脉反但浮，其人必大便硬，气噫而除。何以言之？本以数脉动脾，其数先微，故知脾气不治，大便硬，气噫而除。今脉反浮，其数改微，邪气独留，心中则饥，邪热不杀谷，潮热发渴，数脉当迟缓，脉因前后度数如法，病者则饥，数脉不时，则生恶疮也。

脉数者，久数不止，止则邪结，正气不能复，正气却结于脏，故邪气浮之，与皮毛相得。脉数者，不可下，下之必烦，利不止。

此二条俱有误字或脱漏，不可读，载于此备后考。

阳明病胃中虚冷者当温法

阳明病，若能食，名中风；不能食，名中寒。

解见于上篇。

阳明病，若中寒者，不能食，小便不利，手足濈然汗出，此欲作固瘕，必大便初硬后溏。所以然者，胃中冷，水谷不别故也。

"中寒"之"中"，当为去声读，诸注为平声者，非是。

阳明病能食者，为中风；不能食者，为中寒。然胃中有燥屎者，亦反不能食也，疑似之间，不可不详兼脉、兼证也。阳明病而不能食，小便不利、手足濈然汗出者，大似胃中有燥屎证，然详其兼脉、兼证，则其不能食者，胃中虚冷而胃脘不开也。小便不利者，胃阳虚而水谷不分利也。手足濈然汗出者，胃阳浮于外，津液外泄也。欲作固瘕之义未详，必是欲作固冷瘕证也。此虽阳明证具，不可下，当用四逆、理中辈温之。若下之，则大便初硬后溏。所以然者，胃中冷，水谷不别故也。

阳明病，不能食，攻其热必哕，所以然者，胃中虚冷故也。以其人本虚，攻其热必哕。

阳明病，不能食者，为胃中虚冷所致。误为内实攻下之，则必哕也。上条因病而胃中虚冷者，故虽误下，不至哕也。此条其人本虚家，因下之，胃中益虚冷，故哕也，虽极用四逆辈，恐难及。

若胃中虚冷，不能食者，饮水则哕。

此疑他篇残缺，载于此备后考。

阳明病，脉迟，食难用饱，饱则微烦，头眩，必小便难，此欲作谷瘅。虽下之，腹满如故，所以然者，脉迟故也。

"瘅"，《广韵》作"疸"。

上篇、中篇所谓阳明病脉迟者，邪气新结于内而经隧不顺流故也；此条所谓脉迟者，胃中虚冷也。彼所谓迟者，迟而有力；此所谓迟者，当迟而无力。食难用饱者，胃阳虚也。饱则微烦者，胃气不胜谷气也。头眩者，胃气壅郁也。小便难、腹满者，胃中虚热瘀郁也。谷瘅，张卿子曰"由胃虚，食郁致热因作谷瘅"是也。理中汤、厚朴生姜汤类主之。医见其阳明证而腹满，虽以承气汤下之，腹满如故，诸证不解者，此证本由胃阳虚弱成也，以脉迟故知之。欲作者，其气虽已见而未作也。

阳明病，心下硬满者，不可攻之。攻之，利遂不止者死，利止者愈。

谓阳明病，则有可下之证可知矣。然心下硬满者，胃气虚而少阳甲胆之气不升降之所致也，虽有阳明证，不可攻之，误下之则胃气益虚，下利遂不止而死也，宜理中、四逆辈主之。若胃气未虚极，则得药而其利可止，止者愈；若胃气既虚极，则药力不及，利遂不止而死也。

吴茱萸汤方

吴茱萸一升，洗　人参三两　生姜六两，切　大枣十二枚，擘

上四味，以水七升，煮取二升，去滓，温服七合，日三服。

此方与理中汤同为胃中虚冷者设，然二方各有所异。理中汤主下利，吴茱萸汤主呕吐；理中汤证，胃中湿浊，水谷不别，乃作下利、肠鸣、心腹疼痛，此但其气降沉而不升发，虽呕吐，不甚也；吴茱萸汤证，胃中涸浊，气逆上冲，乃作呕吐、胸满、干呕、吐涎沫，此其气失和，特上逆，故虽下利，不甚也。吴茱萸以下气、温胃、止呕；生姜以散逆气、止呕、温胃；人参、大枣以养补脾胃。盖干姜专温中，生姜主止呕。

食谷欲呕者，属阳明也，吴茱萸汤主之。得汤反剧者，属上焦也。

欲呕者，欲呕不呕，胸中懊憹也。食谷欲呕者，闻谷食之气则欲呕也，此胃中虚冷，逆气上冲故也。属阳明者，断为中焦虚也。然有上实病似吴茱萸汤证者，如少阴篇"饮食入口则吐，心

中温温欲吐，复不能吐，此胸中实，当吐之"、厥阴篇"欲食不能食者，病在胸中，当吐之，宜瓜蒂散"、坏病篇"心中懊侬，栀子豉汤主之"是也。若服吴茱萸汤反剧者，则知病在上焦，实也。于是乎瓜蒂散、栀子豉汤、小半夏汤类宜择用之。

阳明病，反无汗而小便利，二三日呕而咳，手足厥者，必苦头痛。若不咳、不呕、手足不厥者，头不痛。

阳明病无汗者，津液枯竭也。津液枯竭者，小便当不利，今无汗小便利者，知胃中虚冷所致也，当以理中汤、甘草干姜汤类主之，治法不出于此。杂治二三日后，呕而咳，手足厥者，知胃中益虚，逆气上冲也，上冲甚则必苦头痛也。当下气温胃，吴茱萸汤主之。若不咳，不呕，手足不厥者，不气逆上冲，故头不痛也，但胃中虚冷不复，则当有下利、腹痛等证，四逆、理中辈宜择用之。

阳明病津液枯竭大便硬者治法

发汗多，亡阳谵语者，不可下，与柴胡桂枝汤和荣卫，以通津液，后自愈。

方见于少阳篇。

"不可下"三字，含蓄里实之证，兼之谵语，则可谓里实证具也。然而谵语有虚有实，若发汗多之后发谵语者，汗多亡阳之所致，汗多津液尽，大便因硬，似里实证者也。发汗亡阳之证，有轻重，若其人素有五脏之虚，则其虚脏专受害，少阴亡阳证等是也；若其人素禀壮实，五脏无虚，而发汗过多，则单亡卫阳而已。表与膻中相应，膻中，心之所位，卫阳亡则膻中阳气亦衰，心气失养，故谵语也。其见里实证者，荣卫不和，津液竭乏，里气因此不和之所致也。与柴胡桂枝汤以和荣卫，则津液得通，而谵语及诸里实假证，不治而自愈也。

按：此本小柴胡汤证，而误用麻黄汤，汗出多亡卫阳者也。亡卫阳者，当桂枝汤主之，故合小柴胡汤而救表、和解相兼施也。少阳篇曰："伤寒脉弦细，头痛发热者，属少阳。少阳不可发汗，发汗则谵语，此属胃，胃和则愈；胃不和则烦而悸。"与此条互相发也。

脉阳微而汗出少者，为自和也；汗出多者，为太过。阳脉实，因发其汗出多者，亦为太过，太过为阳绝于里，亡津液，大便因硬也。

脉阳，阳脉之阳，俱指寸部与浮指而候言也。方氏曰：微，以中风之缓言。中风本自汗，故言"出少，为自和"，对"太过"言，谓未至太过耳，非直谓平和。太过者，以其失于不治，与凡治之不对，致出不止者言也。实，以伤寒之紧言。伤寒本无汗，故曰"因发其汗"。发而出之过多，则与自出过多者同一致，故曰"亦为太过"。自此已下，乃总结上文，以申其义。阳绝即亡阳，盖汗者，血之液，血为阴，阴主静，本不自出，所以出者，阳气鼓动之也，故汗多则阳绝，绝者犹亡。程氏解此条以为可下证，谬也。

脉浮而芤，浮为阳，芤为阴，浮芤相抟，胃气生热，其阳则绝。

方氏曰：浮为气，上行故曰阳；芤为血，内损故曰阴。胃中生热者，阴不足以和阳，津液干而成枯燥也。阳绝，即亡阳之互词。

俞氏以此条为当下不下故至此，非也。脉浮芤者，岂可下之证乎？程氏以为胃家实，亦非也。胃家实之脉，岂有浮芤者乎？

阳明病，汗出多而渴者，不可与猪苓汤。以汗多胃中燥，猪苓汤复利小便故也。

发热，渴欲饮水，小便不利者，猪苓汤证也。然其人汗出多，则津液枯竭，因之大便硬作阳明证也。渴欲饮水、小便不利似猪苓汤证者，亦皆津液枯竭所致也。误与猪苓汤以利小便，则津液复泄下而益枯竭也，故曰"不可与猪苓汤"。自此已下，再释上文也。成氏曰："《针经》曰'水谷入于口，输于肠胃，其液别为五。天寒衣薄，则为溺；天热衣厚，则为汗'，是汗、溺，一液也。汗多为津液外泄，胃中干燥，故不可与猪苓汤利小便也。"

阳明病，法多汗，反无汗，其身如虫行皮中状者，此以久虚故也。

方氏曰：法多汗，言阳明热郁，肌肉腠理反开，应当多汗，故谓无汗为反也。

按：阳明病以多汗为常，今反无汗者，肌表津液干燥也。肌表津液燥，则荣卫不和，如虫行皮中状也。久虚者，言肌表津液久干，荣卫不和也，非胃中虚冷之谓也。诸注为寒胜不能食，或为不病前胃寒既久，皆非也。

阳明病，本自汗出，医更重发汗，病已差，尚微烦，不了了者，此必大便硬故也。以亡津液，胃中干燥，故令大便硬。当问其小便日几行，若本小便日三四行，今日再行，故知大便不久出。今为小便数少，以津液当还入胃中，故知不久必大便也。

治病必求于本，有旨哉。此条本非中焦虚弱之证，故虽医误更重发汗，汗出太过，肌表津液枯竭，以中焦本无虚，其病已差。此以汗出太过，肌表津液已亡，而胃中亦津液少，大便因之硬也。胃中津液少，胃阳不振，故与谷则微烦不了了也。然非坏病篇所谓"日暮微烦"之证，彼条病差后，脾胃气尚弱，不能消谷也；此条虽脾胃不弱，以津液少，故胃阳不振而然也。微烦虽同，病由本自异也。此"必大便硬故也"者，示津液少之微烦，而非脾胃气弱之微烦也。成氏已后注家，"必大便"作"大便必"，语势少异也，从宋板为是。"以亡津液，胃中干燥，故令大便硬"者，详所以大便硬也。如此，则虽微烦，而非理中所宜；虽大便硬，而非承气汤证。当用柴胡桂枝汤，以和荣卫、通津液，荣卫和，津液通，则胃中和而不微烦，大便不久而可出也。盖荣卫不和，则气化失职，所饮汤水偏渗膀胱，而不化津液也。试问其小便日几行，若前日三四行，至今日唯再行，则知荣卫和，气化司职，所饮汤水，既化津液，故知大便不久出也。"今为小便数少，以津液当还入胃中，故知不久必大便也"者，详所以大便不久出也。

太阳病，寸缓、关浮、尺弱，其人发热，汗出，复恶寒，不呕，但心下痞者，此以医下之也。如其不下者，病人不恶寒而渴者，此转属阳明也。小便数者，大便必硬，不更衣十日，无所苦也。渴欲饮水者，少少与之，但以法救之。渴者，宜五苓散。

此太阳病发热、汗出、脉浮缓而弱者，即中风里和表虚之证也。然凡表有病则里气不运，多有大便硬者，误下之，则胃中虚冷，故恶寒也。曰"复"者，太阳病本当恶寒，故曰"复"也，且明里虚之恶寒，而非表邪之故也。不呕者，胃虚之人被误下，则胃中虚冷，气逆上冲而必呕也，此证本里和无虚，虽一经误下，不至于气逆上冲，故不呕也。然胃中已虚冷，表邪陷入胸中，故心下痞也。如此者，以医下之过也，当以理中汤、泻心汤类主之。若其不下者，病人不恶寒而渴者，此转属阳明也者。言不下之而发汗太过、津液枯竭、大便硬者，与不经汗、下而病人恶寒自罢，而渴、小便不利者，俱皆属阳明也。以何言之？以有二"者"字，重复也。自此以下，示二证治法也。小便数者，大便必硬，不大便十日，无所苦者，津液枯竭之证也，柴胡桂枝汤主之；欲饮水者，少少与之者，表邪入于水道也，五苓散主之。"但以法救之"者，言此条有里和表虚者。心下痞者，渴欲饮水者，津液枯竭者，而虽见阳明证，皆非可下之证，可各以其法救之也，举五苓散一方，示各以法救之例。

再味文意，曰"不下者"，则含蓄发汗太过之意；曰"病人不恶寒"，则含蓄不经汗、下而自不恶寒之意；曰"小便数者"，大便必硬，则含蓄渴者小便不利之意；曰"不大便十日，无所苦"，则含蓄虽发汗太过，属阳明，而胃中无邪之意；曰"渴欲饮水"，则含蓄虽不经汗、下，属阳明，而非正阳阳明之意。诸注从文作解，义亦浅浅。

伤寒四五日，脉沉而喘满，沉为在里，而反发其汗，津液越出，大便为难，表虚里实，久则谵语。

伤寒脉浮紧而喘者，麻黄汤主之。今脉沉而喘满者，非麻黄汤证也。有伤寒证而脉沉者，为有表复有里也，即血弱气尽之证，小柴胡汤主之。少阳篇曰：伤寒五六日，头汗出，微恶寒，手足冷，心下满，口不欲食，大便硬，脉细者，此为阳微结，必有表，复有里也。脉沉亦在里也。此证即是也。血弱气尽者，不可汗、下，若误发汗，则津液越出，大便为难也。此虽可下之，而非胃实证，不可下也。表虚者，以发汗亡津液言；里实者，以津液干大便难言。久则谵语者，津液久干，则血亦燥，故心失所养而语言乱也。宜与柴胡桂枝汤以和荣卫、通津液也。诸注皆为可下证，谬也。

燮按：脉沉而实者，此必可下之证；沉而虚者，不可下也。

蜜煎方

食蜜七合

上一味，于铜器内，微火煎，当须凝如饴状，搅之勿令焦着，欲可丸，并手捻作挺，令头锐，大如指，长二寸许，当热时急作，冷则硬。以内谷道中，以手急抱，欲大便时乃去之。

又大猪胆一枚，泻汁，和少许法醋，以灌谷道内，如一食顷，当大便出宿食恶物，甚效。

阳明病，自汗出，若发汗，小便自利者，此为津液内竭，虽硬不可攻之，当须自欲大便，宜蜜煎导而通之。若土瓜根，及与大猪胆汁，皆可为导。

方氏曰："虽"上或下，当有"大便"二字。

中篇曰：须小便利，屎定硬，乃可攻之。又曰：小便数，大便因硬。又曰：小便利者，大便当硬。从此例，则大便硬而小便自利者，可下证也。然得之于自汗多出或发汗太过之后，则非内实可下证也。其小便自利者，津液内竭，荣卫不和，所饮汤水，偏渗水道所致也，故曰"此为津液内竭，大便虽硬，不可攻之"。当内与柴胡桂枝汤，以和荣卫；外俟自欲大便时，用蜜煎以导之也。土瓜根方无所见，盖脱简已。程氏曰：总无病邪也。非是。

参考：

发汗多，若重发汗者，亡其阳，谵语，脉短者死，脉自和者不死。见于坏病上篇。

阳明病夹内热者治法

太阳病，桂枝证，医反下之，利遂不止。脉促者，表未解也。喘而汗出者，葛根黄芩黄连汤主之。

解并方见于坏病中篇。

阳明病夹水饮者治法

阳明病，但头眩，不恶寒，故能食。若咳，其人咽必痛；若不咳者，咽不痛。

此阳明中风夹水饮之证也。然"但""故"二字上疑有脱字，不可强解也。

参考：

阳明病，脉迟，虽汗出，不恶寒者，其身必重，短气，腹满而喘。全文见于中篇。

阳明病，脉沉，发热，汗出，渴欲饮水，小便不利者，猪苓汤主之。全文见于上篇。

脉浮，发热，渴欲饮水，小便不利者，五苓散主之。见于上。

阳明病夹宿食者治法

阳明病，脉浮而紧者，必潮热，发作有时；但浮者，盗汗出。

内藤氏曰：浮为气虚，紧为宿食甚。此因气弱而食滞，故见潮热。但浮不紧者，为宿食微，故不见潮热，但盗汗出也。

燮按：此条亦疑有脱简，不可强解也。

阳明病上实者治法

阳明病，下之，其外有热，手足温，不结胸，心中懊恼，饥不能食，但头汗出者，栀子豉汤主之。

方见于坏病上篇。

成氏曰：表未罢而下者，应邪热内陷也。热内陷者，则外热而无手足温。今外有热而手足温者，热虽内陷，然而不深，故不作结胸也。心中懊恼、饥不能食者，热客胸中，为虚烦也。热自胸中熏蒸于上，故但头汗出而身无汗。与栀子豉汤，以吐胸中之虚烦。程氏曰：胃虚热格，故饥不能食。

阳明病夹蓄血者治法

阳明证，其人喜忘者，必有蓄血，所以然者，本有久瘀血，故今喜忘。屎虽硬，大便反易，其色必黑者，宜抵当汤下之。

方见于太阳下篇。

成氏曰：《内经》曰"血并于下，乱而喜忘"，此下本有久瘀血，所以喜忘也。程氏曰：素蓄血，而今热邪凑之也。血蓄于下，则心窍易塞而识智昏，故不谵则狂，不狂则忘。"忘"字包有"妄"字在内，应酬问答，必失常也。成氏曰：津液少，大便硬，以蓄血在内，屎虽硬，大便反易，其色黑也。程氏曰：病属阳明，故屎硬。血与粪并，故易而黑。俞氏曰：太阳经热结膀胱之证，轻者如狂，重者发狂。如狂者，血自下，但用桃核、桂枝加入承气汤，因势利导，血去则愈。发狂者，血不下，须用抵当汤，亟下其血乃愈。此条喜忘之证，本差减于如狂，乃用药反循发狂之例者，何耶？盖太阳少血，阳明多血，阳明之血一结，则较太阳更为难动，故宜抵当汤峻攻之耳。程氏曰：不用桃核承气汤者，以久瘀故也。

病人无表里证，发热七八日，虽脉浮数者，可下之。

内藤氏曰："无表里证"，当作"无表证，但有里证"是也。不则，"虽"字及"可下之"三字，衍也。何者？凡曰"可下"，曰"不可下"，则皆含蓄阳明证，今上曰"无表里证"，下曰"可下之"，则意义不通，为脱字可知也。

按：病至七八日后，则其证必应有所变也。所变者，或见蓄血之候，或见燥屎之候也。至于此，则虽脉浮数者，从变证以下之，下则可愈也。"七八日"字为紧要。

燮按：病人无表证，但有里证，此中已有腹满、谵语等证，经日亦七八日，则虽脉浮数者，此里实证谛也，为宜下之。

假令已下，脉数不解，合热则消谷喜饥，至六七日不大便者，有瘀血也，宜抵当汤。若脉数不解，而下不止，必协热便脓血也。

假令已下者，谓不俟七八日乃下之也。诸注以为七八日后下之义，非也，观"假令已"三字，可知也。脉数不解者，谓热证不解也。数者，热之互词，古书多有此例。《难经》所谓"脉数，则尺皮肤亦数"是也。合热者，言表热与里热合也。自此以下，举本有蓄血者，因其人虚实而变证有异之例也。本有蓄血者，虽误早下，而其人实，则不下利，发热不解，而反内陷，与里热合，则胃热益炽，消谷喜饥。下焦本有蓄血，故虽喜饥多食，而内热消谷，至六七日不大便也，以抵当汤下瘀血则可愈也。若其虚者，一经下之，则其下利不止，表热不解，陷于里作协热利也，瘀血不能结实，作脓血而下也，救之宜黄连阿胶汤。

阳明病衄血者治法

阳明病，口燥，但欲漱水不欲咽者，此必衄。

成氏曰：阳明里热，则渴饮水。此口燥、但欲漱水不欲咽者，是热在经而里无热也。经中热甚，迫血妄行，必作衄也。

脉浮，发热，口干鼻燥，能食者，则衄。

成氏曰：脉浮、发热、口干鼻燥者，热在经也。能食者，里和也。热甚于经，迫血为衄也。

按：二条俱由经邪怫郁所致，宜桂枝麻黄各半汤。

参考：

伤寒，不大便六七日，头痛有热者，与承气汤。其小便清者，知不在里，仍在表也，当须发汗。若头痛者，必衄。宜桂枝汤。见于上篇。

内藤氏曰：凡有衄血者，脉浮、口干鼻燥、漱水不欲咽者，为经邪，宜桂枝汤、各半汤、葛根汤类；脉沉数、口干舌焦、小便赤者，为里热，宜承气汤辈。若胸痛、胸窒、咳嗽者，属虚劳。

趺阳脉浮，浮则为虚，浮虚相抟，故令气噎，言胃气虚竭也。脉滑则为哕，此为医咎，责虚取实，守空迫血。脉浮，鼻中燥者，必衄也。

解见于坏病中篇。

内藤氏曰：此误用攻下清凉之药，胃中虚冷，阳气飞越于外致衄者也。此为内虚似外实，宜理中汤主之。外虽见大热证，慎不可复用清热散邪之剂，虚阳收于内则病自愈。

阳明病热入血室者治法

阳明病，下血，谵语者，此为热入血室，但头汗出者，刺期门，随其实而泻之，濈然汗出则愈。

俞氏曰：妇人病伤寒，经水适来适断，则邪热乘之而入于血室，谵语如见鬼状，当刺期门。乃男子阳明经病，下血而谵语者，亦为热入血室，亦刺期门。阳明病下血者，经邪甚，血得热妄行，则或下血也。妇人经水适来者，亦血得热妄行也。谵语者，邪气入血分，则心主不安也。头汗出者，程氏曰：血下夺则无汗，热上扰则汗蒸也。

内藤氏曰：凡热入血室证，皆脾胃怯、少阳气不升发之所致。治法俱用小柴胡汤以助脾胃、升发少阳气，使邪气引出于气分，或刺期门，以泄邪实，则血分不治自安。少阳篇热入血室条宜参考。

阳明病发黄者治法

茵陈蒿汤方

茵陈蒿六两　栀子十四枚，擘　大黄二两，去皮

上三味，以水一斗二升，先煮茵陈，减六升，内二味，煮取三升，去滓，分三服。小便当利，尿如皂角汁状，色正赤，一宿腹减，黄从小便去也。

方氏曰：茵陈，逐湿郁之黄；栀子，除胃家之热；大黄，推壅塞之瘀。三物者苦，以泄热，热泄则黄散也。

阳明病，发热汗出者，此为热越，不能发黄也。但头汗出，身无汗，剂颈而还，小便不利，渴引水浆者，此为瘀热在里，身必发黄，茵陈蒿汤主之。

"剂"，方、程二氏作"跻"。跻，升也；剂，分也。作"剂"为优而以也。

方氏曰：越，散也。热由汗解散，故不发黄也，桂枝加葛根汤主之。头汗出者，里热上蒸也；身无汗，剂颈而还者，津液干也；小便不利者，热郁于下焦也；渴引水浆者，上焦热燥也。此总为瘀热在里而郁结，所以发黄也。必发黄者，内藤氏曰：瘀热在里，故今虽不发黄，后必发黄，宜用茵陈蒿汤以彻去其热。若俟其发黄而施之，则为缓急。

阳明病，无汗，小便不利，心中懊恼者，身必发黄。

阳明病，无汗则热不能越，小便不利则热郁于下焦也。心中懊恼者，瘀热蒸于上焦也。如此，则虽无头汗及渴引水浆证，而瘀热在里也必矣，当身必发黄，亦宜茵陈蒿汤主之也。

阳明病，面合色赤，不可攻之，必发热，色黄者，小便不利也。

阳明病，外证具，面色通赤者，此其人脾胃素实，邪热不能入于里，但在经而怫郁也，当择用葛根汤、桂麻各半汤类也。若误下之，虽邪热乘烦虚入于胃中，而脾胃素实，不受害，邪热瘀郁，小便不利，发热而身色黄也，茵陈蒿汤主之。

成氏曰：合，通也。阳明病面色通赤者，热在经也，不可下之。下之虚其胃气，耗其津液，经中之热乘虚入胃中，必发热、色黄、小便不利也。

参考：

阳明病，被火，额上微汗出，小便不利者，必发黄。见于坏病中篇。

阳明病，中风，脉弦浮大而短气，腹都满，胁下及心痛，久按之气不通，鼻干不得汗，嗜卧，一身面目悉黄。全文见于上篇。

阳明病，脉迟，食难用饱，饱则微烦，头眩，小便难，此欲作谷瘅。见于前。

阳明病，初欲食，大便自调，小便反不利，其人骨节疼，翕翕如有热状，奄然发狂，濈然汗出而解者，此水不胜谷气，与汗共并，脉紧则愈。

此条文义不稳，疑有误字或脱简，不可强解也。

卷
八

内藤氏曰：少阳病者，邪气在表里之间也，其经循胁络胆。故少阳受邪，胆即病矣。此或从太阳经传，或从阳明经传，或少阳直中，或三阴病阳复热胜、邪气浮客于此经，皆血弱气尽腠理开，邪气因入，与正气相抟结于胸下之所致也。程氏曰：少阳在六经中，典开合之枢机，出则阳，入则阴，职守最重，非若他经之于表里截然不相管摄也。又曰：半表者，指经中所列之风寒而言，所言往来寒热、胸胁苦满等是也；半里者，指胆腑而言，所言口苦、咽干、目眩是也。表为寒，里为热，寒热互拒，所以有和解之法也。

认少阳病法

少阳之为病，口苦，咽干，目眩也。

《内经》曰：少阳主胆。故口苦、咽干者，热聚于胆也。目眩者，胆腑病也。诸注推五行之理释之，迂也。程氏曰：此少阳腑邪见证，属之半里，与经邪之属表传者，对待方成半表里。首条揭此，乃少阳之主证，贯及通篇，凡用小柴胡汤，通以此条作骨子。

少阳中风，两耳无所闻，目赤，胸中满而烦者，不可吐、下，吐、下则悸而惊。

少阳之为病者，谓腑病，口苦、咽干、目眩也。少阳中风者，谓经病，两耳无所闻、目赤也。胸中满而烦者，经腑二病合成之证也。胸中满似十枣汤证，胸中烦似栀子豉汤、瓜蒂散证，故曰"不可吐、下"也。若误吐、下，则膻中阳虚，悸而惊也。《内经》曰：三日少阳受之。少阳主胆，其脉循胁络耳。故胸胁痛而耳聋者，合经腑而言也。此篇别经腑病证者，姑示之分别耳，其实经腑病证俱见也。至治疗之法，则俱禁汗、吐、下，以和解为主也。

辨传经与不传经

伤寒六七日，无大热，其人躁烦者，此为阳去入阴故也。

伤寒六七日者，欲解之时也，故初大热者，至于此微热。能食不呕，其人静，则解之候也。今虽无大热，而有微热，其人不食而呕，躁烦，则非邪热外散，而反入内也。此为阳去入阴故也者，言外热去表而入里，则热邪变为寒邪也。阳指表与热言，阴指里与寒言，为互文之法。成氏指阴阳偏为表里者，非是。若果是，则当曰"去阳入阴"，不通之义也。凡胃家实之人，邪热入里则为胃实证；胃家虚之人，邪热入里则热变为寒，救里宜四逆汤。

伤寒三日，三阳为尽，三阴当受邪，其人反能食而不呕，此为三阴不受邪也。

成氏曰：伤寒四日，表邪传里，里不和，则不能食而呕。今反能食而不呕，是邪不传阴而但在阳也。方氏曰：阳以表言，阴以里言。能食，则真阳胜而表邪散也；不呕，里气和而胃气回也。阴不受邪可知也。伤寒三日者，据《热论》之文而言耳，不必三日矣。

伤寒三日，少阳脉小者，欲已也。

伤寒三日者，少阳受邪之时，其脉当弦大，而反小者，邪气衰也，故曰“欲已也”。程氏曰：即以脉论，其人能食不呕，三阴虽不受邪，犹恐脉尚弦大，阳邪一时未退。若更得脉小，则阳得阴以和，是邪尽退而正来复，胃土允、无木侵矣。

少阳病，欲解时，从寅至辰上。

成氏曰：《内经》曰："阳中少阳，通于春气。"寅卯辰，少阳木旺之时也。

邪热在半表半里者宜和解法

小柴胡汤方

柴胡半斤　黄芩三两　人参三两　甘草三两　半夏半升，洗　生姜三两，切　大枣十二枚，擘

上七味，以水一斗二升，煮取六升，去滓再煎，取三升，温服一升，日三服。

柴胡苦寒，解半表之热，兼引胃气上行而行春令；黄芩苦寒，解半里之热；人参、甘草、大枣甘温，以调中和胃；半夏、生姜辛温，下浊气，除烦呕。方名小柴胡者，对大柴胡言也，柴胡为少阳之主药，故名之。

伤寒中风五六日，往来寒热，胸胁苦满，默默不欲饮食，心烦喜呕，或胸中烦而不呕，或渴，或腹中痛，或胁下痞硬，或心下悸，小便不利，或不渴，身有微热，或咳者，小柴胡汤主之。

"伤寒中风五六日"，宋板作"伤寒五六日中风"，传写之误也，今从赵开美本改之，正与下文伤寒中风有柴胡证条语例同。

伤寒中风五六日者，与曰得病二三日或五六日同，此举中风伤寒以兼痉、湿、暍、温，即总言六气之病也。方氏曰"言伤寒与中风，当五六日之时，皆有此'往来寒热'已下之证也"是也。然而止为风、寒二邪，则未为尽也。往来寒热者，俞氏曰：少阳主半表半里之间，其邪入而并于阴则寒，出并于阳则热，往来寒热，无常期也。胸胁苦满者，方氏曰：少阳之脉，循胸络胁，邪凑其经，伏饮抟聚也。默默不饮饮食者，俞氏曰：胸胁既满，胃中之水谷亦不消，所以默默不欲饮食，即昏昏之意，非静默也。心烦者，邪热逼心间也。喜呕者，程氏曰：清气郁而为浊，则成痰滞，故喜呕。呕则木、火两舒，故喜之也。俞氏曰：或呕不呕，或渴不渴，诸多见证，各随人之气、体不尽同也。然总以小柴胡之和法为主治，而各随见证，以加减之耳。

按：此条所谓诸证，则半表之热邪所致也，必合首条所揭口苦、咽干、目眩证，而可谓之少阳半表半里之证全具也。程氏曰

"口苦、咽干、目眩者，少阳之主证，贯及通篇"得之。

若胸中烦而不呕，去半夏、人参，加瓜蒌实一枚。

成氏曰：胸中烦而不呕，热聚而气不逆也。甘者，令人中满，方热聚，无用人参之补。辛散逆气，既不呕，无用半夏之辛。温热宜寒，疗聚宜苦，瓜蒌实苦寒，以泄胸中蕴热。

若渴者，去半夏，加人参，合前成四两半，栝楼根四两。

成氏曰：半夏燥津液，非渴者所宜。人参甘而润，栝楼根苦而凉，彻热生津。

若腹中痛者，去黄芩，加芍药三两。

成氏曰：去黄芩，恶寒中；加芍药，以通塞。

若胁下痞硬，去大枣，加牡蛎四两。

成氏曰：甘令人中满，痞者，去大枣之甘；咸以软之，痞硬者，加牡蛎之咸。

若心下悸，小便不利者，去黄芩，加茯苓四两。

水停心下则悸；小便不利者，肺气虚冷不能敷气化也。故去黄芩泻热之品，而加茯苓以导水饮也。

若不渴，外有微热者，去人参，加桂枝三两，温覆取微似汗愈。

成氏曰：不渴者，里和也，故去人参。外有微热，表未解也，加桂以发汗。

若咳者，去人参、大枣、生姜，加五味子半升、干姜二两。

成氏曰：咳者，气逆也，甘则壅气，故去人参、大枣。《内经》云：肺欲收，急食酸以收之。五味子之酸，以收逆气。肺寒则咳，散以辛热，故易生姜以干姜。

伤寒中风，有柴胡证，但见一证便是，不必悉具。

伤寒中风者，承上条而总指六气之病也。有柴胡证者，口苦、咽干、目眩是也。"有"字，可着意矣。但见一证者，谓见往来寒热、胸胁苦满、默默不欲饮食、心烦喜呕等一证也。便是也者，言此乃少阳病也。不必悉具者，谓不俟"往来寒热"以下之证并见也。

此条言凡六气之邪侵人也，见其证口苦、咽干、目眩等，则为其邪既入少阳半里之热候。兼之"往来寒热"以下半表之热候一证，则为少阳半表半里之证具，当与小柴胡汤主之。虽有"往来寒热"已下诸证，而无口苦、咽干、目眩等证，则非半表半里之候也。此条之解，宜以程氏之说为律。

血弱气尽腠理开，邪气因入，与正气相抟，结于胁下，正邪分争，往来寒热，休作有时，默默不欲饮食。脏腑相连，其痛必下，邪高痛下，故使呕也，小柴胡汤主之。

宋板注：一云脏腑相违，其病必下，胁膈中痛。

血弱气尽者，非血减气耗之谓，但谓少阳升发之阳气不强壮也。腠理开，邪气因入者，皮表不固，邪气乘虚入也。与正气相抟结于胁下者，邪正抟系于半表半里之间，互相连结而不去也。胁下，少阳之所主，即半表半里之分也。正邪分争，往来寒热，休作有时，默默不欲饮食者，邪正相抟之状也。"脏腑相连，其痛必下，邪高痛下，故使呕也"四句，不可解，盖传写之误也，当从宋板注，作"脏腑相违，其病必下，胁膈中痛"。言脏腑之气违常不和，则必下利也，如黄芩汤证是也；少阳之气怫郁于胁膈中，故痛也。此皆邪气在半表里故也，宜小柴胡汤主之。

按：此条示少阳受邪之病因也。夫人脾胃健运，脏腑调和，饮食之精气盛，则少阳升发之气必强，荣卫张于外，皮表气充。皮表气充则虽有贼邪，不能侵之，假令有少罅隙^①侵之，亦不过才侵皮表，则正气拒之为太阳病耳。今脾胃不和，饮食之精气不盛，则少阳之气必衰，荣卫气不充，虽邪气侵入于皮表，不能拒之，故贼邪直入半表里，其势欲入纯阴之部而成三阴之证，然而里气未甚衰，则能拒之争于半表里之间也，此谓之少阳病也。欲发汗，则其邪入深；欲攻里，则邪未入纯里之部。故用小柴胡汤以和解之。方、俞、程三氏以此条为热入血室条之余论，成氏以月郭空解血弱气尽，皆非也。

伤寒五六日，头汗出，微恶寒，手足冷，心下满，口不欲食，大便硬，脉细者，此为阳微结，必有表，复有里也。脉沉亦在里也。汗出为阳微。假令纯阴结，不得复有外证，悉入在里，此为半在里半在外也。脉虽沉紧，不得为少阴病。所以然者，阴不得有汗，今头汗出，故知非少阴也。可与小柴胡汤，设不了了者，得屎而解。

《金鉴》云："脉虽沉紧"之"紧"字，当是"细"字。本条上文并无"紧"字，"虽"字无谓，必是传写之误也。

此血弱气尽，邪气因入之证也。头汗出者，半里之热蒸于上焦也。血弱津液不足，故身无汗也。微恶寒，手足冷者，阳气

---

① 罅（xià）隙：缝隙。

不行表分也。心下满，口不欲食者，少阳之气不发达也。大便硬者，津液少也。脉细者，少阳气尽之诊也。总言之，则阳气微结，而不至皮表之分，故邪气虽侵皮表，而不能拒之，邪气乃至于半表里之分也。其微恶寒，手足冷，脉沉细者，虽似少阴病，而有头汗一证，则断非少阴病，即邪气在半表里间也，故其证有表证复有里证也。脉细而兼沉者，亦病在里，而阳气不升浮之诊也。"汗出为阳微"，自是以下，皆再释上文也。言"头汗出"以下诸证，悉阳气微结而少阳受邪之所致也。假令纯阴结，不得复有外证，悉入在里者，言邪气入半表里之部，故有表证复有里证也。若正气虚甚，不能御邪于半表里之部，则邪气直入纯阴之部而结滞，此少阴受邪也。至于少阴受邪，则表邪悉入里，故不得复有外证也。此为半在里半在外也者，言少阴受邪，则表邪悉入于里，今此证少阳受邪，故半在里半在外也。反覆而示，固非少阴病也，此证亦有口苦、咽干、目眩等一二可知也。设不了了者，得屎而解者，言此证与小柴胡汤清胆热，令少阳之气发达则诸证可差也。诸证虽差，尚不了了清解，大便未通者，再与前方，津液回，肠胃润，而得其屎则可解也，非下之之谓也。

凡柴胡汤病证而下之，若柴胡证不罢者，复与柴胡汤，必蒸蒸而振，却发热汗出而解。

邪气入半表里间，则少阳之气不发达，里气怫郁而大便硬，反有似里实之证也。医误下之，则里气被杀伐，多变为里虚证。今虽下之，其证不变者，其人本里气不虚，不为下药所困也。方氏曰：柴胡证不罢，言病虽不解，亦不他变也。蒸蒸而振，却发热汗出而解者，按：正气得药力而逐邪气，故振也；津液还，故蒸蒸也。邪气浮于表则发热，津液盛则汗出而邪气去也。

参考：

太阳病，十日以去，脉浮细而嗜卧者，外已解也。设胸满胁痛者，与小柴胡汤；脉但浮者，与麻黄汤。见于太阳上篇。

本太阳病不解，转入少阳者，胁下硬满，干呕不能食，往来寒热，尚未吐下，脉沉紧者，与小柴胡汤。全文见于坏病篇。

呕而发热者，小柴胡汤主之。见于厥阴篇。

阳明病，胁下硬满，不大便而呕，舌上白胎者，可与小柴胡汤。上焦得通，津液得下，胃气因和，身濈然而汗出解也。见于阳明上篇。

阳明病，发潮热，大便溏，小便自可，而胸胁满不去者，与小柴胡汤。同上。

伤寒五六日，呕而发热者，柴胡汤证具，而以他药下之，柴胡证仍在者，复与柴胡汤，此虽已下之，不为逆，必蒸蒸而振，却发热汗出而解。全文见于坏病下篇。

太阳少阳合病并病治法

内藤氏曰：太阳恶寒、发热、头项强痛、身痛等证，与少阳口苦、咽干、目眩、往来寒热、胸胁满痛、干呕、发热、耳聋等证，相合兼病，无先后多少者，此谓之太阳少阳合病也。若太阳证多、少阳证少，则唯谓太阳病也；若伤寒证多、少阳证少，则唯谓伤寒也；若先见太阳证，后见少阳证，则谓太阳少阳并病也。虽有此不同，而皆二经脉证兼见者，治法大抵舍太阳、取少阳，皆以小柴胡汤主之。然而若日久不解，荣卫不和，津液不通者，用柴胡桂枝汤兼治二经；若下利者，用黄芩汤；若眩冒，时如结胸，心下痞硬者，内用小柴胡汤或柴胡桂枝汤，外刺大椎、肺俞、肝俞。

伤寒，脉弦细，头痛发热者，属少阳。少阳不可发汗，发汗则谵语，此属胃，胃和则愈，胃不和则烦而悸。

内藤氏曰：伤寒证，其脉当浮紧，若浮大而有力，今反弦细，弦为少阳血弱之诊，细为少阳气尽之诊。脉已如此，则虽外见太阳伤寒证，而内实属少阳也。唯不拘证，以脉为率，宜用小柴胡汤主之。发汗则谵语，此属胃，胃和则愈者，此变为柴胡桂枝汤证也。阳明下篇曰：发汗多，亡阳谵语者，不可下，与柴胡桂枝汤，和其荣卫，以通津液，后自愈。此为和胃之法也。若其胃不和，则败及于上焦，烦而悸，四逆汤辈救之。诸注解"胃和则愈"曰：以调胃承气汤和之。程氏曰：玩"胃不和则烦而悸"，当是小建中汤证也。皆非也。然观其人与其时，当各随其证主之，预定治法者，难矣。

伤寒四五日，身热，恶风，头项强，胁下满，手足温而渴者，小柴胡汤主之。

上条伤寒证而见少阳之脉，此条伤寒脉证而兼少阳证；上条言属少阳而不言主方，此条言小柴胡汤主之而不言属少阳，盖互相发也而已。《内经》曰：太阳为开，阳明为阖，少阳为枢。可见执开阖之枢者，少阳也宜哉，其最重之。

按：此证身热、恶风、颈项强、手足温者，太阳伤寒证也。胁下满而渴者，少阳半表里热证也。伤寒四五日，邪气入少阳之时也，虽有太阳证，必将自罢，故单用小柴胡汤也。程氏曰：此证不但尚有太阳，而身热、颈强，已稍兼阳明。一以小柴胡主之者，表里经络原自相通，少阳其枢机也，枢机一碍，则无不碍，从而舒之，使勾萌①得达，虽有他经之邪，无不从枢机为宣畅，小柴胡所以得和解之名也。

按：此条据程氏之说，则当入三阳合病之部。然言小柴胡汤主之，则含蓄口苦、咽干、目眩等证。然则属阳明者，才身热、颈强二证耳。今始称伤寒，终云小柴胡汤主之，则非三阳合病之例，故为太阳少阳合病，以编入此篇也。

柴胡桂枝汤方

桂枝去皮　黄芩　人参各一两半　甘草一两，炙　半夏二合半　芍药一两半　大枣六枚，擘　生姜一两半，切　柴胡四两

上九味，以水七升，煮取三升，去滓，温服一升。本云人参汤，作如桂枝法，加半夏、柴胡、黄芩，复如柴胡法，今用人参作半剂。

此方桂枝汤半剂加柴胡四两，人参、黄芩各一两半，半夏二合半者，故名柴胡桂枝汤，即太阳少阳合病之主药也。

伤寒六七日，发热，微恶寒，支节烦痛，微呕，心下支结，外证未去者，柴胡桂枝汤主之。

伤寒六七日者，少阳受邪之时也，其证可专见柴胡证而无太

① 勾萌：指草木芽苗。曲者为勾，直者为萌。

阳证也。今反外证不去者，虽邪气入少阳，而太阳经邪尚盛也，故以柴胡桂枝汤解二经之邪也。邪气半入少阳，故恶寒不甚也。邪气未去太阳经，故四肢关节烦疼也。邪气未尽入少阳，故呕不甚也。支结者，方氏以为支饮结于心下，俞氏以为邪结于心下之偏旁，不正中也；王宇泰曰"谓支撑而结"，得之。

参考：

发汗多，亡阳谵语者，不可下，与柴胡桂枝汤，和荣卫，以通津液，后自愈。见于阳明下篇。

黄芩汤方

黄芩三两　甘草二两，炙　芍药二两　大枣十二枚，擘

上四味，以水一斗，煮取三升，去滓，温服一升，日再，夜一服。

黄芩加半夏生姜汤方

即于黄芩汤方内加半夏半升，洗、生姜一两半，切，一方三两者。煎法并同。

此治热利肠垢之方也。黄芩解里热，芍药助黄芩以疏涤肠垢，甘草、大枣以助胃气。若胸中有停饮而呕者，加半夏、生姜以导停饮。

太阳与少阳合病，自下利者，与黄芩汤；若呕者，黄芩加半夏生姜汤主之。

太阳与阳明合病，下利者，表邪盛，里气因不和，假见里虚证也。表邪解散则里气自和，其下利不治而愈，故以葛根汤主之。少阳与阳明合病，下利者，邪气半入胃，成热结而壅塞水道

渗泄之路，故下利也，此当用承气汤，然而邪热半留少阳，其邪尚盛，故以大柴胡汤主之，二证详见于阳明上篇。太阳与少阳合病，下利者，邪热在半里间，未入于胃，然胆腑受热，困而少阳清气不升，浊气在下，故下利也。见其太阳证者，因里气不和而表气不运，假见表证也，里气和则表证不治而愈，故以黄芩汤解半里之热也。呕者，因里气不和而水饮溢于胸上也，加半夏、生姜以导水饮。不用大柴胡汤者，邪热未入于胃，且不结实也。

太阳与少阳并病，头项强痛，或眩冒，时如结胸，心下痞硬者，当刺大椎第一间、肺俞、肝俞，慎不可发汗，发汗则谵语。脉弦五六日，谵语不止，当刺期门，亦慎勿下之，下之则作结胸。

头项强痛，太阳证也；眩冒，少阳证也；时如结胸，心下痞硬，少阳气不发达也。此太阳、少阳二经兼并病者也。从太阳证而欲发汗，则邪已在少阳，少阳不可发汗；又从少阳证而欲和解，则邪气留于太阳，未尽入半表里也。故外刺大椎、肺俞、肝俞，以泻太阳经怫郁之邪；内与小柴胡汤、柴胡桂枝汤，以解半表里热也。误单发汗，则亡阳谵语，非用四逆加人参汤、茯苓四逆汤类则不能救之，故曰"慎不可发汗"也。脉弦五六日，谵语不止，当刺期门者，言亡阳谵语，服药五六日后，脉弦有力，谵语不止者，虽阳气复、津液还，而少阳邪热未解也。故外刺期门以泻肝胆之气，内用小柴胡汤以解半表里热也。诸注但曰用刺法不及药法，恐非仲景之意也。

按：刺大椎、肺俞、肝俞者，盖背部太阳经气所主，故刺背部以泻太阳之邪也。诸注拘泥"肺""肝"字而立说者，亦恐非也。

太阳少阳并病，心下硬，颈项强而眩者，当刺大椎、肺俞、肝俞，慎勿下之。

太阳少阳并病不止不可发汗，虽有可下证，而不可下也。故再举太阳少阳并病证，曰"慎勿下之"，叮咛之至也。

太阳少阳并病，而反下之成结胸，心下硬，下利不止，水浆不下，其人心烦。

此承上条，言误下之害也。夫太阳病误下，作结胸者，当不下利，大陷胸汤主之。今虽心下硬，而按之不痛，下利不止，水浆不下者，非陷胸汤证。况其人心烦者，因误下而上焦阳虚也。欲下之，则里虚不可攻；欲补之，则邪气结胸下。不可攻、补，则病属不治也。俞氏曰：其人心烦，似不了之语，然仲景于太阳经谓"结胸证悉具，烦躁者亦死"意者，此谓"其人心烦"者，死乎！

少阳病夹气滞者治法

柴胡桂枝干姜汤方

柴胡八两 桂枝三两，去皮 干姜二两 栝楼根四两 黄芩三两 牡蛎三两，熬 甘草二两，炙

上七味，以水一斗二升，煮取六升，去滓再煎，取三升，温服一升，日三服。初服微烦，复服汗出便愈。

内藤氏曰：此治小柴胡汤证而有结滞且津液少而不行者，故

去人参、大枣之助滞，半夏之燥津；加牡蛎、干姜之开结软坚，桂枝之行气通津，栝楼根之润燥生津。

按：初服微烦者，与结滞相争也，再服则结滞开，故汗出愈也。

伤寒五六日，已发汗而复下之，胸胁满微结，小便不利，渴而不呕，但往来寒热，心烦者，此为未解也，柴胡桂枝干姜汤主之。

凡伤寒夹里滞者，当双解表里，此定法也。不然则表邪与里滞牵连，而其病不解也，此条即是也。伤寒五六日，已发汗而复下之者，言表有气滞而感外邪者，单发汗而其病不解，反亡津液，大便硬，有似里实证，复误下之，而邪气遂入少阳也。五六日者，言发汗而复下之之间也。"胸胁满"已下诸证，皆属少阳而称伤寒者，今虽无太阳证，而初太阳伤寒也。成氏曰：胸胁满微结，寒热心烦者，邪在半表半里间也。程氏曰：以其津液少而内燥，故小便不利，渴而不呕也。成氏曰：伤寒汗出则和。今但头汗出，而余处无汗者，津液不足，而阳虚于上也，与柴胡桂枝干姜汤以解表里之邪，复津液而助阳也。

少阳病属里虚内寒者治法

伤寒，阳脉涩，阴脉弦，法当腹中急痛，先与小建中汤；不差者，小柴胡汤主之。

方并解见于太阳中篇。

内藤氏曰：仲景举此一条，以示少阳里虚之治例。从此例推之，则凡口舌和、小便清者，舌无润、四肢怠惰、身体困倦者，阳脉涩、阴脉弦者，脉洪大而无根、寸脉微弱者，尺脉微弱者，渴而好温汤者，虽少阳证具，而不可妄与柴胡汤，但当先用建中汤以建其中，而后用小柴胡汤。

得病六七日，脉迟浮弱，恶风寒，手足温，医二三下之，不能食而胁下满痛，面目及身黄，颈项强，小便黄一作难者，与柴胡汤，后必下重。本渴饮水而呕者，非柴胡汤证也，食谷者哕。

内藤氏曰：得病六七日，邪气属少阳之时也，然而脉迟为里寒，浮为表邪，弱为阳气不足，则非属少阳也。恶风寒，手足温者，表热使然，若无表邪，则手足当厥冷。此证里阳虚寒而受外邪，气血不能健运，故间有大便不通者。医误为内实，反二三下之，胃阳益衰，阴气益盛，故不能食。阴气盛则残阳所追而迫于表，与表邪相抟，故胁下满痛。面目及身黄者，表热怫郁也。颈项强者，邪热在太阳也。小便黄者，表热随经在清道也。此皆虽似少阳柴胡证，而实因下亡津液，里阳虚竭所致也，宜用理中、四逆辈，务复其阳。误与小柴胡汤，则里气愈虚冷，阳气愈下陷，津液愈竭，欲下不下，必下重急迫。此证津液枯竭，且有膈热，故渴欲饮水，然胃中虚冷，故饮水不能消而必呕，食谷亦哕，表热里寒谛也。又曰：仲景举此一条，以示少阳内寒表热之例。从此例推之，则凡脉迟弱者，脉微弱数者，脉滑大而无根者，渴好温汤恶冷水者，渴饮水而呕吐者，食谷而呕哕者，下利清谷者，手足厥冷者，大汗出者，及大发汗后、大下后、大吐后、渗利后，虽见少阳柴胡证口苦、舌干、舌上黄赤胎、小便赤及心烦、谵语、大便不通等热状，而不可妄与柴胡汤，况苦寒清凉之品乎？

热入血室者治法

血室，谓血分也。诸注家或以为冲脉或以为子宫者，非也。

妇人中风，七八日续得寒热，发作有时，经水适断者，此为热入血室。其血必结，故使如疟状，发作有时，小柴胡汤主之。

程氏曰：此条之热入血室，由中风在血来之后，邪乘血半离其室而入之。血与热抟，所以结。正邪争，所以如疟状而休作有时。邪半实而血半虚，故只可用小柴胡汤为和解法。

妇人中风，发热恶寒，经水适来，得之七八日，热除而脉迟身凉，而胸胁下满，如结胸状，谵语者，此为热入血室也，当刺期门，随其实而泻之。

程氏曰：如妇人中风，发热恶寒，自是表证，无关于里。乃经水适来，且七八日之久，于是血室空虚，阳热之表邪乘虚而内据之。阳入里，是以热除而脉迟身凉。经停邪，是以胸胁下满，如结胸状。阴被阳扰，是以如见鬼状而谵语。凡是者，热入血室故也。成氏曰：期门者，肝之募也。肝主血，刺期门者，泻血室之热也。

按：随其实而泻之者，言少阳经邪实则刺之，不实则不刺也。成氏以为审看何经气实，更随其实而泻之者，恐非。又按：此证亦内服小柴胡汤、外刺期门也。诸注但曰刺期门而不及药方者，亦非也。

妇人伤寒，发热，经水适来，昼日明了，暮则谵语，如见鬼状者，此为热入血室，无犯胃气及上二焦，必自愈。

程氏曰：复有昼明夜昏、谵语如见鬼祟者，血属阴，夜则阴盛，故乘虚而争也。无犯胃气，以禁下言，汗犯上焦，吐犯中焦，是三法皆不可也。

按：此证亦可与小柴胡汤也。俞氏曰：三条皆互文，以明大义而自为注脚也。学者试因此而抽绎① 全书，思过半矣。程氏曰：与其妄治，不如俟经期再临，邪热当随经而出，不解自解，无术之法也。

阳明病，下血谵语者，此为热入血室。但头汗出者，刺期门，随其实而泻之，濈然汗出则愈。

解见于阳明下篇。

内藤氏曰：热入血室者，邪热入血分也。其人血素少而感邪，或妇人感邪而经水适来，邪热乘虚而入也。若血得热而妄行，则或下血，或经水来；血得热而结滞，则经水适断。皆因胃气怯，少阳气不升发所致，故治之俱用小柴胡汤，助胃、升发少阳气，使邪引出气分。或刺期门，泄邪实，则血分不治自安。期门，厥阴肝经，而少阳之所络，肝也，故刺以彻其邪也。无犯胃气及上二焦者，言不可汗、吐、下也。程氏已审之。

又曰：此仲景举阳明下血与妇人经来四证，以示热入血室之例而已。从此例推之，则凡血分虚者感邪，则虽不下血，经水不来，而能为热入血室证。凡感邪之病，昼日明了，暮夜发热

---

① 抽绎：引出头绪，寻求事理。

谵语，或寒热如疟，或疟夜发，发热谵语者，皆为热入血室，不问男女，当用此方法。又有宿食证，昼日明了，夜间发热谵语而似热入血室，此因病久不解，胃气弱不能消谷而然，所谓"病新差，日暮微烦"证之稍重者也。其脉多缓或涩，其证或呕逆恶心，或咳嗽吐痰，或心下痞闷、腹满微痛，或夜间发热、大便溏、大汗出，或盗汗，宜详而治之。若夫热入血室者，大汗出则解，必无呕逆、恶心、大便溏等证，此可辨别之。

内藤氏曰：太阴脾经也，其脉布胃中而络嗌，故太阴受邪，胃即病。然从三阳传之热证，仲景既列之于阳明篇，故此篇唯载太阴自受邪诸证也耳。不独太阴也，少阴、厥阴亦然。

瑞按：《素问·热论》篇曰：伤寒一日，太阳受之，二日阳明，三日少阳，四日太阴，五日少阴，六日厥阴。又曰：其未满三日者，可汗而已；其满三日者，可泄而已。此举日数，以示传经及治疗之大法也。其实不可拘日数，何则？有得病虽三五日，邪气留滞太阳而不传者，又有一二日而见少阳证者。太阳篇曰：伤寒三日，不见阳明、少阳证者，为不传也。此盖示不可拘日数而定传经也。夫邪热传经也，唯传于三阳经也。虽三阳经邪，其证各异乎，概之则不过为表邪而已，故曰"其未满三日者，可汗而已"。四日太阴受之者，即邪热入于胃中也。邪热一入胃中，则不再传他经也。其见三阴诸证者，不过于入胃中之邪热，侵脾、肝、肾耳，非邪热直入脾、肝、肾也，故曰"其满三日者，可泄而已"。此即泄胃中邪热，则三脏病证不治而自愈，故仲景于里实证名之阳明病，以列阳明篇，此盖明三阴无传经也。《素问》举实人伤寒一例，以述《热论》篇；仲景发明其义，举虚人伤寒诸证，以述三阴篇。又辨其实人伤寒，传经入里，可泄证之病因，曰"阳明之为病，胃家实是也"。由此观之，三阴之为病，胃家虚是也。夫胃素实，则邪热传入胃中，实热相抟，乃作里实证；若胃素虚，则邪热直入脏中，热变为寒，乃为三阴虚寒证。故仲景于太阴篇，以脾胃虚为主；于少阴篇，以肾虚为主；于厥阴篇，以肝虚为主。此虽《热论》与《伤寒论》，其言异乎？寻其意，则同一撰耳。程氏曰：《素问·热论》别一种热病，莫关《伤寒论》。吁！亦不思之甚矣！

认太阴病法

太阴之为病，腹满而吐，食不下，自利益甚，时腹自痛，若下之，必胸下结硬。

此篇主脾胃虚，故所见之诸证，皆脾胃受邪而升降失职之所致也。内藤氏曰：此仲景举太阴全证以示例，从此例推之，凡诸病腹满而吐、腹满而食不下、腹满而自利、腹满而时痛者，不问何病，皆为太阴病，当就此篇求其病源、治法。虽有阳明证，不可下，误下之则胸下结硬，难治。

燮按：腹满腹痛，世医动为可下证，故此丁宁属之①。下之则

---

① 丁宁属之：即"叮咛嘱之"。

胸下结硬，世多有之，而人不信此篇之义。噫！

太阴中风，四肢烦疼，阳微阴涩，而长者，为欲愈。

凡人脾胃壮实，则饮食精气盛，而气血充于表里，虽有贼邪，不能侵之。设有一时之虚，而微邪侵之，则浅在皮表，用发表之剂而助正气，则邪气散去，虽有大邪侵之，不过作表实伤寒而已。若脾胃素虚，则饮食精气不盛，气血不充于表里，大邪侵之，则为三阴虚寒证也。今虽微邪侵之，其人脾阴素虚，而无精气之充，贼邪直入太阴之经而为祟也。邪微故不能入脏，半在太阳，半在太阴，其证必兼见两经证，故曰"太阴中风"也。四肢为脾胃所主，烦疼，邪气在经也；脉微涩者，气血衰微而不能与邪争也。桂枝人参汤、桂枝新加汤类主之。服汤后，其脉长者，气血渐盛，而邪气尽浮出于太阳也，故曰"为欲愈"也。

按：诸注以"阳微阴涩而长者"为一句，中间不断句，故其说纷纷，莫有底止矣。岂有脉微涩而兼长者乎？

太阴病，欲解时，从亥至丑上。

成氏曰：脾为阴土，王于丑亥子，向阳，故云"解时"。

太阴病脏寒者治法

自利不渴者，属太阴，以其脏有寒故也，当温之，宜服四逆辈。

成氏曰：自利渴者，属少阴，为寒在下焦；自利不渴者，属太阴，为寒在中焦，与四逆等汤，以温其脏。

按：自利不渴者，中焦阳气虚寒，属太阴而阴液未至亡也，故仲景自解曰"以其脏有寒故也"。又示之治法，曰"宜服四逆辈"。自利渴者，下焦阳气虚寒，属少阴而阴液亦虚竭也，故仲景自解曰"虚故引水自救"，盖与此条互相发也。其既曰"自利不渴者，宜服四逆辈"，则自利渴者，宜服白通汤、白通加猪胆汁汤类也。方、喻诸氏，以龙雷之说、五行之理，解此条之义，不可从矣。

表邪半陷里者治法

此本太阳病，误下，邪气陷入太阴。或虽不下，脾胃有一时之虚，则陷入里者也。

桂枝加芍药汤方

桂枝三两，去皮　芍药六两　甘草二两，炙　大枣十二枚，擘　生姜三两，切

上五味，以水七升，煮取三升，去滓，分温三服。本云桂枝汤，今加芍药。

桂枝加大黄汤方

桂枝三两，去皮　大黄一两　芍药六两　生姜三两，切　甘草二两，炙　大枣十二枚，擘

上六味，以水七升，煮取三升，去滓，温服一升，日三服。

此二方主治太阳病虽不因误下，脾胃有一时之虚，邪气乘虚陷入，而其人脾胃素不甚虚，故正气渐复，则其邪气转入胃中，半在表半在胃者也。《灵枢·邪气脏腑病形》篇曰"邪入于阴经，则其脏气实，邪气入而不能客，故还之于腑"者，此之谓也。其

邪轻者，桂枝加芍药汤主之；若其邪稍甚，非加芍药汤力所能任者，更加大黄一两。

本太阳病，医反下之，因而腹满时痛者，属太阴也，桂枝加芍药汤主之；大实痛者，桂枝加大黄汤主之。

此本太阳里和表病，当以汗解，医误下之，邪气乘虚而结滞于胃中者也。腹满时痛，太阴之证也，故曰"属太阴"也。其人脾胃素不虚，故邪虽陷入，未能尽入，半留太阳半入胃中，故以桂枝汤去太阳之邪，倍加芍药以除胃中结滞。若其邪稍重，则不止腹满时痛，而反大实痛，非芍药一味力所能胜，则更加大黄一两，以为之助也。

太阴为病，脉弱，其人续自便利，设当行大黄、芍药者，宜减之，以其人胃气弱，易动故也。

此示上条行大黄、芍药之例也。太阴为病者，指上文"腹满时痛"也。言误下后，其脉不弱，不续下利，但腹满时痛者，桂枝加芍药汤主之。若其脉弱，而下后续自利不止，则知脾胃虚弱，虽有腹满时痛，不可多行大黄、芍药也，以其里有邪气，由自利胃气弱，毒药又动其胃故也，宜斟酌用之。不可行大黄、芍药者，勿论耳。

燮按：今时患肠垢利疾之人，虽宜行大黄、芍药，而由续自利，胃气虚衰，故多用不已，则反益害其胃而走谷神。至于不救者，即是此之例也。

表邪作太阴病者治法

此虽见太阴证，其实因表有邪，里气不运，假见其状者也，所谓表病似里虚者也。如此者，去其表邪，则里虚证不救而自愈也。

太阴病，脉浮者，可发汗，宜桂枝汤。

方见于太阳上篇。

太阴病夹桂枝证，而其脉不浮、虽浮而微弱者，非桂枝汤证，此脾胃虚弱，邪气乘虚，半留太阳半入太阴者，所谓太阴中风也，桂枝人参汤、桂枝新加汤类主之。今其脉浮不微弱者，非脾胃虚弱之证，即表病似里虚者也而已，用桂枝汤发汗，则太阴假证不治而自愈。仲景举此一例，以示万病真假混淆者，宜以脉辨别也。诸注不辨病证有真假，故如此条，尤不得其解也。

太阴病发黄者治法

曰：太阴当发身黄。又曰：脾色必黄，瘀热以行。详此二语，则诸发黄，皆太阴病也。故取六经篇中发黄诸条，尽列于此篇。内藤氏曰：凡发黄者，皆因瘀热而成也。瘀热者，言湿热瘀郁也。然其病机，亦不过于在表里上下而作寒热虚实焉。仲景六经篇中所述，特其大概也耳。宜与黄疸篇参看，乃其病机治法，无有遗漏矣。

伤寒，脉浮而缓，手足自温者，系在太阴。太阴当发身黄，若小便自利者，不能发黄。至七八日，虽暴烦下利，日十余行，必自止，以脾家实，腐秽当去故也。

凡太阳伤寒证，而其脉浮而紧，手足冷者，系在少阴，此为两感伤寒也，附子汤、四逆汤类主之。若脉浮而紧，手足不寒冷，汗不出者，邪专在太阳，即表实伤寒也，麻黄汤、桂麻各半汤类主之。若脉浮而缓，身不疼，时有轻者，太阳病兼水气也，小青龙汤主之。今脉浮而缓，手足自温者，系在太阴，即太阳与太阴俱受邪者也。邪在太阳化为热，在太阴化为湿，湿热相合蓄于内，若其人脾胃强，则湿热瘀郁，小便赤涩而不利，今虽不发黄，后必当发黄，渗小便以除湿热，则不迫发黄而解，茵陈五苓散、麻黄连轺赤小豆汤类主之；若其人脾胃弱，则湿多热少，不能瘀郁，小便亦自利，而不能发黄也，当助其脾胃，小建中汤、理中汤、四逆汤类主之。服之至七八日，脾家既实，则所蓄腐秽湿浊，不能留于内而自去，临其去时，虽暴烦下利，日十余行，必不可用止利之剂，湿浊下尽，则利自止，此是条之义也。此证若热多湿少者，服药至七八日，脾家既实，则其热转入胃中，大便硬作阳明病也。若此者，宜下之，阳明篇曰"至七八日，大便硬者，为阳明病"是也。

伤寒，发汗已，身目为黄，所以然者，以寒湿在里不解故也。以为不可下也，于寒湿中求之。

湿之中于人也，其初必冷，抑郁则为热。是以或称"寒湿"，或称"湿热"，其义一也。

伤寒发汗已，身目为黄者，此伤寒夹湿邪，当从治风湿例，而如发其汗，但微微似欲出汗者，而误大发汗，寒邪独去，而湿邪不除，瘀郁于皮肤中，故身目发黄也。"以寒湿在里不解也"者，释所以发黄也。言固有寒湿在里之人，重得伤寒，则热湿合邪，牵连不解，间有如此证也。当于中湿篇求治法也，麻黄加术汤、麻黄杏仁薏苡甘草汤、防己黄芪汤类主之。

仲景举此二条，以明发黄证必因脾胃虚实也。上条为救脾胃之法，次条不可下之法。又有可表里兼治者，可下者，可清凉者，并见于下文。

寒邪在表湿邪在里者治法

麻黄连轺赤小豆汤方

麻黄二两，去节　赤小豆一升　连轺二两　杏仁四十个，去皮尖　大枣十二枚，擘　生梓白皮一升，切　生姜二两，切　甘草二两，炙。诸注本皆作一两，今从宋板

上八味，以潦水一斗，先煮麻黄再沸，去上沫，内诸药，煮取三升，去滓，分温三服，半日服尽。

连轺，成氏曰：连翘根也。方氏曰："轺"，《本草》作"翘"。翘，本鸟尾。以草子折开，其间片片相比如翘得名。

此方于桂枝麻黄各半汤内去桂枝、芍药加赤小豆、连轺、梓白皮者也，以双解寒邪在表、湿热在里而欲发黄者。用各半汤者，解表邪之实也；去桂枝者，恐固表；去芍药者，恐收敛也；加赤小豆者，以利水道去湿也；煎用潦水者，成氏曰：取其水味薄，则不助湿气。

伤寒，瘀热在里，身必发黄，麻黄连轺赤小豆汤主之。

伤寒夹瘀热在里者，虽今不发黄，后必应发黄。先其未发黄，须早用麻黄连轺赤小豆汤，以双解表里，若既发黄，则为缓怠。或曰：以何知伤寒夹瘀热在里而早治之？曰：中湿篇曰"湿痹之候，小便不利，大便反快"，又曰"渴欲得水而不能饮，口燥烦"。由此考之，凡伤寒证而兼此等证者，为伤寒夹湿热，此

其大略也，详出于中湿篇。

湿热在里而结实者治法

伤寒七八日，身黄如橘子色，小便不利，腹微满者，茵陈蒿汤主之。

方见于阳明下篇。

伤寒七八日，表证罢之时也。今伤寒七八日，而身黄如橘子色者，表邪既解，湿邪不解，瘀郁发黄色也；小便不利者，瘀热在里也；腹微满者，瘀热结实也。宜茵陈蒿汤下之。

湿热在里未结实者治法

栀子柏皮汤方

栀子一十五个　甘草一两　黄柏二两

上三味，以水四升，煮取一升半，去滓，分温再服。

湿在里，虽既瘀郁，而未结实，故用栀子、黄柏以清热、利小便、除湿。用甘草者，不使苦寒至伤脾胃也。

伤寒，身黄发热，栀子柏皮汤主之。

此条承上条，言伤寒七八日后，表证解而发身黄也。发热者，瘀热未结实也。此虽瘀热未结实，而既瘀郁，其小便不利，不俟言也。虽湿热瘀郁，而未结实者，此其人脾胃不甚壮实故也。其瘀热不可不清解，脾胃不可不顾虑，故制栀子柏皮汤以主之。

凡伤寒之邪系在太阴者，后必发黄也。然脾胃素虚，则邪热不能瘀郁，小便自利而不发黄也；脾胃不虚，则邪热瘀郁，小便不利，后必发黄也。仲景特举此数条，以示大法也耳，学者宜于中湿篇、黄疸篇考索之。

卷
九

辨少阴病脉证并治法第十四

内藤氏曰：少阴肾经也，其脉贯肾，入肝膈，络肺，系舌本。故经气微虚而受邪之轻者，浅则但上冲舌本作咽痛；深则入肺生痰作咽中痛，及咽伤生疮不能语言、声不出，及下利、咽痛、胸满、心烦等证。若胃肾壮实，阳神素盛之人，但因一时有虚而受邪，则其阳为邪所郁，寒变为热，或入膈心，或入胃中，或入膀胱，《内经》曰"邪入阴经，则其脏气实，邪气入而不能容，故还之腑"是也。若胃肾素虚而受邪者，浅则入肝，作下利、便脓血；深则直入肾，作自利而渴、渴而小便白、脉阴阳俱紧反汗出、吐利烦躁、清谷遗尿、舌缩言涩、四肢厥冷、恶寒战栗、里寒外热、筋惕肉瞤、神衰谵语等证。其初脉必微细，但欲寐也。故诸病见脉微细，但欲寐，及无热恶寒，则不问何病，皆名为少阴病，当就此篇求其病源、治法也。

按：《内经》举两感于寒者之传经曰：一日则巨阳与少阴俱病，二日则阳明与太阴俱病，三日则少阳与厥阴俱病。又举不两感于寒者之传经曰：一日太阳受之，二日阳明受之，三日少阳受之，四日太阴受之，五日少阴受之，六日厥阴受之。夫从两感病之例而立三阴之次序，则当言少阴、太阴、厥阴，何以先太阴，后少阴，仲景亦从之不改也？盖三阴固无传经，亦不可有次序也。然而《内经》曰"四日太阴受之"者，谓三阳经邪传于里而为可下之证，即热邪入于胃也。胃与脾为配，故曰"太阴受之"，此所以太阴在前，少阴在后也。仲景阐明《内经》之旨，立六经篇，以里实证名阳明病，尽列于阳明篇者，此示所谓"满三日者，可泄而已"者，其邪即在胃中也。于其三阴经偏论脏气虚而自受邪诸证，如其次序所不敢拘执也，前太阴、次少阴、后厥阴者，姑从《内经》之例也而已。

认少阴病法

少阴之为病，脉微细，但欲寐。

此篇主肾虚。夫肾者，人身之原，性命之根也。凡肾气盛则四肢百骸无所不充实，虽有贼邪，不能侵入，故《难经》称之曰"守邪之神"也。若肾气衰，则表里气血无所不虚缺，邪气有侵之，则直入于里，侵脏神也。脉微细者，气血虚衰也。但欲寐者，元阳为邪气所闭困，而精神不清爽故也。此仲景举少阴受邪，精神为邪窘、元阳将减之脉证，以示例耳。凡遇此证，宜急温里以去邪也，白通汤、四逆汤、附子汤类主之。程氏曰：前太阴，后厥阴，俱不出脉象，以少阴一经，可以该之也。成、方、俞三氏据"卫气行阳则寤，行阴则寐"，解"但欲寐"曰"邪入少阴，则气行于阴不行于阳，故但欲寐也”，恐非也。三阳合病，亦有但欲眠睡之证，说见于阳明篇。

少阴病，欲吐不吐，心烦，但欲寐，五六日自利而渴者，属少阴也，虚故引水自救。若小便色白者，少阴病形悉具。其小便色白者，以下焦虚有寒，不能制水，故令色白也。

此条疑二条误为一条，且有脱文，故文义不通也。“少阴病，欲吐不吐，心烦，但欲寐，五六日”，此一条，“五六日”下明有脱文。“自利而渴”以下，此一条。缘何言之？以初曰“少阴病”，后曰“属少阴也”。其既曰“少阴病”，而后曰“属少阴”，则言系重复且意义不通，后人不察，合为一条耳。诸注从文作解，可谓粗漏也。故今以“少阴病”至“五六日”十五字，断为残缺而不取裁取。其“自利而渴”以下揭为一条，乃作之解。此条与太阴篇所谓“自利不渴者，属太阴”条相对立论，说详见于太阴篇。其小便色白者，少阴病形悉具者，言若小便色赤而涩，则下焦虚寒之证乃邪热在膀胱而使然也。其自利者，水道壅塞，水气偏渗大肠也，为猪苓汤所主。若小便清白而利，则下焦虚寒无疑，可谓少阴病形悉具也，故下文再释之曰“小便白者，以下焦虚有寒，不能制水，故令色白也”。治法当温之，兼救阴液，宜白通汤辈主之。

方氏曰：病形悉具，以其本病口燥舌干言也。非也。《内经》所谓“口燥舌干而渴”者，非少阴虚寒之证也，故曰“少阴病，得之二三日，口燥舌干者，急下之，宜大承气汤”。由此观之，口燥舌干，岂少阴虚寒之本病乎？

病人脉阴阳俱紧，反汗出者，亡阳也，此属少阴，法当咽痛，而复吐利。

程氏曰：阴阳俱紧者，伤寒之脉也，法当无汗，反汗出者，何也？由肾阳素虚，一遇寒侵其腑脏，气辄不能内守，而阳亡于外。既已亡阳，虽太阳病，亦属少阴矣。所以孤阳飞越则咽痛，无阳则阴独而复吐利也寒循经上故吐，肾不秘藏故利。使其人肾脏素温，当不有此。

按：胃肾阳气素虚受邪，则表里尽寒，乃作此证，阳气与汗俱亡也，宜急温之，四逆加人参汤主之。

燮按：诸虚亡阳者，属少阴也。属少阴者，轻浅则咽痛，深重则吐利，此为其法也。

辨强责少阴汗之害

少阴病，咳而下利，谵语者，被火气劫故也，小便必难，以强责少阴汗也。

凡外邪侵入于少阴者，其人胃肾阳气素虚、津液亦竭乏而感邪，则其邪直入少阴，乃与里阴相合，专见冷证，故其初无热恶寒、手足厥冷。当此之时，流俗多拥炉覆被，是以间有被火逆者也。咳者，火邪逼于肺也。下利者，少阴必有之证，虽以火温之，而少阴虚寒不复，阳愈上，阴愈下，故下利也。谵语者，火邪内攻，乱精神也。此因拥炉覆被，强取汗而津液益竭，虽火气微内攻则有力，而里寒愈不复也。不早治，则后必至小便不利也，治法宜于火逆条求之。

少阴病，但厥无汗，而强发之，必动其血，未知从何道出，或从口鼻，或从目出，是名下厥上竭，为难治。

少阴病，无热但手足厥冷者，虽无汗，而非可发汗证也。医误视其受病之日浅，与其未见里证而表有寒者，外覆被拥炉或熏蒸之，内务与麻黄汤类强责无汗之汗，设虽其汗不出，而亡其阳、动其血则一也。程氏曰：夫汗酿于营分之血，阳气盛，方能酿。故阴经无汗，总因阳微，乃强发汗，汗疲于供，自是逼及未曾酿之营血，故出血也。又曰：五液皆主二肾，故太阳当汗之证，尺中一迟，辄不可汗，曰"营气不足，血少故也"，况强发少阴汗乎？周身之气皆逆，血随奔气之促逼而见，故不知从何道出。下厥上竭者，言下焦元阳虚寒，上焦阳气虚竭也。夫邪入于少阴，治之稍缓，尚不可得而救，况逆治乎？

辨少阴病欲愈候

少阴病，脉紧，至七八日，自下利，脉暴微，手足反温，脉紧反去者，为欲解也。虽烦下利，必自愈。

此证正气不太虚而邪气亦甚猛者也。夫邪气甚猛，则虽正气不太虚，其势不能拒邪，直入少阴，无热恶寒，四肢厥冷，但欲寐也。脉紧者，阴邪与正气相持也，四逆加人参汤、通脉四逆汤类主之。若治之稍缓，则至七八日，自下利，脉暴微，而紧不去，四肢厥冷益甚者，此药力不足以挽回其阳，阴邪乘胜，而元阳将脱也，病至于此，不可治也。此证初未至下利、脉微时，极力急救之，则不至于此。纵虽自下利，脉暴微，而手足反温，虽脉微而紧反去者，此药力胜，阴邪退，是此欲解之候也。其下利者，阳气胜而阴寒不能留于内也。脉暴微者，阴邪衰也。手足反温者，阴邪去而阳气渐旺也。脉紧反去者，紧为阴寒，今脉微而不紧者，阴邪去而正气之虚独见也，故曰"为欲解也"。虽烦下利，必自愈者，再释下利也。言至七八日下利之时，虽烦而手足反温者，非虚脱之候也。太阴篇所谓"至七八日，虽暴烦下利，日十余行，必自止"，正是此意。

少阴中风，脉阳微阴浮者，为欲愈。

阴经中风之说，见于太阳篇。夫肾气虚弱者，感于微邪，则邪气乘虚直入少阴。然而微邪，故不能尽入，半留太阳半入少阴，其证太阳与少阴兼见，故曰"少阴中风"也。其脉当微涩，桂枝加附子汤、桂枝附子汤类主之。服药后，虽阳脉尚微，而阴脉变浮者，邪气稍浮出于太阳经也，故曰"为欲愈"。

少阴病，欲解时，从子至寅上。

成氏曰：阳生于子，子为一阳，丑为二阳，寅为三阳，少阴解于此者，以阴得阳则解也。俞氏曰：各经皆解于所生之时，而少阴独解于阳生之时。阳进则阴退，阳长则阴消，正所谓阴得阳则解也。即是推之，而少阴所重在真阳，可不识乎？

辨少阴病可治证

少阴病，下利，若利自止，恶寒而蜷卧，手足温者，可治。

凡邪气入少阴，则元阳被闭困，一身阳气不能发达，故其初皆无热恶寒、手足厥冷也。其邪稍缓，则阳气得舒而手足可温也。故厥冷甚者，邪气盛也，为难治矣；不厥冷者，邪气微也，为可治矣。少阴病，初下利者，里阳虚弱而不能阻住阴邪之冲突也。若利自止者，邪势不给，阳气乃固塞也。恶寒蜷卧者，阴邪之所致也。此虽恶证，而手足温者，为阳气不被闭困也。当此之时，早服温药，救援阳气，则阴邪之围可解，而元阳之位可不失也。可治者，言非必死之证也。

少阴病，恶寒而蜷，时自烦，欲去衣被者，可治。

恶寒而蜷者，为阴邪猖獗也。虽则猖獗，而时自烦、欲去衣被者，阳气尚与阴邪相战也。当此之时，早服温药，援阳气，则军威再振，而阴邪可伏也。

按：烦躁，多凶证也，然亦有吉者。辨证篇曰：大烦而口噤不能言，其人躁扰者，必欲解也。又曰：其人大烦，目重，睑内际黄者，此欲解也。又曰：欲自解者，必当先烦，乃有汗而解。此皆以烦躁为佳兆之例也。

少阴病，吐利，手足不逆冷，反发热者，不死。脉不至者，灸少阴七壮。

程氏曰：少阴病，吐而且利，阴邪胜矣。以胃阳不衰，故手足不逆冷。夫手足逆冷之发热，为肾邪外脱；手足不逆冷之发热，为卫气外持。前不发热，今反发热，自非死候，人多以其脉之不至而委弃之，失仁人之心与术矣！不知脉之不至由吐利而阴阳不相接续，非脉绝之比。灸少阴，治从急也。嗣是而用药，自当从事于温。

按：诸注不记灸穴，可谓缺详审矣。《金鉴》以为太溪、交信、幽门。愚谓本文但曰"灸少阴",则知欲使阳之外脱者回复下焦也,然则当灸气穴、四满、中注或气海、关元也。气海、关元虽非少阴穴,而关元,少阴之所会也;气海,为元阳所处之部分也。舍此五穴而取太溪、交信、幽门者,迂矣。

辨少阴病死证

少阴病,恶寒身蜷而利,手足逆冷者,不治。

少阴病,虽恶寒身蜷,而利自止,手足温者,可治也。虽利不止,而手足不逆冷,反发热者,亦可治也。夫恶寒身蜷者,阴邪盛也;利不止者,肾元虚亡也;手足逆冷者,胃阳亦衰绝也,故曰"不治"。程氏曰:诸可治之证,以阴寒虽盛,而火种犹存,着意燃炊,尚堪续焰。倘令阳根渐尽,一线无余,纵尔安炉,何从觅燧?所以少阴病,恶寒身蜷而利、手足逆冷者,不治,有阴无阳故也。虽有仁人之心与术,徒付之,无可奈何。使早知助阳而抑阴也,宁至于此乎?

少阴病,吐利躁烦,四逆者死。

少阴病,虽吐利,而不躁烦,手足不逆冷,反发热者,纵脉不至,亦可治也。今吐利躁烦,四肢逆冷者,阳气亡绝也,故曰"死"。程氏曰:由吐利而躁烦,阴阳离脱而扰乱可知,加之四逆,胃阳绝矣,不死何待?使蜜温中而暖土也,宁有此乎?

按: 凡谓四逆,谓厥冷,必有轻重之分。故四逆者,为死证;厥冷者,尚可救也。学者宜记得焉。

少阴病,四逆,恶寒而身蜷,脉不至,不烦而躁者,死。

凡恶寒而身蜷者，脉不至者，烦躁者，虽皆恶证，而四肢反不逆冷，则有可治之理也。今四肢逆冷而见诸证，则阳气无纤毫也必矣，故曰"死"。可见四肢逆冷者，胃肾阳虚之极也。阳气倘毫存，则当烦也。烦者，阳气与阴邪相争也，故上文曰："时自烦，欲去衣被者，可治。"

燮曰：不烦而躁者之为凶兆，死不终朝矣。

少阴病，下利止而头眩，时时自冒者，死。

俞氏曰：下利既止，其人似可得生，乃头眩、时时自冒者，复为死候。盖人身阴阳，相为依附者也。阴亡于下，则诸阳之上聚于头者，纷然而动，所以头眩、时时自冒，阳脱于上而主死也。可见阳回利止则生，阴尽利止则死矣。

少阴病，六七日，息高者死。

息高者，呼长吸短而息声高也。少阴病至六七日，其息高者，命绝。

少阴病，脉微细沉，但欲卧，汗出，不烦，自欲吐，至五六日，自利，复烦躁不得卧寐者，死。

"欲卧"下疑脱"寐"字。

脉微细沉，但欲卧寐者，元阳被闭困于内也。汗出者，卫阳溃亡于外也。比之脉阴阳俱紧、反汗出者，亡阳也，则更重矣。凡亡阳之证，多有烦证，今不烦者，邪气胜而阳气不能与之争也。欲吐者，胃阳虚逆也，比之少阴病脉微细、但欲寐、无余证者，则更重矣，宜急温之，稍缓则不及也。至五六日，自利，复烦躁不得卧寐者，愈不可救也，故曰"死"。方氏曰：自利，脏病进也。更复不得卧寐者，阳欲绝，扰乱不宁也。

少阴病脏寒者治法

内藤氏曰：少阴之脏，为肾。肾为元阳之舍、性命之根，故邪客于少阴而袭肾，元阳为此所窘，则周身阳气不得发越，必见纯寒证，而脉亦见微、细、濡、弱、沉、迟、紧、涩等状，甚者，脉伏绝也。此时不急温以去其邪，则元阳闭固而死矣，犹火郁闭而自灭也。若邪已入肾，元阳由是浮散于外，则周身阳气皆随浮于外，必见大热证，而脉微、细、濡、弱，或沉、迟、紧、涩，或洪、大、动、数、无根也。此时不急温以去其邪，则元阳不能归于舍而死矣，犹火被挥散自灭也。此二证，若其虚甚，其邪急者，一二日、三四日中死；若其虚轻，其邪缓者，延引数日也。故一见少阴证，宜急图之。若犹豫引日，则真元绝，肾阳尽，但他脏与躯壳之残阳未竭尽，而延引时日耳。当此时，虽遽治之，岂能救其万一乎哉？故仲景苦述死证数条，以戒之也。

附子汤方

附子二枚，炮，去皮，破八片　茯苓三两　人参二两　白术四两　芍药三两

上五味，以水八升，煮取三升，去滓，温服一升，日三服。

此温元阳、助胃阳、顺里气之方也。附子以温元阳；人参、白术、茯苓以助胃阳；用芍药者，盖邪气在经，则里气结滞，结滞则不顺，故芍药以疏通里气，则元阳可奋发，胃阳可发达而邪气乃可去也。

按： 此方比四逆汤用药多品，其力缓。夫四逆汤证，邪气直迫于脏，故曰"急温之"；附子汤证，邪气在经，而稍侵脏者也，其势缓，故缓图也。然此方为元阳虚、胃阳衰而受邪者而设，恐药品多，则温补之力不专，故用附子二枚，助其威也。

少阴病，得之一二日，口中和，其背恶寒者，当灸之，附子汤主之。

少阴病得之一二日者，得病之日尚浅也。口中和者，不苦不燥也，此亦胃肾虚冷无热也。若胃肾不虚，则寒邪变为热，必口舌干燥且渴也。背恶寒者，言恶寒不甚也。总论之，则邪气入少阴经，阳气下陷，不能奋发，内外皆寒之所致也。比之无热恶寒、但欲寐，或手足逆冷、下利蜷卧者，为稍轻也，然而犹豫引日，则恐迫于脏而难治。当灸之，附子汤主之者，外以艾灸升提阳气，内以附子汤温胃肾，令阳气奋发也。灸穴之解，见于前。

少阴病，身体痛，手足寒，骨节痛，脉沉者，附子汤主之。

凡外邪在太阳之表而身体骨节疼痛者，其脉浮紧或浮数，必发热、头痛也，宜以汗解之。然而见脉诸阴兼沉者，不可发汗也。此条揭"少阴病"三字，则无发热、头痛可知也。而身体骨节痛、脉沉者，胃肾阳虚而受邪，营气不足，血少之所致也。手足寒者，阳气不运于表也。与附子汤，温胃肾，补营血也。

少阴病，脉沉者，急温之，宜四逆汤。

方见于太阳中篇。

此邪气直迫于脏，元阳浮散而在表，虽有假热，而手足逆冷，脉微细沉无力也，即里寒外热之证也。治之稍缓，则元阳灭绝，不可救也，故曰"急温之"。如此，则附子汤力不能胜，宜四逆汤主之，白通汤条宜参考。

少阴病，下利，脉微涩，呕而汗出，必数更衣，反少者，当温其上，灸之。

此上条死证之部，所谓"少阴病，脉微细沉，但欲卧寐，汗出，不烦，自欲吐"之证，既吐利，而未至烦躁不得卧寐者也。数更衣者，阳气下陷甚也。反少者，下利经数日，而下物已尽也。脉微而兼涩者，不但阳虚，阴亦缺也，宜四逆加猪胆汁汤主之。

按：温其上，灸之者，盖言阴寒在里，当灸，温其腹上也。犹前条"当灸之，附子汤主之"，助温药所不及也而已。诸注皆谓此证阳虚，本当用温，然阴弱，复不宜于温，一药之中，既欲助阳兼欲护阴，则四逆附子辈俱难用矣，故于顶之上百会穴中灸之，以温其上而升其阳也。吁！亦不解事之甚矣。

少阴病，吐利，手足厥冷，烦躁欲死者，吴茱萸汤主之。

此死证之部，所谓少阴病，吐利、烦躁之证。虽既手足厥冷，而未至四逆也，若四逆，则死证也，故曰"欲死"也。"吴茱萸汤"，当作"四逆加人参汤"，恐传写误也。如此急证，吴茱萸汤岂得能救之乎？此余臆说，全无据，虽然，临病之工，得从余之说，以十救一二，则僣①偷之罪，所敢不辞也。

燮按：凡病在阴经而郁塞者，厥气上冲心，则烦躁而死矣，譬如痹厥、痿厥、水气病等是。病在厥阴，阴邪乘虚上冲心者

---

① 僣（tiě）：奸诈狡猾。

死，不死者，幸而免矣。当此之时，急服吴茱萸、槟榔子、猪胆汁、人尿等之汤而得免者，不尠^①矣。此证即是病在少阴，吐利、厥冷、厥气上冲、烦躁欲死之候，非大率四逆辈之例，与吴茱萸汤温散其寒厥，上冲之气则可解也。阴经病，又有若此之证也，至于此，则病系在厥阴，而属阴中之阳矣。

通脉四逆汤方

甘草二两，炙　附子大者，一枚，生用，去皮，破八片　干姜三两，强人可四两

上三味，以水三升，煮取一升二合，去滓，分温再服。其脉即出者愈。

此四逆汤增加附子、干姜者，四逆汤方后所谓"强人可用大附子一枚，干姜三两"者，即是也。名"通脉"者，以脉不出者，服之则出也。

按：四逆汤为弱人不耐毒者而设，通脉四逆汤为强人能耐毒者而设已。弱人病，脉不出者，死不治。

少阴病，下利清谷，里寒外热，手足厥逆，脉微欲绝，身反不恶寒，其人面色赤，或腹痛，或干呕，或咽痛，或利止脉不出者，通脉四逆汤主之。

少阴病，下利清谷，身有大热者，即里寒外热之证也，此邪气直入于脏，元阳浮散于外，一身阳气尽浮于外。其里既为阴邪之有，里故寒而表故热，于是误投寒凉之药，则胃肾为冰窖，其死在顷刻，故详举里寒之候曰"手足厥逆，脉微欲绝"。身反不

---

① 尠（xiǎn）：古同"鲜"。

恶寒，不举外热之候者，以其证显然，不俟言也。夫邪热在表者，手足不厥逆，脉当浮大而有力。今手足厥逆，脉微欲绝，则知其表热非邪热也。又邪热在表者，必当恶寒，今反不恶寒，则益信其表热非邪热而虚热也。此为元阳浮散于表之候也，当急温之，回其阳也，通脉四逆汤主之。

面色赤者，加葱九茎。

面色赤者，为戴阳。其面戴阳者，因下虚也。

腹中痛者，去葱，加芍药二两。

阴邪在中焦结滞也。

呕者，加生姜二两。

寒邪入里，胃阳困败也。

咽痛者，去芍药，加桔梗一两。

肾邪猖獗，随经连肺系，及咽喉也。

利止脉不出者，去桔梗，加人参二两。病皆与方相应者，乃服之。

虽阳气既复于下，下利亦止，而阴未长，故脉不出也。"病皆"以下十字，不可读，诸注皆削去，今反存者，不敢肆执斧钺也。

燮按：小青龙汤、真武汤以下诸方加减法，皆似后人家法混本文者。如此条，下利清谷，手足厥逆，脉微欲绝之时，作通脉四逆汤为方，惟三味，人参犹不加，何有于葱与芍药？何俟脉不出而初加人参哉？况措成方而言去某加某，尤无谓，不知"面色赤"云云以下之诸证者，或有或无之谓，共宜通脉四逆汤主之也。

白通汤方

葱白四茎　干姜一两　附子一枚，生用，去皮，破八片

上三味，以水三升，煮取一升，去滓，分温再服。

此即四逆汤去甘草，加葱白者也。四逆汤证阳单虚，阴未至亡。白通汤证不但阳亡，阴亦亡，比之四逆汤证，更为急，故去甘草之缓，加葱白之通，通阳救阴为急务，名"白通汤"者，盖称葱白之功也。

少阴病，下利，白通汤主之。

四逆汤治邪气入于脏，元阳浮散而在表者，故其证虽四逆，必有假热；白通汤治邪气入于脏，元阳闭塞而不通者，故其证专见寒证，而无假热。故四逆汤证举一沉脉，以示表热里寒之所使；此条举一下利证，以示阳气闭塞，阴气亦脱之所为，盖互发耳。要之一沉脉，不足以尽四逆汤；一下利，不足以尽白通汤，宜推知之矣。

白通加猪胆汁汤方

葱白四茎　干姜一两　附子一枚，生用，去皮，破八片　人尿五合　猪胆汁一合

上五味，以水三升，煮三物旧本无二字，今补之取一升，去滓，内胆汁、人尿，和令相得，分温再服。若无胆，亦可用。

与白通汤下利不止，无脉者，阴气虚亡甚也。如此，则葱白一味，力不能胜也，故更加人尿、猪胆汁以救阴液，则阳得所归，而回生之功可庶几矣。

按： 此方与通脉四逆加猪胆汁汤，大同小异，妙用全在秋毫，识者宜辨别之。

少阴病，下利脉微者，与白通汤；利不止，厥逆无脉，干呕者，白通加猪胆汁汤主之。服汤脉暴出者死，微续者生。

少阴病，下利脉微者，虽与白通汤，而利未止，剩厥逆无脉、干呕者，阳气益闭困，阴气存者如线，厥气上冲，几死也。急当依前方，更加人尿、猪胆汁而救阴通阳，则尚有可治者也。服汤脉暴出者死，微续者生，方氏曰：暴出，烛欲烬而焱[①]烈也；微续，真阳渐复也。

少阴病寒变为热者治法

内藤氏曰：少阴病，寒变作热者，口舌干燥，或舌上黄赤焦黑、小便赤、饮食好冷恶热等是也。其热或客心膈，或结水道，或结胃中，各宜随证治之。此皆胃肾壮实、阳气有余之人，虽但因一时之虚，少阴受邪而阳气忽复，则阴邪见化于阳气，寒变作热也。或胃肾不甚虚，人务服温热之药，虽阳气既复，而阴邪未去者，亦见化于阳气寒变作热也。二者虽似异，而其治则一也。

黄连阿胶汤方

黄连四两　黄芩二两　芍药二两　鸡子黄二枚　阿胶三两

上五味，以水六升，先煮三物，取二升，去滓，内胶烊尽，小冷，内鸡子黄，搅令相得，温服七合，日三服。

---

① 焱（yàn）：火花，火焰。

此治热客胸膈、上焦阴亡之方也。黄连为君，黄芩为佐，以解胸中客热；阿胶为臣，鸡子黄为佐，以救心肺阴气；芍药为使，以疏通里气。

少阴病，得之二三日以上，心中烦，不得卧，黄连阿胶汤主之。

少阴病，其初必无热恶寒，但欲寐也。与四逆汤辈二三日后，阳气回复则恶寒止，而不得卧且口舌干燥、小便赤，其脉必不微细及沉也，此是寒变作热，客于胸中之所致。邪热在胸膈，则心肺受热邪，阴液消亡，故心中烦、不得卧也。与黄连阿胶汤，以凉润膈热。

少阴病，下利六七日，咳而呕渴，心烦不得眠者，猪苓汤主之。

方见于太阳下篇。

少阴病下利，与白通汤，六七日后，下利止。而初欲寐者，今不得眠，初脉微细者，今不微细，且小便不利，发热，渴欲饮水者，此是寒变作热，入于膀胱者也。咳而呕，心烦者，邪热结滞于下焦，则里气不顺流而上逆之所致也。与猪苓汤，解下焦邪热，则三焦顺流，诸证不治而自愈。

按：此条无猪苓汤证，而曰"猪苓汤主之"者，盖"猪苓汤主之"五字，含蓄下实之证也。诸注谓下利至六七日尚未止，而兼咳呕渴、心烦不得眠等证者，猪苓汤主之者，不察文法之过也。

少阴病八九日，一身手足尽热者，以热在膀胱，必便血也。

少阴病，服四逆辈八九日，少阴证止，而反一身手足尽热者，寒邪变热，在膀胱也。膀胱之经，为太阳。太阳主表，故一身手足尽热，必有渴欲饮水证也。夫邪热结于膀胱，则必作蓄血之证，故虽不便血，后必当便血。先其未蓄血，早用猪苓汤，以解膀胱邪热，则未至便血，而诸证可愈。若不早治而便血，则难治。

少阴病，得之二三日，口燥咽干者，急下之，宜大承气汤。

方见于阳明中篇。

少阴病，得之二三日者，受邪之日尚浅，服药亦不多，则阳气或可未复也。然其人胃肾素无虚，而但因有一时之虚而受邪，则其复亦速也。阳气已复，则邪气当去，而不去者，其邪盛也。夫阳气既复，而邪气尚未去，则寒邪变为热邪，入于胃中，而作里实证也。此虽受病之日浅，而其脉反沉实而不微细，大便不通，口干咽燥，则是热邪结于胃中之证也，宜急下之。用大承气汤者，非以口干咽燥为标准，盖口干咽燥一证，但示寒变作热之候耳，而"宜大承气汤"五字，含蓄里实之证。上条猪苓汤证与此条及下二条，皆同文法也。

少阴病，自利清水，色纯青，心下必痛，口干燥者，急下之，宜大承气汤。

少阴病，自利清水，色纯青者，有寒热之别。其属寒者，心下必软弱而不痛，口不干燥，其脉当微细虚弱，此少阴虚寒之证，为四逆、白通所主也；若其属热者，心下必硬满而痛，口干燥，其脉沉实必不微细虚弱，此少阴病寒变为热邪，热入于胃中之证也。清水者，非谓清洁之水，谓无渣滓而已。夫邪热入于肠胃，燥屎壅塞水道，则所饮之汤水，循燥屎间，不入于膀胱而直下广肠也。与大承气汤下燥屎，则邪热可去，水道可通，其下利不治而自愈。若燥屎不在水道，则不下利清水也。若夫虚寒而下利者，中、下二焦失气化，其下利多渣滓，或下清谷，心下不痛，口不干燥，舌上无胎，虽胎而滑，此其异也。诸注或谓热邪传入少阴，逼迫津水，注为自利；或谓肝邪乘肾，故自利青色。此皆随文强解也，不可从矣。

按：上条曰"二三日"，下条曰"六七日"，而此条不曰日数。盖自利清水，初得之多属虚寒；四五日后，得之多属实热。一证自有两端，故不曰日数也，亦含蓄之文法矣。

少阴病，六七日，腹胀不大便者，急下之，宜大承气汤。

揭"少阴病"三字，则其初当必有脉微细、但欲寐，或无热恶寒，或蜷卧足冷，或下利、小便白等证，宜四逆、白通辈主之。服汤后，阳气回则诸证可解。后五六日，反腹胀不大便者，寒邪变为热邪，入于胃中之所致也，于是大承气汤下之，则可解也。

按：已上三条，俱曰"急下之"。夫寒变为热者，邪气甚之所致，故一变为热，则熬煎津液亦甚矣，不速下之，则津液殆尽，必危，故曰"急下之"。阳明篇急下诸证，宜参考。

少阴病下利便脓血者治法

桃花汤方

赤石脂一斤，一半全用，一半筛末　干姜一两　粳米一升上三味，以水七升，煮米令熟，去滓，温服七合，内赤石脂末方寸匕，三服。若一服愈，余勿服。

赤石脂质重性涩，入下焦，固大、小肠，所谓"涩可去脱"是也，故用为君。干姜以温胃，粳米以养胃气。

燮按："温服"，《千金翼方》作"温取"。成本"方寸匕"下有"日"字。

少阴病，下利便血者，桃花汤主之。

内藤氏曰：少阴病，下利便脓血者，胃阳虚弱，经邪冲肝也。肝藏血，今经邪冲肝，故不能藏血，血离常经而成脓血。胃气弱，不能分水谷，故下利。当助胃阳，理肝血，桃花汤主之。

少阴病，二三日至四五日，腹痛，小便不利，下利不止，便脓血者，桃花汤主之。

少阴病初得之，不便脓血，宜四逆汤主之。服汤二三日至四五日，虽诸证止而下利未止，反便脓血，兼腹痛、小便不利者，虽元阳既复，而胃气未复，邪气冲肝，乃便脓血也。胃气未复，故水谷不分，下利不止，且腹痛也。此亦宜桃花汤主之。

少阴病，下利便脓血者，可刺。

《医宗金鉴》林澜曰：刺者，泻其经气而宣通之也。下利便脓血，既主桃花汤矣，此复云"可刺"者，以辅桃花汤之所不逮也。

按：诸注但曰可刺本经之穴，而不注腧穴。愚谓灸法以火气助阳气，故灸于腹部；刺法欲宣通经气，故当刺足部也。俞氏曰：证兼下利、便脓血，则用桃花汤。若不下利而但便脓血，则可刺经穴。此删本文"下利"二字立说，未审何义。

少阴病兼水气者治法

内藤氏曰：肾主水液，水液周流，即阳气之所使，阳虚则水液瘀滞矣。故少阴病阳虚者，兼水气者为多。

真武汤方

茯苓三两　芍药三两　生姜三两，切　白术二两　附子一枚，炮，去皮，破八片

上五味，以水八升，煮取三升，去滓，温服七合，日三服。

此方附子汤去人参，加生姜，而白术、附子各减半者也。盖附子汤，专主温里寒，故以附子为君。真武汤主逐水，故以茯苓为君；芍药、生姜为臣；水气不行，则胃中生湿浊，故以白术为佐；附子为使，以助阳气，以阳虚乃蓄水之所因也。方名"真武"者，方氏曰：真武者，北方阴精之宿，职专司水之神。以之名汤，义取主水。

少阴病，二三日不已，至四五日，腹痛，小便不利，四肢沉重疼痛，自下利者，此为有水气。其人或咳，或小便利，或下利，或呕者，真武汤主之。

少阴病，当四逆汤、白通汤类主之，服汤二三日而不已者，以必有兼证故也。至四五日，腹痛，小便不利者，水液瘀滞，胃中生湿浊，胃气不行，水道失气化也。四肢沉重疼痛者，水气淫于四肢，而卫气凝滞也。故断之曰"此为有水气"，真武汤主之。"自下利"三字，衍，不然则下文"或下利"、加减条"下利者，

去芍药"文皆属衍。

燮曾曰：诸方有加减法者，皆后人之加笔，或试效之家法，误混本文者，故动有此粗妄与不成文也。

若咳者，加五味子半升、细辛一两、干姜一两。

水寒相抟，肺气受冷则咳。

若小便利者，去茯苓。

燮曰：本方已以茯苓为君，去君何成方？

若下利者，去芍药，加干姜二两。

下利者，为胃阳虚冷所致也。

若呕者，去附子，加生姜，足前成半斤。

少阴病兼表邪者治法

内藤氏曰：少阴病，不兼表邪者，始得之，无热恶寒也；其兼表邪者，始得之，即发热也。凡少阴病，始得之，即发热恶寒，但欲卧，或身疼腰痛，其脉沉大而无汗，手足不厥冷者，此谓之少阴兼太阳也。

麻黄细辛附子汤方

麻黄二两，去节　细辛二两　附子一枚，炮，去皮，破八片

上三味，以水一斗，先煮麻黄，减二升，去上沫，内诸药，煮取三升，去滓，温服一升，日三服。

麻黄解太阳表邪；细辛散少阴寒邪；附子温养元阳，不令邪气深入也。凡风寒之伤人也，其初太阳、少阴俱受邪。然其人胃肾素实，但因有一时之虚而受邪，则阳气忽回，邪气不能客于少

阴而浮出太阳营分，始中太阳之邪在卫分，营卫俱病，此谓之太阳表实，伤寒麻黄汤诸证是也。若胃肾素虚，则阳气不能回，邪气着在少阴作寒，太阳邪亦乘虚内入，表里俱寒，此谓之少阴病，白通汤、四逆汤等证是也。若其虚未甚者，中少阴之邪在里为寒，中太阳之邪在表为热，此谓之两感伤寒，治法先温里，后解表，《论》中所谓不可汗、不可下诸证是也。因少阴经气微虚受邪者，其邪虽不能深入里，而着在少阴经者，乃此汤之所主也。

少阴病，始得之，反发热，脉沉者，麻黄细辛附子汤主之。

《医宗金鉴》曰：少阴病，言但欲寐也。脉沉，言脉不微细而沉也。今始得之，当不发热，而反发热者，为少阴里寒兼有太阳表热也，故宜麻黄细辛附子汤，温中发汗，顾及其阳，则两感之寒邪均得而解矣。

麻黄附子甘草汤方

麻黄二两，去节　甘草二两，炙　附子一枚，炮，去皮，破八片

上三味，以水七升，先煮麻黄一两沸，去上沫，内诸药，煮取三升，去滓，温服一升，日三服。

此比前方，则发散之力稍缓也。方氏曰：用甘草以易细辛，盖亦和解之意也。

少阴病，得之二三日，麻黄附子甘草汤微发汗。以二三日无里证，故微发汗也。

此条与上条互相发，盖此二条，胃肾本无虚，但因经气微虚

受邪者也。始得之，则邪势尚盛，故用麻黄细辛附子汤以兼治表里，则其病可愈也。若始得之，虽经二三日，而其证不变者，以胃肾无虚，故邪气不能入里也。其证不变，则知正气自胜，邪势自衰，故依前方而以甘草易细辛，稍缓其力且兼和中之意，故曰"微发汗"也。以二三日无里证，故微发汗也者，再释所以用此汤也。里证者，言里虚证也。若经二三日而见里虚证者，不可发汗。如此，则当先救其里，后解其表也。

少阴病，脉细沉数，病为在里，不可发汗。

此条及下条，俱示麻黄细辛附子汤之禁也。夫少阴病，但欲寐，脉沉而发热者，为麻黄细辛附子汤所主也。今虽有表热，而脉细沉数者，非外邪之候也，此寒邪侵肾，元阳浮散在表，故曰"病为在里"。程氏曰：其不可发汗，从脉上断，非从证上断。又曰：薛慎庵曰"人知数为热，不知沉细中见数为寒甚。真阴寒证，脉常有一息七八至者，尽概此一数字中，但按之无力而散耳"。

按：诸注执一数脉，或曰邪热入里之征，或曰将转属阳明，皆非也。若夫实热之证，岂有脉细数者哉？

燮按：数，为热，为痛，为虚甚之征而病进之应也。偏以寒热辨者，恐阔于事情矣。

少阴病，脉微，不可发汗，亡阳故也。阳已虚，尺脉弱涩者，复不可下之。

此条亦少阴病有外热似可发汗证，然脉微，则非也。盖微脉者，气血虚衰之候，发汗则亡阳也。阳气已虚，则阴血亦虚，故尺脉弱涩也。假令有可下证，亦不可下之。诸注皆曰"亡"与"无"同，乃以"亡阳"为"无阳"，不可从矣，辨见于太阳下篇。

少阴病咽痛者治法

凡感冒外邪，咽喉痛，无余证者，虽因邪之微甚，而治法亦有轻重。要之，皆少阴之标病也，和经气则愈。若肾虚邪甚，标本俱病者，四逆汤主之。

甘草汤方

甘草二两

上一味，以水三升，煮取一升半，去滓，温服七合，日二服。

桔梗汤方

桔梗一两　甘草一两

上二味，以水三升，煮取一升，去滓，分温再服。

少阴病，二三日，咽痛者，可与甘草汤；不差者，与桔梗汤。

内藤氏曰：少阴病，二三日，咽痛无余证者，为邪轻而经气不和也，甘草汤以和之。若不差者，肺气闭也，桔梗汤以开之、和之。盖言如此微邪，虽不用药，经气自行，则一二日内必可愈，设欲与药，则甘草汤、桔梗汤类当主之也。然有因人虚实，而一二日不愈，乃至二三日、四五日者，然微邪，故不能深入。如此，则不拘日数，须用甘草汤、桔梗汤，此仲景依证施治之法也。俞氏曰：此在二三日，他证未具，故可用之。若五六日，则少阴之下利、呕逆诸证蜂起，此法又未可用矣。恐未必然。

半夏散及汤方

半夏洗　桂枝去皮　甘草炙

上三味，等分，各别捣筛已，合治之，白饮和服方寸匕，日三服。若不能散服者，以水一升，煎七沸，内散两方寸匕，更煮三沸，下火，令小冷，少少咽之。半夏有毒，不当散服。

半夏涤饮，桂枝去邪，甘草和经气。比之于甘草汤，桔梗汤则稍重者也。

燮按：成本无"半夏有毒"以下八字。

少阴病，咽中痛，半夏散及汤主之。

《医宗金鉴》曰：少阴病，咽痛者，或左或右，一处痛言也；咽中痛者，咽中皆痛言也，较之咽痛，而有甚焉，甚则涎缠于咽中，故主以半夏散及汤也。

苦酒汤方

半夏洗，破如枣核，十四枚　鸡子一枚，去黄，内上苦酒，着鸡子壳中

上二味，内半夏，着苦酒中，以鸡子壳置刀环中，安火上，令三沸，去滓，少少含咽之。不差，更作三剂。

《医宗金鉴》曰：用半夏涤涎，蛋清敛疮，苦酒消肿。李明之曰：大抵少阴多咽伤、咽痛之证。古方用醋煮鸡子主咽喉失音，取其酸收，固所宜也。

少阴病，咽中伤，生疮，不能语言，声不出者，苦酒汤主之。

《医宗金鉴》曰：少阴病，咽痛不愈，若剧者，咽中为痛所伤，渐乃生疮，不能语言，声音不出，所必然也，以苦酒汤主之。

猪肤汤方

猪肤一斤

上一味，以水一斗，煮取五升，去滓，加白蜜一升、白粉五合，熬香，和令相得，温分六服。

方氏曰"猪肤，《本草》不载，义不可考，说者不一，用者不同"云云。

少阴病，下利，咽痛，胸满，心烦者，猪肤汤主之。

猪肤之说，未详，则此条之义不可解，诸家之说，亦未可信也。

他病似少阴病者治法

少阴病，饮食入口则吐，心中温温欲吐，复不能吐，始得之，手足寒，脉弦迟者，此胸中实，不可下也，当吐之。若膈上有寒饮，干呕者，不可吐也，当温之，宜四逆汤。

此条深奥，甚难明矣，故诸注皆不得其解。

按：此盖始有无热、但欲寐之证，故曰"少阴病"也。凡胸中有邪，则不论虚实，皆卫气阻滞而不行，故欲寐也。始得之，虽手足寒，而不至逆冷，脉弦迟有力而不微细者，非少阴虚寒之候，即上实证也。其饮食入口而吐者，邪气壅塞胸中，格拒而不入也。心中温温，即愠愠欲吐不能吐，胸中搅挠不安也。此皆邪气在胸中所致，故断曰"此胸中实，不可下也，当吐之"。此上实似少阴病者也，以瓜蒂散吐之，则少阴证不治而愈，谓"不可下"者，以有似十枣汤证者也。若始得之，手足亦寒，脉不弦迟而微细无力者，非上实证，即膈上有寒饮所致。其饮食入口而吐者，胃阳虚寒，不入食也。心中温温欲吐、不能吐者，下焦虚衰，津液不顺流，聚于胸膈中故也。故下文明曰："若膈上有寒饮，干呕者，不可吐也，当温之，宜四逆汤。"以四逆汤温下焦，阳气回，津液顺流，则上实诸证，不治而自愈。又按：玩味"始得之"三字，则知始得此者，多上实之证，而五六日后得此者，多少阴虚寒之候也。论中文法如此者甚多，可不察哉？

燮按：欲别知胸中实与膈上寒饮，而与瓜蒂散与四逆汤者，辨甚难矣。证已不可辨，则不得不以脉别之也。脉不弦迟而微细无力者，寒也，以此虚脉，加上证，则为寒饮也；以弦迟有力者，加上证，则胸中实也。本文虽不明见有寒饮之脉，而以胸中实与弦迟，相对膈上有寒饮，则微细虚弱之脉，隐然在其中矣。临病之工，宜明眼察焉。余盖曾数有所困穷，故云尔。

四逆散方

甘草炙 枳实破，水渍，炙干 柴胡 芍药

上四味，各十分，捣筛，白饮和服方寸匕，日三服。

枳实破气滞，芍药疏通里气，柴胡升发阳气，甘草通行经气。此治气滞不发达，反无热，四肢逆冷者，故名"四逆散"也。

少阴病，四逆，其人或咳，或悸，或小便不利，或腹中痛，或泄利下重者，四逆散主之。

此气滞似少阴病者也。虽非外邪之所为，而无热、四肢逆冷则同，故曰"少阴病"也。夫气滞于里，则不能达于四末，故四肢逆冷也。此非邪热在里之四逆，又非寒邪入于里、阳气虚衰之四逆，则其脉当结滞而沉实，必不微弱也。用四逆散破气滞，则阳气发达，而四逆自愈。咳、悸者，气滞于上焦也；腹中痛者，气滞于中焦也；小便不利、泄利下重者，气滞于下焦也。宜随证加减用之。

按：诸注皆以此证为传经热邪，以"咳""悸"已下诸证为热证者，非也。

咳者，加五味子、干姜各五分，并主下利；悸者，加桂枝五分；小便不利者，加茯苓五分；腹中痛者，加附子一枚，炮令坼；泄利下重者，先以水五升，煮薤白三升。煮取三升，去滓，以散三方寸匕，内汤中，煮取一升半，分温再服。

卷
十

内藤氏曰：厥阴肝经也，肝乃阴中之阳，其脉起于足大指，循阴器，抵少腹，夹胃，属肝，络胆，上贯膈至巅顶。故厥阴受邪，肝乃病。阴中之阳上奔作热，邪气下客作寒，必致阴阳互胜复，为上热下冷之证也。然阴胜则为寒，阳胜则为热，阴阳否格则为膈热胃寒之病，阴阳交和则其病愈。凡太阳伤寒而兼厥利、呕哕等证者，皆厥阴受邪也，其病必先寒而后热，复寒而复热。然其寒之日数多，热之日数少者，为阴胜而阳虚矣；其热之日数多，寒之日数少者，为阴退而阳胜矣；其寒热之日数均者，为阴阳交和而其病愈矣。若夫阴阳否格者，乃为厥阴本病矣，然其阴阳胜复之际，必有厥利、呕哕、吐利、霍乱等证，仲景一一辨明其证治法。

又曰：宋板《伤寒论》书"厥利呕哕附"而分霍乱为一篇，《金匮玉函经》分厥阴病与厥利呕哕及霍乱三篇，近时喻嘉言作《尚论》删去霍乱，沈目南编注《要略》补入霍乱，皆不明之尤者也。

认厥阴病法

厥阴之为病，消渴，气上冲心，心中疼热，饥而不欲食，食则吐蛔，下之，利不止。

此篇主肝虚。然肝发生勇猛之脏也，其谓肝虚者，皆胃肾之虚也。故仲景治肝虚，借用四逆、理中之类，而亦不别设方矣。夫胃肾虚而厥阴受邪，则阴中之阳上奔作膈热，故消渴也。肝主气逆，故气上撞心，心中疼热也。胃中虚冷则生蛔，蛔闻食臭则动，动则腹中苦痛，虽饥而不欲食也，强与食则呕，呕则吐蛔，故曰"食则吐蛔"也。程氏曰：此等虚家多有五六日不大便者，若误下之，则重虚胃气，下利不止而死也。

内藤氏曰：凡诸病消渴，气上冲心者，心中疼热者，饥不欲食者，食则吐者，时烦时静而复烦者，见食而呕者，吐蛔者，皆胃寒膈热阴阳否格之所致也，不问何病，皆以为厥阴病，以乌梅圆主之。又曰：凡诸病属寒者，妄用热药，而其寒不去反生热；或属热者，猥①用寒药，而其热不去反生寒，俱作阴阳否格、冷热不和诸证，皆宜以此法治之。

辨厥阴病欲愈脉证

厥阴病，渴欲饮水者，少少与之愈。

---

① 猥：众，多。

凡厥阴消渴者，为胃肾虚冷，下焦阳气上奔，而胸中热之所致，故虽渴，而不欲饮水也。今渴欲饮水，饮之不呕、不哕、不腹鸣者，阳胜之证，此所以少少与水，和阴阳则愈也。盖仲景举此一条，以示厥阴有属寒、属热之二端，故《论》中有白虎汤、四逆汤也。

厥阴中风，脉微浮，为欲愈；不浮，为未愈。

阴经中风之说，见于太阴篇。夫厥阴经气微虚，则邪气乘虚而陷入，其邪半在太阳半在厥阴，故曰"厥阴中风"也。脉微浮者，即言阳微阴浮也，厥阴中风亦其初脉阳微阴涩也。服药后，阴脉变浮，则为欲愈；不浮，则邪气未浮出于表，故为未愈也。治法同少阴中风。

厥阴病，欲解时，从丑至卯上。

成氏曰：厥阴，木也，王于卯丑寅，向王时，为解时。

辨厥阴病死证

此篇称"厥阴病"者，仅三四条，其余尽称"伤寒"者，何也？盖厥阴病，其始必有表证，故称"伤寒"，此其本也。夫厥阴病，虽属肝虚，其实胃肾虚弱之所致，故至其死则不异少阴死证也。厥阴属内虚者，若早温养胃肾，则应不至于此极矣。

伤寒，发热，下利，厥逆，躁不得卧者，死。

凡感外邪者，其人里虚甚，则邪气直入里而不留太阳，故无表证，此谓之少阴病。后世称阴证伤寒者，非仲景之名义也。苟无外证，则不得称"伤寒"，是以少阳一篇无称"伤寒"者也。

若夫厥阴病，无其始直入厥阴者，必先在太阳作表证，而后入厥阴，故尽称"伤寒"而不称"厥阴"也。然现在之证，乃厥阴病也，以下称"伤寒"者，皆仿之。夫夹虚伤寒系在厥阴者，不早救胃肾，则邪气遂入里而死。所以致其死者，胃肾阳虚也，故其称"死不治"者，皆不异少阴之死证也。少阴篇死证条曰：吐利，躁烦，四逆者，死。又曰：自利，复烦躁，不得卧寐者，死。可以见耳。又少阴篇可治证条曰：吐利，手足不逆冷，反发热者，不死。此证虽有发热而厥逆，则非不死之证也，辨见于少阴篇。

伤寒，发热，下利至甚，厥不止者，死。

此条比上条，则虽无不得卧证，而下利至甚、厥不止者，胃肾阳气虚脱极矣，亦不可救也，故曰"死"。《金匮要略》曰：六腑气绝于外者，手足寒；五脏气绝于内者，利下不禁。伤寒、发热为邪气独甚，下利至甚、厥不止为腑脏气绝，故死。

伤寒，下利日十余行，脉反实者，死。

此云"实"者，《内经》所谓"真脏脉"也。下利日十余行，虽不至甚，而胃阳虚寒，其脉当不实也。今反坚实鼓指者，脉与证不相应，灯将灭，复明之象也。下利虽不至甚，而胃阳已衰绝，故曰"死"。

伤寒六七日，不利，便发热而利，其人汗出不止者，死，有阴无阳故也。

《医宗金鉴》汪琥曰：寒中厥阴至六七日，当亦厥六七日矣。不言"厥"者，省文也。厥则当利，不利者，阳气未败，犹能与邪相支吾也。若至发热，即利者，亦当止。今则发热与利骤然并至，加之汗出不止，则知其热非阳回而热，乃阳脱而热，故兼下利而汗出不止也。程氏曰"便发热、便利、便汗出不止，缘从前阳神已为阴尽迸，今虽欲复，而无阳可复，则其死也。不死于阴阳不相顺接，而死于有阴无阳。有志斯道者，可不于'扶阳'二字日三省"云。

按： 发热而利，则阴气内脱；汗出不止，则阳气外脱也。有阴无阳者，有死阴而无生阳也。

发热而厥七日，下利者，为难治。

程氏曰：热则不厥，发热而厥，阳外阴内，已属凶征，加之下利，里气虚，阳益难回矣。

灸厥阴法

伤寒六七日，脉微，手足厥冷，烦躁，灸厥阴，厥不还者，死。

言阴阳胜复六七日后，阳衰阴益盛而发热止，乃作少阴证也。脉微者，阳气衰也。手足厥冷、烦躁者，即少阴死证也。至于此，则厥阴反属少阴阳虚之证，当内服四逆汤，外灸厥阴，以回阳气也。阳气回则厥可止，不止则死，故曰"厥不还者，死"。

按： 灸厥阴者，欲回阳气也，当灸气海、关元、中极等也。此虽非厥阴经，而为经气所会也，说见于少阴篇。

伤寒，脉促，手足厥逆者，可灸之。

宋板"逆"下脱"者"字。

俞氏曰：伤寒脉促，则阳气局蹐^①可知。更加手足厥逆，其阳必为阴所格拒而不能返，故宜灸以通其阳也。

按：此证亦当内服四逆汤或乌梅圆，诸家皆曰但可灸、不可用药者，误矣。

厥阴病阴阳胜复厥利发热阴阳否格者治法

内藤氏曰：夫无病之人，阳在上，其气接于下；阴在下，其质顺于上，则一身温和，无厥热之患也。若厥阴一受邪，阴不顺于上，阳不接于下，则四肢逆冷，厥热之病起矣。凡其不相顺接也，有阳虚阴实者，有阳胜阴负者，有阴阳交否格者，今分类条列，以便考索，庶几不背仲景之意云尔。

伤寒，先厥后发热而利者，必自止，见厥复利。

厥阴病发厥，有下利者，有不下利者，故不曰"厥利"而但曰"厥"也。先厥后发热者，始阴胜阳负，故厥；后阳复阴负，故发热也。而利者必自止者，言阳胜发热，则厥利者必自止。但厥而不利者，但发热耳。见厥复利者，阴再胜阳再负，则发热自止而复厥利也。此示厥阴病阴阳胜复之一端已。凡此篇称"伤寒"者，皆可以此条为例，即为乌梅圆之主证也。

凡厥者，阴阳气不相顺接，便为厥。厥者，手足逆冷者是也。

程氏曰：以首条之误下而利不止及次条之与水则愈合观之，

---

① 局蹐（jí）：拘束的样子。

阴在下而阳在上,可得厥阴经之大旨矣。故要紧在"厥"之一字,不可不分疏明白,先提其大纲,而后细分其节目也。人惟阳得下行以接乎阴,则阴中有阳而无厥证;惟阴得上行以接乎阳,则阳中有阴而无发热证。此之谓"顺"。今之所云"厥"者,心肺之阳只主其阳于上,肝肾之阴只主其阴于下,两者不相承接。唯视其胜复以为寒热,发热为阳,厥逆为阴。不言"发热",单言"厥"者,厥为重也。此阴阳不相接续之病,厥阴之称为"厥者",即此便是,非尽手足逆冷方谓之"厥"也。

乌梅圆方

乌梅_{三百枚} 细辛_{六两} 干姜_{十两} 黄连_{十六两} 当归_{四两} 附子_{六两,炮,去皮} 蜀椒_{四两,出汗} 桂枝_{去皮,六两} 人参_{六两} 黄柏_{六两}

上十味,异捣筛,合治之。以苦酒渍乌梅一宿,去核,蒸之五升米下,饭熟捣成泥,和药令相得,内臼中,与蜜杵二千下,丸如梧桐子大,先食饮服十丸,日三服,稍加至二十丸,禁生冷、滑物、臭食等。

此治阴阳否格、冷热不调之方也。阴阳不交通,故否格也。此方混用寒热药品,乃取阴阳交通之义以调冷热也,姜、附、二黄,此其品也。冷热不调,则胃中必生蛔,乌梅、蜀椒,杀虫之品也。阴阳否格,则一身经络亦不流行,细辛、桂枝,行经之品也。用当归、人参中和之性,以调养气血也。此方妙用,全在于混用寒热之材而使阴阳和平,学者能解此意用诸方,则于厥阴主治之方,无有不足者也。

伤寒,脉微而厥,至七八日,肤冷,其人躁无暂安时,此为脏厥,非蛔厥也。蛔厥者,其人当吐蛔,令病者静,而复时烦者,此为脏寒。蛔上入其膈,故烦,须臾复止,得食而呕,又烦者,蛔闻食臭出,其人当自吐蛔。蛔厥者,乌梅圆主之,又主久利。

伤寒脉微而厥者,四逆加人参汤主之,治法不出于此。至七八日,肤冷,其人躁无暂安时者,下焦既为水窟,残阳集胸中也。此为脏厥,死,非蛔厥之证也。其人不止手足厥冷,而一身皮肤尽冷,烦躁无暂安时也,烦躁止则死矣。蛔厥者,胃中不和乃生蛔虫也。故其人当吐蛔,蛔动则烦躁,蛔安则不烦躁,时烦时静,非如脏厥之烦躁无暂安时也,故曰"静,而复时烦"也。此以下,释所以吐蛔及静而复烦之义也。"此为脏寒。蛔上入其膈,故烦"十一字一句,"为"字,读为去声。脏寒者,胃寒也,古书有指腑为脏者,非所拘也。"又烦"以下,再释所以蛔上入膈之义也。盖蛔上入膈而烦者,有二证:其一胃中虚冷,则蛔不得安而动,上入膈则烦,得食则呕,呕则吐蛔,吐蛔则烦止也,故曰"须臾复止,得食而呕";其一虽胃中不甚寒,而蛔闻食臭则动出,虽不呕而自吐蛔,吐蛔则烦止也,故曰"蛔闻食臭出,其人当自吐蛔"。以何知有二道?以有"又"字故也。诸注不正句读,且不觉再释之文,是以辞义不通耳。结文曰"蛔厥者,乌梅圆主之",则知脏厥,死证,而药非所能疗也。又主久利者,燮按:久利不止者,必是阴阳否格、不相顺接之所致,且乌梅酸收,黄柏闭固,其余药品,皆能开胃、固下焦故也。

伤寒,厥四日,热反三日,复厥五日,其病为进。寒多热少，阳气退，故为进也。

伤寒厥利四日后，发热利止，此阴阳胜复，将为否格，乌梅圆主之。其发热三日，复厥利者，阴胜阳虚，故曰"为进"，此恐为少阴证，当与四逆汤也。"寒多热少"以下，释上文也。程氏曰：病本于阴，厥多于热则阴盛而病进，阴进由于阳退，故乌梅圆一方，必待病进而用之，恐已无及也。

伤寒，发热四日，厥反三日，复热四日，厥少热多者，其病当愈。四日至七日，热不除者，必便血。

《全书》"不除者"下有"其后"二字。

伤寒发热四日后，厥利者，亦阴阳胜复也，乌梅圆主之。其厥利三日后，复热而下利止者，阳胜阴负也，故曰"厥少热多，其病当愈"。若不厥，四日至七日，其热不除者，阳热盛而阴血为之凝滞，至于后，必当便脓血，当用白头翁汤、黄芩汤类以彻其热也。俟便脓血而治之，则为缓怠。

伤寒，病厥五日，热亦五日，设六日当复厥，不厥者自愈。厥终不过五日，以热五日，故知自愈。

厥五日而发热者，此阴阳胜复也，乌梅圆主之。其热亦五日，则为阴阳平等。至六日，当复厥之时而不厥者，药力得胜，阴阳相调和也，故曰"自愈"。"厥终"以下，释上文也。程氏曰：合而断之，总期乎阴阳平等，方能烦接。凡证候之胜复，治法之进退，一准乎此。条中"五日"字，不必拘，热与厥，大约以日准。日等气平而不加厥，则阴阳已和，烦矣。末三句，即上句注脚，云"自愈"者，见厥热已平，其他些少之别证，举不足言矣。

　　伤寒，始发热六日，厥反九日而利。凡厥利者，当不能食，今反能食者，恐为除中。食以索饼，不发热者，知胃气尚在，必愈，恐暴热来出而复去也。后三日脉之，其热续在者，期之旦日夜半愈。所以然者，本发热六日，厥反九日，复发热三日，并前六日，亦为九日，与厥相应，故期之旦日夜半愈。后三日脉之，而脉数，不罢者，此为热气有余，必发痈脓也。

　　《医宗金鉴》曰："不发热者"之"不"字，当是"若"字。是也。又曰：若是"不"字，即是除中，何以下接"暴热来出而复去"之文也？愚按：不止此，下文"复发热"三字、"并前六日，亦为九日"之文，亦不属也，宜从《金鉴》作"若"字矣。

　　《金鉴》曰：热而不厥，为阳；厥而不热，为阴。伤寒，始发热六日，厥亦六日，至七日，仍发热而不厥者，是阳来复，当自愈也。今厥九日，较热多三日，是阴胜阳，故下利也。凡下利者，中必寒，当不能食，今反能食，恐是阴邪除去胃中阳气，而为除中之病也。"恐"者，疑而未定之辞也。故以索饼试之，食后不发热，则为除中；若发热，知胃气尚在，则非除中，可必愈也。故必俟之三日，其热续在不去，与厥相应，始可期之旦日夜半愈也。若俟之三日后，虽热不罢，而亦不愈，且脉犹数者，此为热气有余，留连荣卫，必发痈脓也。

　　按：此条《金鉴》之说甚善矣，专从之可也。惟文字不稳耳，义则明白矣。故今于中间削去十数字，令意义明了不昧矣。又按：此证始发热六日，厥反九日而利之时，须与乌梅圆主之。

后三日脉之而脉数，其热不罢者，此为热气有余，至于后，必当发痈脓，宜用黄芩汤、黄连阿胶汤类以彻其热也。夫厥阴病，始厥后热者，多是阴邪胜，故其极必致少阴阳虚之证而死矣；始热后厥者，多是阳胜阴负，故其极必致便脓血或发痈脓。一则阳脱，一则阴伤，其死则同，治法须图之于阳未脱、阴未伤之前也。

干姜黄芩黄连人参汤方

干姜　黄芩　黄连　人参各三两

上四味，以水六升，煮取二升，去滓，分温再服。

此治因误吐、下而膈热胃寒，食入口即吐者之方也。黄连、黄芩以清膈热；干姜以温胃寒；吐、下多毁正气，人参以养正气。

伤寒，本自寒下，医复吐下之，寒格，更逆吐下，若食入口即吐，干姜黄芩黄连人参汤主之。

《脉经》作：伤寒，本自寒呕，医复吐之，寒膈更甚，饮食入即出。

此条有误字或脱字，不可强解也。《医宗金鉴》因条中"寒格""更逆"之文，"寒下"作"寒格"，以为文义相属，且移入太阴篇中，以此方为太阴证之药。然而寒热并施者，乌梅圆之变法，而有调和冷热之意，则在此篇者，何容疑乎？诸家之注，亦未得其旨，姑存疑而可也。

麻黄升麻汤方

麻黄二两半，去节　升麻一两一分　当归一两一分　知母十八铢　黄芩

十八铢　葳蕤十八铢，一作菖蒲　芍药六铢　天门冬六铢，去心　桂枝六铢　茯苓六铢，炙　甘草六铢，炙　石膏六铢，碎，绵裹　白术六铢　干姜六铢

上十四味，以水一斗，先煮麻黄一两沸，去上沫，内诸药，煮取三升，去滓，分温三服，相去如炊三斗米顷令尽，汗出愈。

成氏曰：《玉函》曰："大热之气，寒以取之；甚热之气，以汗发之。"麻黄、升麻之甘，以发浮热。正气虚者，以辛润之，当归、桂、姜之辛以散寒。上热者，以苦泄之，知母、黄芩之苦，凉心去热。津液少者，以甘润之，茯苓、白术之甘，缓脾生津。肺燥气热，以酸收之，以甘缓之，芍药之酸，以敛逆气；葳蕤、门冬、石膏、甘草之甘，润肺除热。

按：此方未详，成氏之解，亦未为当，姑举之以俟后考。

伤寒六七日，大下后，寸脉沉而迟，手足厥逆，下部脉不至，咽喉不利，唾脓血，泄利不止者，为难治，麻黄升麻汤主之。

喻氏曰：此表里错杂之邪，最为难治，然非死证也。大下后，寸脉沉而迟，手足厥逆，则阳气陷入阴中。下部脉不至，则阴气亦复衰竭。咽喉不利，唾脓血，又因大下，伤其津液而成肺痿。《金匮要略》曰：肺痿得之，被快药下利，重亡津液者是。泄利不止，未见下焦虚脱，但因阳气下陷所致，故必升举。药中兼调肝肺，乃克有济，此所以"麻黄升麻"名汤而谓"汗出愈"也。又曰：按寸脉沉而迟，明是阳去入阴之故，非阳气衰微可拟。故虽手足厥逆、下部脉不至、泄利不止，其不得为纯阴无阳可知。况咽喉不利、唾脓血，又阳邪抟阴，上逆之征验，所以仲

景特于阴中提出其阳，得汗出而错杂之邪尽解也。程氏曰：有营卫及脉气被阻而作厥者。如大下后，寸脉沉而迟，阳神陷里，而上焦之津液固已先伤也；兼以手足厥逆、胃阳不升，中焦弱也；下部脉不至，肾阴亏乏，下焦竭也。肺已以胃虚无禀，菀而生热，而下部阴亡，复不能滋润肝木，以致肝火乘金，注肺而成肺痿。此三焦燥涸不能荣养四末之厥，方虞①泄利不止，重亡津液，为难治，敢下之乎？膏、芩、蕤、冬清上焦之热；姜、术、苓、甘补中焦之阳；芍药、知母滋下焦之液；更佐麻、升、归、桂，引清凉之气而直达于荣与卫，使在上之燥气一除，则水母得源而津回降下，肾气亦滋矣。

按：此条义未详，《医宗金鉴》入存疑篇中，今从之，姑举喻、程二氏之说，以备后考。

厥阴病阳虚阴胜者及霍乱呕吐下利者治法

内藤氏曰：阳虚阴胜者，因肝肾素虚而受邪也。其脉见紧、涩、濡、弱、微、细等状，或虽洪、大、动、数而无根脚。其口舌和，不干不渴，小便清白，四肢逆冷，或下利，或呕，或哕噎，或吐利霍乱。寒甚于内，阳气上冲者，或舌上黄赤焦黑而干萎卷缩，或小便黄赤而多利，或失，或烦渴，好温汤恶冷水，或渴饮冷水而呕哕肠鸣、大小便利。然其病或先厥后发热而复利、复发热，或先发热后厥而复热、复厥。其厥也，阴邪胜，欲逐阳

---

① 虞：忧虑。

也；其热也，阳气复，欲退阴也。故其厥之日数多、发热之日数少者，阳衰阴胜而病进也，甚则阳气尽而死；其发热之日数多、厥之日数少者，阴衰阳胜而病退也，甚则阳实作热；其厥与热之日数均者，阴去阳平而病愈也。又有发热与厥相兼者，有但发热而不厥者，有但厥而不发热者，其证虽异，而其阳虚阴胜则一也。凡阳为热，正气也，生气也；阴为寒，邪气也，死气也。故厥阴受邪，阳虚阴胜者，唯当务助其阳，以退其阴。虽其阳作热之时，而不可遽行克伐以讨其阳也。盖其作热者，以死阴尚伏于里，未尽去故也。其死阴留伏之深者，间有服助阳药，其病反增剧者，治者宜尚果毅，务助其阳，则死阴尽退，生阳自归原，而其热亦自去矣，宜四逆汤、四逆加人参汤、通脉四逆加猪胆汁汤、茯苓甘草汤类，随证择用。

伤寒四五日，腹中痛，若转气下趣少腹者，此欲自利也。

凡伤寒之病，在太阳一经者，手足不厥冷也；系在少阴者，手足厥冷；系在太阴者，手足温也；今系在厥阴，则手足时厥冷时温也。四五日后，腹中痛者，为胃阳虚弱之所致。胃阳虚弱则胃中混浊，水谷不分，为转气下趣少腹，转气者，肠鸣也，此必欲下利也。以理中汤助胃阳、温中焦，则阳气回，湿浊去，而其病可愈也。

伤寒，脉迟，六七日，而反与黄芩汤彻其热。脉迟为寒，今与黄芩汤，复除其热，腹中应冷，当不能食，今反能食，此为除中，必死。

成氏曰：除，去也。中，胃气也。言邪太甚，除去胃气，胃欲引食自救，故暴能食。

此言始厥利而脉迟也。迟为寒，当与四逆汤。六七日，厥去而发热，乃当与乌梅圆。医误为实热，与黄芩汤彻其热，则胃中虚冷，遂致除中之证也。"脉迟为寒"已下，释上文腹中当冷、当不能食者，阳气被彻除而胃中虚冷也，当理中之剂主之也。若反能食，食后发热者，胃气尚实，可治；若不发热者，胃气虚竭，此名除中，必死。程氏曰：厥阴之有消渴、除中，同一病机，皆下寒而上热也。胃气在则为消渴，胃气亡则为除中。

燮按：但言脉迟，而沉、涩、弱、弦、微诸阴脉丽焉；但言与黄芩汤，而诸寒凉彻热之剂属焉。不止于此，书中凡百，无不尽然矣。越人《难经》之文，多下"譬"字，便是此法。

伤寒五六日，不结胸，腹软，脉虚，复厥者，不可下，此亡血，下之死。

凡本篇所谓伤寒者，皆先厥后发热而利者自止，见厥复利之谓也。观下文"复厥"之"复"字，可以见耳。五六日，不结胸者，言五六日后，心下满似结胸证，然按之不痛，则非结胸，不可以陷胸汤下之；又似心痞，而腹软弱，脉亦虚，则非泻心汤证，此人素亡血而厥阴受邪者也。夫肝藏血，故亡血则肝气虚。肝气虚者，当补胃肾，宜四逆加人参汤主之。

按：此条"不结胸"一句，古来无明解。《医宗金鉴》改作"不大便"，则虽似易解，然字形迥异，则未可必误也。恐"五六日"下，必有脱文。

恶寒脉微而复利，利止，亡血也，四逆加人参汤主之。

此证亦素亡血而邪气入厥阴者也。恶寒脉微者，阳气不足。辨脉篇曰"寸口脉微，名曰阳不足，阴气上入阳中，则洒淅恶寒也"是也。复利，利止者，即厥阴受邪，阴阳胜复也。亡血也者，言病所因也。四逆加人参汤，以补胃肾，则肝虚自愈。

按：《医宗金鉴》曰：利止亡血，如何用大热补药？"利止"当是"利不止"，"亡血"当是"亡阳"。非也。

脉浮而迟，表热里寒，下利清谷者，四逆汤主之。

此条本在阳明篇。方氏曰：此疑三阴篇错简。今从方氏，移于此。盖表应于上焦，里应于下焦，表热里寒者，即上热下冷也，此所以属厥阴病也。

脉浮而迟，迟者，所谓尺中迟者，不可发汗之迟也。表热者，言烦热、口渴、舌上焦黑、小便赤黄之类也。里寒者，腹痛、呕哕、渴而好热汤、小便清白之类也。有以上之证而下利清谷者，此胃肾阳虚而厥阴受邪也，故曰"四逆汤主之"。

大汗出，热不去，内拘急，四肢疼，又下利厥逆而恶寒者，四逆汤主之。

大汗出、热不去、内拘急、四肢疼，此一证。厥逆而恶寒，此一证。虽二证似异，要之，厥阴受邪、阳虚阴胜则一也，故均以四逆汤主之。可见有一"又"字而分别之也。诸注混同注解，不得于辞，不可从矣。

凡有热者，得汗则解，今大汗出，其热不去者，亡阳故也。汗多则血虚，辨脉篇曰：血虚则筋急也。此证内拘急者，即是也。太阳篇曰：病发热，头痛，脉沉，不差，身体疼痛，当温其里，宜四逆汤。此证四肢疼者，即是也，故曰"四逆汤主之"。又有一证，下利厥逆而恶寒无热者，此阳虚阴胜，属少阴也，亦四逆汤主之。

大汗，若大下利而厥冷者，四逆汤主之。

有不必由误汗、误下而自汗、自下利而阳气虚厥冷者也，此虽似厥阴病，既属少阴亡阳，亦宜四逆汤主之。成氏曰：大汗，若大下利，内外虽异，其亡津液、损阳气则一也。阳虚阴胜故生厥逆，与四逆汤，固阳退阴。

呕而脉弱，小便复利，身有微热，见厥者，难治，四逆汤主之。

呕而脉弱者，津液亡于上，胃阳虚寒也，小便当不利，宜理中汤主之。小便复自利者，肾阳亦虚竭也。身有微热，见厥者，为阳气外脱，非理中汤所能及，故曰"难治"。宜四逆汤主之后，小便利止而厥逆还者，尚可望生也。此证亦虽见厥阴证，其实胃肾阳虚之所致也。

问曰：病有霍乱者，何？答曰：呕吐而利，名曰霍乱。

霍乱者，挥霍撩乱之谓也。阴阳错杂，上下否格，闭塞不通，则不能吐、下。腹中绞痛，手足厥冷，手足挥霍，心神撩乱，古谓之关格，后世谓之干霍乱^①。得吐、下，则腹痛少缓而发热也。再阴阳不接续则复厥、复痛，即阴阳胜复也。程氏曰：凡病至而能奠安治定者，全藉中焦脾胃之气为之主。今则邪犯中

---

① 干霍乱：病名。见于《诸病源候论·干霍乱候》《杂病源流犀烛·霍乱源流》等。

焦，卒然而起，致令脾胃失其主持，一任邪之挥霍，呕吐下利，从其治处而扰乱之，是名霍乱。毋论受寒、中暑及夹饮食之邪，皆属中气乖张，阴邪来侮，变治为乱之象。程氏霍乱之解与诸家异矣。

按：霍乱之证，特多于夏月而余时少者，何也？盖夏月，人气浮在表，凡人阳气浮于表则阴气伏于下矣。夏月苦热，过食生冷，则中焦虚冷、阴阳闭塞而作霍乱之证也。治法：腹痛，恶寒，闭塞未吐、下者，吐下之，令阳气交通。已吐、下，发热、头痛、热多渴者，五苓散主之；寒多不用水者，理中丸主之，此其大法也。

问曰：病发热，头痛，身疼，恶寒，吐利者，此属何病？答曰：此名霍乱。霍乱自吐下，又利止，复更发热也。

此因夏月纳凉过度或眠睡阴凉之地，而邪气乘虚入也。其人中焦不虚，而邪但在太阳则不吐利也。虽邪在太阳，而内系在厥阴，则必吐利、厥冷，其脉不浮也。甚则阴阳闭塞，而不能吐、下，脉微欲绝，挥霍撩乱也，此谓之霍乱。阴阳稍通则吐利，吐利则脉出、手足温。吐利甚则复手足厥冷，脉亦欲绝，又吐利止则复更发热也，此亦阴阳胜复也。当此之时，务令阳气回复，阴阳相和，则其病愈。自是以下诸条，用理中、四逆者，皆从病之轻重而施治之例也。

理中丸方

人参　干姜　甘草炙　白术各三两

上四味，捣筛，蜜和为丸，如鸡子黄许大，以沸汤数合，和一丸，研碎，温服之。日三四，夜二服，腹中未热，益至三四丸，然不及汤。

汤法及方解见于太阳篇理中汤条。

霍乱，头痛，发热，身疼痛，热多欲饮水者，五苓散主之；寒多不用水者，理中丸主之。

五苓散方见于太阳篇。

此再举霍乱之证，而示随人之虚实寒热异治之例也。热多者，言口渴、小便赤涩等也。欲饮水者，内热也。此邪侵膀胱，故五苓散主之。寒多者，腹痛、下利、手足厥冷等也。不用水者，内寒也。此中焦虚冷，理中丸主之。

干呕，吐涎沫，头痛者，吴茱萸汤主之。方、喻二氏之本无"头痛"二字。呕而发热者，宜小柴胡汤。

吴茱萸汤方见于阳明下篇。

又举一例，以示病机变化无穷也。言霍乱吐、下之后，干呕、吐涎沫者，中焦虚冷未复，胃气上逆，故干呕也；胃液随干呕而上溢，故吐涎沫也。头痛者，气逆甚也。阳明篇所谓"呕而咳，手足厥冷者，必苦头痛"是也。吴茱萸汤温胃下逆气。"呕而发热"以下十字，属衍文，不复加注解。

呕家，有痈脓者，不可治呕，脓尽自愈。

此杂病篇错简，当移于彼。

伤寒，其脉微涩者，本是霍乱，今是伤寒，却四五日至阴经，上转入阴，必利，本呕下利者，不可治也。欲似大便而反失气，仍不利者，此属阳明也，便必硬，十三日愈，所以然者，经尽故也。

下利后，当便硬，硬则能食者，愈。今反不能食，到后经中，颇能食，复过一经，能食。过之一日，当愈不愈者，不属阳明也。

此二条疑有误字或脱字，不可强解也，且味文意恐非仲景之意。《金鉴》解初条曰：此辨类伤寒之义也。愚按：《论》中尽为辨类伤寒而设，岂止此一条乎？程氏辨之详矣，然至解此条，则舍辞而述私说，可谓杜撰也。《金鉴》此条之解，虽得于辞，而失大意，皆强解之过也。

按："欲似"二字颠倒，次条"则""者"二字，亦当易地，皆传写之误也。

吐利汗出，发热恶寒，四肢拘急，手足厥冷者，四逆汤主之。

此吐利后亡阳之证也。夫霍乱之病，已吐利而发微热，汗止，不恶寒而手足温、不拘急，但怠惰者，理中汤主之。今虽发热而恶寒不止者，里寒未复也。汗出，手足厥冷者，亡阳也。四肢拘急者，阴液干于里，则筋急，甚则转筋也。理中汤力不逮，宜四逆汤主之。

既吐且利，小便复利，而大汗出，下利清谷，内寒外热，脉微欲绝者，四逆汤主之。

此与上条同亡阳之证也，然上条专见冷证，虽发热而不甚也；此条曰"内寒外热"，则身上壮热、大汗出而有似白虎汤证，然下利清谷、小便复利则胃肾虚冷无疑也。一身阳气尽浮表，故壮热也。胃肾关门不禁，故下利清谷，小便复利也。若其脉洪大鼓指者，不可治矣。若脉微欲绝者，"暴出则死、微续则生"之谓也，亦宜四逆汤主之。

下利清谷，里寒外热，汗出而厥者，通脉四逆汤主之。

此条与上条大同小异。上条有小便利一证，此条有厥一证，而彼用四逆汤，此用通脉四逆汤，强人、虚人之别耳。四逆汤方后曰"强人可用大附子一枚，干姜三两"是也。

通脉四逆加猪胆汁汤方

甘草二两，炙　干姜三两，强人可四两　附子大者，一枚，生用，去皮，破八片　猪胆汁半合

上四味，以水三升，煮取一升二合，去滓，内猪胆汁，分温再服，其脉即来。无猪胆，以羊胆代之。

此通脉四逆汤方内加猪胆汁五合者也。通脉四逆汤方解见于少阴篇。加猪胆者，欲救其阴也，白通加猪胆汁汤亦同。成氏曰：阳气甚虚，阴气独胜者，若纯与阳药，恐阴为格拒，或呕，或躁，不得复入也。与通脉四逆加猪胆汁汤，胆苦入心而通脉，胆寒收肝而和阴，引置汤药，不被格拒也。

吐已下断，汗出而厥，四肢拘急不解，脉微欲绝者，通脉四逆加猪胆汁汤主之。

方氏曰：已，止也；下，利也；断，绝也。

吐利俱止发热者，其病可愈。今虽吐利止，而四肢厥冷拘急不解，反汗出不发热，脉微欲绝者，亡阳之证也。然无假热证，纯见真寒证者，难一概用纯阳之药，强用之则格拒不受也。故于通脉四逆汤方内加入猪胆汁，苦寒之品，以为引用已。"甚者从

之"，此之谓也。

下利后，脉绝，手足厥冷，晬时脉还，手足温者生，脉不还者死。

此亦宜通脉四逆加猪胆汁汤主之。晬时，一周时也。服药后脉渐还，手足温者，阳气复也。若虽服药至一周时，其脉不还，厥冷愈甚者，不可救也。

下利，手足厥冷，无脉者，灸之不温，若脉不还，反微喘者，死。少阴负趺阳者，为顺也。

此亦与上条大同小异。上条下利止而后脉绝也，此条下利未止而无脉也。虽下利止与不止异，其亡阳则一也，俱宜四逆汤主之，兼灸气海、关元等穴，急救阳气。而手足不温，脉不还者，元阳衰绝也。反微喘者，程氏曰：孤阳随火气而上脱也，此残阳为灸火所驱迫也。少阴负趺阳者，总结下利之证而示之逆顺也。少阴者，指厥冷、下利清谷等；趺阳者，指手足温、下利止等言。言虽手足厥冷、下利清谷，即少阴冷证甚，而服药后，手足渐温，下利渐止，则胃阳为复，此少阴证退而胃气胜也，故曰"顺"也。若虽服药，下利不止，手足不温，则少阴证胜而胃气负也，此为逆也。《难经》云"四时以胃气为本"者，此之谓也。

下利，脉沉而迟，其人面少赤，身有微热，下利清谷，必郁冒汗出而解。病人必微厥，所以然者，其面戴阳，下虚故也。

程氏曰：下利，脉沉而迟，寒诊，非虚诊也。所下者清谷，里寒可知。面少赤，身有微热，表阳为寒所持郁不得越。可知其解也，必由汗出，表郁故也。而其汗也，必先郁冒，寒持故也。

病人必微厥，指未解前言，即郁冒中之一证。里寒故厥，阳不甚虚，故微。下虚故也，正见虚在下而不在上，所以成戴阳之证，"虚"字当为"寒"字看。阳以阴为根，阴中无阳而阳在上，故曰"戴阳"。喻氏曰：下利，脉沉迟，里寒也。面少赤，有微热，则仍兼外邪，必从汗解。但戴阳之证，必见微厥。汗中大伏危机，其用法即迥异常法，下条正其法也。下条者，指"下利清谷，里寒外热，汗出而厥者，通脉四逆汤主之"之条。

按： 此条疑杂病篇错简，当移于彼。今举喻、程二氏之说，以备参考。

厥阴病阳胜阴负者治法

伤寒，一二日至四五日而厥者，必发热，前热者后必厥，厥深者热亦深，厥微者热亦微。厥应下之，而反汗者，必口伤烂赤。

言一二日至四五日之间，先厥后发热者，乌梅圆主之。若先发热后厥，其脉沉实而不微弱，其证烦渴而不下利者，热气盛于内而表阳为之不行，故厥也，所谓热厥也。下之疏通热气，则阴阳调和而愈，当察热微甚，择用大、小承气汤也。若误发汗，则热气上逆，口中伤烂而其色赤也。如此，则邪气散漫而不可救也。程氏曰：伤寒毋论一二日至四五日而见厥者，必从发热得之。热在前厥在后，此为热厥。不但此也，他证发热时不复厥，发厥时不复热，盖阴阳互为胜复也。唯此证，孤阳操其胜势，厥自厥，热仍热，厥深则发热亦深，厥微则发热亦微，而发热中兼夹烦渴、不下利之里证，总由阳陷于内，菀其阴于外而不相接也。须用破阳行阴之法下其热，而使阴气得伸，逆者顺也。不知此而反发汗，是徒从"一二日"及"发热"上起见，认为表寒故也。不知热得辛温而助升散，厥与热两不除，而早口伤烂赤矣。

伤寒，脉滑而厥者，里有热也，白虎汤主之。

此条亦先发热后厥者也，即热气有余之所致。其证必烦渴欲饮水也。其脉沉实，则里热结实，应下之。今脉滑，则知虽里热，甚未结实也，白虎汤主之。

伤寒，先厥后发热，下利必自止。而反汗出，咽中痛者，其喉为痹。发热，无汗，而利必自止。若不止，必便脓血。便脓血者，其喉不痹。

伤寒先厥而下利者，为阳虚阴胜，当救其阳，四逆汤主之。服汤后，发热者，阳气回也，阳气回则当下利自止，而其病应愈。虽下利自止，其热过厥之日数而不止，反汗出、咽中痛者，热气有余，冲上焦也，黄连阿胶汤主之，甚则其喉为痹，而致危殆也。若发热无汗而利自止者，欲愈也，乌梅圆主之。若虽无汗而其热不去，下利不止者，热气有余，冲下焦也，黄芩汤、白头翁汤主之，甚则便脓血，而致危殆也。便脓血者，其喉不痹者，言热气或冲上焦或冲下焦，故便脓血者，喉不痹；喉痹者，不便脓血也。

白头翁汤方

白头翁二两，诸本作三两　黄连三两，去须　黄柏三两，去皮　秦皮三两上四味，以水七升，煮取二升，去滓，温服一升。不愈，更服一升。

此方与黄芩汤相为轻重，彼治邪热在半表里而胆腑受热困，少阳清气不升，浊气在下，而下利者之方也；此治邪热在里，直攻肝而下利或便脓血者之方也。白头翁苦寒，凉血泻热；黄连苦寒，镇肝凉血；黄柏苦寒，除湿清热。此聚纯苦纯寒之品，以疏涤下迫之热邪，加秦皮苦寒而涩者，盖于疏涤中收养肝胆，兼为节制也。

热利下重者，白头翁汤主之。

热利者，手足身体皆热、口舌干燥、渴欲饮水等也。下重者，后重也。程氏曰：肝气不行，热伤气而气滞也。白头翁汤以疏涤热邪，则肝气得行，而下重可止也。

下利，欲饮水者，以有热故也，白头翁汤主之。

少阴病，自利而渴者，虚寒之证也，故不能饮水且小便清利也。此条是热利，非虚寒之利，故欲饮水也。其小便必当赤涩，白头翁汤主之。

按：此条与上条互辞。热利下重者，必当欲饮水也；欲饮水者，必当下重也。

下利，脉数而渴者，令自愈。设不差，必清脓血，以有热故也。

阴阳胜复之际，其脉数而渴者，此即厥止而发热也，虽下利不止，而阳既复，故曰"令自愈"。设其热有余，则作热利，白头翁汤主之。久不差，便脓血，前条所谓"四日至七日热不除者，其后必便脓血"是也。

下利，寸脉反浮数，尺中自涩者，必清脓血。

按：此条疑他篇错简，且有脱字，不可强解也。

燮按：厥阴病，初用四逆汤辈，虽阳回脉改，而下焦虚未复，厥利变作热利。阴血为邪热被混浊，而酿成脓血，营气被其妨碍，不得行，故尺中脉未变而自涩也，后当便其所蓄之脓血。此亦当用白头翁汤，清下焦之邪热也。

下利，谵语者，有燥屎也，宜小承气汤。

方见于阳明篇。

凡厥阴受邪，阳虚阴胜者，用四逆汤辈助其阳，则阴邪退、阳气回，而其病可愈。然阳气甚有余，则其病不愈，变作热证。若其人素有胃热者，热结胃中作燥屎也。阳明篇曰：汗出，谵语者，有燥屎也。"谵语""燥屎"四字，含蓄里实之证矣。下利不止者，燥屎在肠胃之间，壅塞水道，则水谷不分，是以下利不止也，非阴阳不接续之下利也。与小承气汤，以下燥屎，则里热解，水谷分利，而下利、谵语可自愈。不用大承气汤者，燥坚未甚故也。

下利，有微热而渴，脉弱者，令自愈。

方氏曰：微热，阳渐回也；渴，内燥未复也；脉弱，邪退也。

厥阴证，其阳既复，脉数、发热而渴者，此为热气有余，后必当便脓血。今虽渴不止，而其热微、脉亦弱者，为阴阳相和。自愈，言不便脓血而愈也。

下利，脉数，有微热，汗出，令自愈；设复紧，为未解。一云：设脉浮复紧。

方氏曰：汗出，亦阳回气彻也；紧，寒未除也。

此与上条互发。今虽脉数而不渴，热、汗出者，为阴阳相和，故曰"自愈"。设证虽如此，其紧脉复至者，阴邪未退也，宜救其阳也矣。

下利，脉沉弦者，下重也；脉大者，为未止；脉微弱数者，为欲自止，虽发热，不死。

喻氏曰：下利而脉沉弦，主里急后重，成滞下之证，即所称痢证也。脉大者，即沉弦中之大。脉微弱数者，即沉弦中之微弱数也。脉微弱数，虽发热，不死，则脉大、身热者，其死可知矣。《医宗金鉴》曰：此详申上条下利圊脓血之证脉也。脉沉主里，脉弦主急。下重，后重也。下利、脉沉弦，故里急后重也。凡下利之证，发热、脉大者，是邪盛为未止也；脉微弱数者，是邪衰为欲自止，虽发热，不死也。由此可知，滞下、脉大、身热者，必死也。

按：此条非厥阴之证候，疑《金匮要略》下利篇错简，《尚论》《金鉴》俱不说厥阴之候者，疏矣。

燮按：滞下肠垢者，土病也，发于季夏矣。盖脾胃伏湿热，遇王时而不能王，怒气蕴于内，更感时气而发者也。胃病者，阳明，属表，易治；脾病者，太阴，属里，难治。系在厥阴者，木克其衰土也，最重而难治矣。下重便血、舌上红赤、燥渴、气上冲心、饥不能食等，皆其候也。有谷气者，胃土未全竭，治而可愈矣，应就此篇求治法也。

伤寒，热少，微厥，指头寒，默默不欲食，烦躁，数日小便利、色白者，此热除也。欲得食，其病为愈。若厥而呕，胸胁烦满者，其后必便血。

宋板注曰："指"一作"稍"是也。何则？既曰"微厥"，则厥不甚可知，其指头寒不俟言，故作"稍"为优，今从之。

此条诸注随文作解，虽似可通，而无用于事。今以少阳篇所谓"伤寒五六日，头汗出，微恶寒，手足冷，心下满，口不欲食"云云之条参考之。彼少阳病似少阴病者也，此少阳病似厥阴病者也。热少者，热证少也。微厥者，表阳不运也，此虽似厥阴证，而非也。稍头寒者，头，诸阳之会，今阳气郁于里，故头寒也。默默不欲食者，邪热在少阳也。烦躁者，亦邪热郁结于半里之部也。程氏曰：此条下半截曰"小便利，色白"，则上半截小便短赤可知。可谓善读书者也。宜小柴胡汤主之，服汤数日，小便利、色白者，此热除也。欲得食者，胃气和也，其病为愈。若厥而呕、胸胁烦满者，所谓厥深者热亦深也，非默默不欲食、烦躁之比，即厥阴热厥之证也。其厥可必下利，继之后必便血，若不下利，则不便血也。上文曰："发热，无汗，而利必自止，若不止，必便脓血。"可以见已。呕、胸胁烦满者，肝气上逆也。下利者，邪热困胃也。当用黄芩汤、白头翁汤类以彻其热，若稍迟，则邪热伤肝。肝藏血，肝伤则便血也，便血则其病难治矣。

伤寒，哕而腹满，视其前后，知何部不利，利之即愈。

哕，有胃寒者，有胃热者。胃寒之哕，难治；胃热之哕，易治。今伤寒属厥阴，其阴阳胜复之间，阳胜阴负而热邪甚于里，则下焦为之不通，中焦受热困，胃气上逆为哕。凡胃寒之哕，必不腹满，今胃热而哕，故腹满也。热气壅塞于水道，则小便不通；结滞于谷道，则大便不通也。故曰："视其前后，知何部不利，利之即愈。"朱肱《活人书》曰：前部宜猪苓汤，后部宜调胃承气汤。

下利后，更烦，按之心下濡者，为虚烦也，宜栀子豉汤。

方见于坏病篇。

成氏曰：下利后不烦，为欲解。若更烦，而心下坚者，恐为谷烦。此烦而心下濡者，是邪热乘虚客于胸中为虚烦也。程氏曰：热利则烦，得之利后，而心下不硬，此为虚烦，余热乘虚而客于胸中也。

气滞作厥阴病者治法

当归四逆汤方

当归三两　桂枝三两，去皮　芍药三两　细辛三两　甘草二两　通草二两　大枣二十五枚，擘。一方十二枚

上七味，以水八升，煮取三升，去滓，温服一升，日三服。

此治气滞在经者之方也。桂枝、细辛、通草以疏通经气；凡经气阻滞，则里气亦不和，当归、芍药以和里气；里气不和，则胃气衰，甘草、大枣以养胃气。

按：四逆散与本方同治气滞，而所以其异者，彼治气滞于里，此治气滞于经。气滞于里，则胸膈窒塞，故欲眠睡，此似少

阴病也；气滞于经，则虽手足厥寒，里气一时奋发，则经气亦一时开而发热，此作厥阴胜复之状也。故以四逆散列于少阴篇，本方列于厥阴篇。

当归四逆加吴茱萸生姜汤方

即于本方内加生姜半斤切、吴茱萸二升者。

上九味，以水六升、清酒六升，和煮取五升，去滓，温分五服。一方水酒各四升。

此因里有久寒而经气亦阻滞者也，故加生姜、吴茱萸以散里寒，内外同攻也。煮以水、酒各半者，亦借酒气，以助疏滞之力也。

手足厥寒，脉细欲绝者，当归四逆汤主之。若其人内有久寒者，宜当归四逆加吴茱萸生姜汤。

手足厥寒者，经气阻滞，不达四末，故手足厥冷也。脉细欲绝者，气阻滞则血亦不行，故脉细也。欲绝者，欲绝而不绝，为胜复也。脉为胜复，则厥寒亦当胜复。用本方疏经气，则厥阴证不治而愈。若其人素内有久寒固冷者，桂枝、细辛之温不能胜之，故加吴茱萸、生姜，内外兼治也。

参考：

下利，脉大者，虚也，以强下之故也。设脉浮革，因尔肠鸣者，属当归四逆汤。见于不可下篇。《玉函》可温篇作：下利，其脉浮大，此为虚，以强下之故也。设脉浮革，因尔肠鸣者，当温之，与水者哕，宜当归四逆汤。

下焦冷结作厥阴病者治法

病者，手足厥冷，言我不结胸，小腹满，按之痛者，此冷结在膀胱关元也。

病者者，总指感六气病者，不独伤寒一病也。手足厥冷，非结胸证，故恃揭也。"言我不结胸"五字，含蓄结胸之候也。言病者手足厥冷且兼舌上燥、潮热、短气躁烦，则恰似结胸证。然病者自言我不结胸，诊之胸下，果不硬满，但小腹满、按之痛者，虽有结胸之候，非结胸，乃冷气结在膀胱关元间，而下焦闭塞，阳气上逆，故舌上燥、潮热也。水气上逆，故短气躁烦也。水蓄下焦，故小腹满，按之痛也。手足厥冷者，下焦阳气不充也。当用真武汤，以温下焦、通水道也。

上实作厥阴病者治法

病人手足厥冷，脉乍紧者，邪结在胸中，心下满而烦，饥不能食者，病在胸中，当须吐之，宜瓜蒂散。

方见于太阳下篇。

病人手足厥冷，脉乍紧者，邪结在胸中，此一证；心下满而烦，饥不能食者，病在胸中，此一证。当须吐之，宜瓜蒂散者，通二证而示治法也。

病人心下痞硬，气上冲咽喉，不得息，或胸中郁郁而痛，不能食，有以上之证而手足厥冷者，似厥阴病也。凡厥阴病，其脉当微细，今脉乍紧，则非厥阴病，即上实证也。其手足厥冷者，邪气在胸中而阳气为之所遏，不能达四肢之所致也，故断曰"邪结在胸中"。又心下满而烦，饥不能食者，亦似厥阴病，然其脉紧或弦迟，则非厥阴病，故断曰"病在胸中"。上文举厥冷与脉而含蓄下文之证，下文举厥阴疑似之证以上文之脉分别之，此互文之法也，与少阴篇瓜蒂散条互发，宜参考焉。

變曰：凡人外邪侵入，必先太阳受之，而后之阳明，而后之少阳，而后走三阴。又有直中阳明、少阳、三阴者，有上焉者为清邪，有下焉者为浊邪，有重着者焉名曰"浑"，有轻悍者焉名曰"洁"，有兼并合病，未始坏败，可执一认者也。里气发动，亦复如此也。但其发也，必先根于厥阴，而后之二阴，而后走三阳，亦复有兼并合病，未始坏败，可执一认者也。其伤寒者，乃其始太阳、少阴俱受邪者也。凡外邪，不侵内腑者，易治；凡里气，发自中脏者，难治矣。但少阳与厥阴为表里而居阳之终而阴之尽也，表邪至于斯，拘引里气；里气于斯，吸引表阳，互相为应援，牵合纷错，坚结不解。所以世少阳、厥阴之病，最多、最难治，而有不可以常理推者也。古往来今，苟怀药石趋疾阵者，于是复多事矣。思邈所谓"治而不愈"者，非邪，盖人于他经为病者十二三，而二经所关常七八，越人曰"脏病难治"者，为此故尔。所以病状岁滋而病名月繁纷紊交错，终无得一之见，眩于名，昧于实，而药石、针灸不一得其肯綮也。所今见中风、瘫痪、气疾、痛证、痱痹、脚气、诸疝、积聚、惊悸、吐衄、肺痿、咳嗽、喘吼、短气、小便不利、淋病、痈肿、便毒，乃至怪病异疾，不关于少阳、厥阴者，无几何。然纯属少阳者，易治；系在厥阴者，难矣。心、脾、肺、肾相克生病，亦惟鲜矣不关于厥阴者焉。谓"脏病难治"者，似于所重在厥阴也。厥阴肝木主风，伯玉父曰：中风者，内伤病之总称也。信矣哉。义详见于《附言》。

卷十一

坏病，言凡诸病不可汗而反发汗，不可吐而反吐之，不可下、渗而反下、渗之，不可水、火而反水、火之，正气由此坏乱，邪气由此变易者也。仲景一一辨其脉证，而示其病因治法矣。旧编错乱，彼此混淆，使览者不易搜索矣。今于诸篇中，再采摭①系于坏病者，新立此篇，以明仲景之意云。

凡发汗、若吐、若下、若渗、若水、若火后，作太阳证者，当就太阳篇求治法；若作阳明、少阳证者，当就阳明、少阳篇求治法；若作三阴诸证者，当就三阴篇求治法。此篇所载诸证，亦虽不外夫六经，而以其脉证不端的，别立篇而已。又有不因汗、吐、下、渗、水、火后而作此篇所述诸证者，此其人脏气素有亏而然也，亦宜就此篇求治法。又有发汗后作吐、下后坏，下后作发汗后坏者，吐、渗、水、火后，亦然也。如此者，不拘其前治，但随其脉证治之，此为善用法者也。然而非精通脉证，明识

① 采摭（zhí）：选取，撷拾，采集摘录。

病情者，则不能焉矣，不然，则虽用之得愈，亦偶中也已。

太阳病三日，已发汗，若吐，若下，若温针，病仍不解者，此为坏病，桂枝不中与之也，观其脉证，知犯何逆，随证治之。

太阳病三日，已发汗，或吐、下、温针，病仍不解者，此为坏病也。然虽其被坏，而脉证仍前不变者，尚宜用桂枝汤。"也"字，断而未断之辞。若脉证已变，桂枝汤不中与之也，则详观其脉证，知犯何逆，随证治之。

三日者，就太阳病未传变而言。夫三日内误治已为坏病，况过三日者之为坏病，不待言矣。程氏曰：《论》中之证，不过三日后之坏病。谬之甚者也。

本太阳病不解，转入少阳者，必胁下硬满，干呕不能食，往来寒热，尚未吐下，脉沉紧者，与小柴胡汤。若已吐、下、发汗、温针，谵语，柴胡汤证罢，此为坏病，知犯何逆，以法治之。

程氏曰：此条云"知犯何逆，以法治之"，桂枝坏病条亦云"观其脉证，知犯何逆，随证治之"。只此一"观"字、一"知"字，已是仲景见病知源地位，亦即仲景料度腑脏、独见若神地位了。

或问：坏病唯太阳、少阳有之，而他经无之耶？曰：程氏谓"阳明无坏病，误治只从本经为变现，救之只在本经，不救亦在本经，无坏病也。三阴不容坏病，一误治，而死随之，只争顷刻，救本病且无法，何忧其坏？凡坏病，都是太阳，而少阳则间有之，然太阳不错，何从坏及少阳？太阳一错，不复留此，坏于少阳。所以坏病之证，可专责之太阳"云云，此言诚直，然而未可也。凡坏病者，六经皆有之，观所谓"病发于阳而反下之，热入因作结胸；病发于阴而反下之，因作痞"可知也。其太阳多坏病者，以或阳明、少阳、三阴等病之似太阳或太阳病之似他经证者多故也，少阳亦然，仲景但就其多者示例耳。不问何病，一误治成坏病，则不妨皆当就此篇，求其病源、治法也。

本发汗而复下之，此为逆也；若先发汗，治不为逆。本先下之，而复汗之，此为逆也；若先下之，治不为逆。

逆者，言坏之甚者也。本先发汗一坏，而复下之再坏，此为逆也。若先发汗，此坏而已，于治不为逆，下之而复汗之亦然也。由此观之，一汗而复汗、一下而复下者之为逆，不待言，吐、渗、水、火之谬用，亦如是。

按：方氏曰：复，亦反也。非也。若作"反"字，则此无用之弄言也，殊无意味。又按：后之"复"字，宋板以下皆作"反"，盖传写之误也。今从程氏本改之。

凡病，若发汗，若吐，若下，若亡血、亡津液，阴阳自和者，必自愈。

发汗吐下后篇"阴阳"下有"脉"字。

前条示致逆之由也，此条示救逆之要也。

燮曰：凡病，发汗，若吐，若下，虽此亡血、亡津液者，其人五脏无偏负，阴阳脉自和者，可期必愈也。使五脏不偏负，阴阳脉不乖者，谁耶？又调五脏偏负，令阴阳脉和者，谁耶？使之愈亡血、愈亡津液而不救者，亦谁耶？

发汗后病脉证并治法

此篇不独用麻黄、桂枝后坏病也,凡诸用发汗解肌药后,病仍不解者,皆当用此法也。不啻用药发汗后病也,凡自汗出多后病,亦当准此法治之。

发汗后表邪未尽者脉证治法

发汗后,表邪未尽者,病因凡有四:一则里和表病,其邪甚,初服之,药力未足去尽其邪者也。如此,宜再发其表,桂枝汤、麻黄汤、各半汤、桂枝二麻黄一汤类,随证择用。一则里和表病,初服发汗之药,汗出多,表气由此虚者也。如此,但宜用桂枝汤救其表。一则发汗后因表虚,再感邪者也。桂枝汤、桂枝二麻黄一汤随证择用。一则邪在表者,误下之,邪气乘虚内入,又误发其汗而表虚者也。如此,当先桂枝汤救其表,表和,乃治其内。《经》曰"病发而不足,标而本之,先治其标,后治其本"是也。若不救其表,反先攻其内,则表里俱虚,遂致不救矣。

太阳病,初服桂枝汤,反烦不解者,先刺风池、风府,却与桂枝汤则愈。

北山氏曰:太阳中风,与桂枝汤解散风邪,则表里自然和畅。今反加烦热者,知风邪甚而药未能散之也。先刺风池、风府,以通太阳经而泄风气,然后却与桂枝汤,再解其邪则愈,此仲景所以有通神之妙见矣。

风池二穴,在耳后一寸半,横夹风府,手足少阳、阳维之会处也;风府一穴,在顶后发际一寸,足太阳、督脉、阳维之会处也。

伤寒，发汗已解，半日许复烦，脉浮数者，可更发汗，宜桂枝汤。

喻氏曰：伤寒发汗后，病已解，半日许复烦，脉复浮数者，明系汗后表疏，邪风袭入所致，即不可再用麻黄汤，宜更变发汗之法，改用桂枝可耳。用桂枝者，一以邪重犯卫，一以营虚不能复任麻黄也。

燮按：此是大法，宜以此法加诸发汗后病，审视而慎思之，则虽麻黄何不可矣？

服桂枝汤，大汗出，脉洪大者，与桂枝汤，如前法。若形似疟，一日再发者，汗出必解，宜桂枝二麻黄一汤。

解见于太阳上篇。

伤寒大下后，复发汗，心下痞，恶寒者，表未解也。不可攻痞，当先解表，表解乃可攻痞。解表宜桂枝汤，攻痞宜大黄黄连泻心汤。

解见于痞证条。

此举心痞一证，以示凡诸里实表证相兼者，虽经汗、下，尚当先解表，后乃攻其里之例也。

太阳病，脉浮紧，无汗，发热，身疼痛，八九日不解，表证仍在，此当发其汗。服药已微除，其人发烦目瞑，剧者必衄，衄乃解，所以然者，阳气重故也。麻黄汤主之。

解见于太阳上篇。

可发汗篇"此当发其汗。服药已"作"当复发汗。服汤"。

发汗后阳虚者脉证治法

发汗后阳虚者之病因有二：一则里和表病者，发汗过多，亡其阳者也；一则里虚表病者，误用发汗解肌之剂，再亡其阳者是也。凡汗多亡阳，夫人知之。然人身之阳部分各有所主，有上焦膻中之阳，为心肺营卫之主，此阳虚，遂有汗漏不止、恶寒、身疼、叉手冒心、耳聋、奔豚、身振摇、恍惚心乱等证也；有中焦胃中之阳，为水谷化生之主，此阳虚，遂有腹满、心痞、呕吐、哕噫、下利、腹痛等证也；有下焦肾中之阳，为真元性命之主，此阳虚，遂有汗出不止、谵语、舌缩、发热、燥渴、眩悸、身战、筋惕肉瞤、烦躁、厥逆、吐利清谷等证也。虽皆从发汗得之，在救误者，须观其脉证，知犯何逆，以法治之。

大抵里和表病之过汗，上焦阳虚者多矣；里虚表病之误汗，中、下焦阳虚者多矣。然救上焦阳，以桂枝为主，如桂枝汤、柴胡桂枝汤、新加汤、桂枝甘草汤、苓桂术甘汤、苓桂甘枣汤、桂枝去芍药汤、桂枝加桂汤、桂甘龙蛎汤、救逆汤类是也；救中焦阳以生姜、干姜为主，如甘草干姜汤、泻心汤、旋覆花代赭石汤、乌梅圆、黄连汤、理中汤、甘姜苓术汤、吴茱萸汤、大建中汤类是也；回下焦阳以附子为主，如四逆汤、茯苓四逆汤、真武汤、干姜附子汤、桂枝加附子汤、芍药甘草附子汤、白通汤、附子汤类是也。此大法也，宜随证择用诸方。

发汗多，若重发汗者，亡其阳，谵语，脉短者，死；脉自和者，不死。

汗者，津液之所化。津液者，饮食之精气，舍阳气以滋养周身脏腑者也。所谓膻中之阳、胃中之阳、肾中之元阳，皆依斯津液，以为止舍为功用也。故发汗多，若重发汗者，亡津液，津液亡则阳气从亡也。谵语者，心不知觉，口妄发言也。盖因膻中阳虚，而心失所养而然。凡亡阳之轻者，止亡膻中之阳也；稍重者，伤连及胃中之阳；至重者，亡并及肾中之阳也。其亡胃阳、肾阳者，总因亡膻中阳之甚，故发汗亡其阳者，皆发谵语也。脉短者，短缩不长，阳退阴长之兆也。脉自和者，如前条"阴阳脉自和者，愈"之义，虽困应愈也。

发汗多，亡阳，谵语者，不可下，与柴胡桂枝汤，和其营卫，以通津液，后自愈。

解见于阳明下篇。

发汗多，亡阳，谵语者，虽有诸内实证，不可下，与柴胡桂枝汤，和其营卫，以通津液，里实证不攻自愈。

桂枝甘草汤方

桂枝四两，去皮　甘草二两，炙

上二味，以水三升，煮取一升，去滓，顿服。

此治因汗多，表气虚，亡膻中阳者之方也。桂枝为君，急救表，建膻中阳；甘草为臣，和脾胃，生津液，以养其母。药味少而气纯，凡叉手冒心、心下悸、欲得按者之类，虽非发汗后病，皆宜用之。

发汗过多，其人叉手自冒心，心下悸，欲得按者，桂枝甘草汤主之。

成氏曰：阳受气于胸中，发汗过多，胸中阳气不足，故病人叉手冒心，心下悸，欲按。与桂枝甘草汤，以调不足之气。

程氏曰：汗者，心之液。不唯妄汗不可，即当汗而失其分数亦不可。叉手冒心者，阳虚而心惕惕然不能自守，按则定，不按则不定也，推原叉手冒心之故。心悸，有心气虚，有水气乘。然水乘必先因心虚，故心下一悸，辄惕然自恐肾气之上凌，欲得按以御之也。桂枝能护卫阳气，甘草性缓恋膈，主此者，欲其载还上焦之阳，使回施于心分耳。

未持脉时，病人叉手自冒心，师因教试令咳而不咳者，此必两耳聋无闻也。所以然者，以重发汗，虚故如此。

成氏曰：发汗多亡阳，胸中阳气不足，故病人叉手冒心。师见外证，知阳气不足也，又试令咳而不即咳者，益知阳气虚矣。耳聋者，阳气虚，精气不得上通于耳故也。

爕按：此亦必非仲景之笔。其试耳聋法，如今世奸医操病家者之法，而其病证则亦宜桂枝甘草汤主之也。

茯苓桂枝甘草大枣汤方

茯苓半斤　桂枝四两，去皮　甘草二两，炙　大枣十五枚，擘

上四味，以甘烂水一斗，先煮茯苓，减二升，内诸药，煮取三升，去滓，温服一升，日三服。作甘烂水法：取水二斗，置大盆内，以杓扬之，水上有珠子五六千颗相逐，取用之。

此治汗后脐下悸者之主方，即前方加茯苓八两、大枣十五枚者也。徐氏曰：凡人肾水能制心火，所以无焚如之患。然惟心阳本强而藉肾水调剂，故心虽受制，而实受益，如阳男操家，而妇女之阴能为阳之守也。汗本心液，发汗多，脐下悸者，心气虚不

能自主，肾邪欲上凌心，故脐下先悸，前为阳之守者，今欲为阳之寇。茯苓、桂枝直捣肾邪；甘草、大枣扶脾土以制水，土，乃心之子，子强而仇可制也。煎用甘烂水者，扬之千遍，取其性走而速下，以达病所，且水力轻微，不为肾之助也。

凡吐后、下后及水、火后，脐下悸者，亦宜用之。

发汗后，其人脐下悸者，欲作奔豚，茯苓桂枝甘草大枣汤主之。

汗，心之液。发汗后，脐下悸者，心气虚，肾气发动，水邪不安其位，欲上逆凌心也，此欲作奔豚。奔豚病，从少腹起上冲咽喉，发作欲死，复还止者也。须臾欲作，未作时，急用此汤，以助心火伐肾邪也。若已作奔豚者，当择用桂枝加桂汤、奔豚汤。

茯苓桂枝白术甘草汤

茯苓四两　桂枝三两，去皮　白术一方三两　甘草炙，各二两

上四味，以水六升，煮取三升，去滓，分温三服。

此即桂枝甘草汤减桂一两，加茯苓四两、白术二两者也。茯苓伐肾邪，桂枝助阳安心气，白术固土制水，甘草扶脾和中。

桂枝甘草汤证，心气单虚，恐水乘者也，非水已乘之故，单补心气可也；苓桂甘枣汤证，素有水气，且再虚心气者也，故泻水、补心并施；桂枝加桂汤证，脾胃素弱，且发汗虚心肾气，由此上逆者也，但此肾气无水气随之，故专补心脾而已；苓桂术甘汤证，心阳已虚，水气由此停蓄者也，故补阳、泻水并施。且苓桂甘枣汤之用，茯苓八两而先煮之；苓桂术甘汤之用，茯苓四两，

减桂一两。一用大枣，一用白术，俱皆有深旨，学者宜以意逆之。

伤寒，若吐、若下后，心下逆满，气上冲胸，起则头眩，脉沉紧，发汗则动经，身为振振摇者，茯苓桂枝白术甘草汤主之。

吐、下后，心下逆满，气上冲胸，起则头眩，脉沉紧，此一证。发汗后，动经，身为振振摇，此一证。二者俱苓桂术甘汤主之也。

此吐、下，若发汗，亡上焦阳，肾气上逆且停蓄水饮者也。心下逆满者，水停故也。气上冲胸者，肾气上逆。起则头眩者，上焦阳虚，《经》云"上虚则眩"是也。脉沉紧者，水寒内蓄。此皆因误吐、下所致也。发汗则动经，虚其表，表阳已虚，则不能主持经脉，故身为振振摇也。二者虽证微异，而亡上焦阳、肾气发动则同，故共用此汤，以扶阳、固土、泄肾邪也。

此条与真武汤证相似，宜参考。

伤寒，吐、下后，发汗，虚烦，脉甚微。八九日，心下痞硬，胁下痛，气上冲咽喉，眩冒，经脉动惕者，久而成痿。

吐、下后，发汗，虚烦，脉甚微，则知虚其阳。阳虚则阴必乘之，须早用苓桂术甘汤扶其阳，以防阴乘矣。若已作心下逆满、气上冲胸、起则头眩、脉沉紧、身振振摇等证者，此阴已乘之，水邪上逆也，尚当用苓桂术甘汤主之。其过八九日后，心下痞硬，胁下痛者，阴邪留结，已为痞块矣，较前心下逆满，更甚也。于是气上冲胸者，变上冲咽喉；起则头眩者，变眩晕昏冒；身为振振摇者，变经脉动惕，其证皆变深重也。为日既久，则四属失其滋养，此后非不有饮食渐生之津液，然不共经脉同行，其旁渗他溢，与饮同事，不能复荣筋脉也。夫人身之筋脉，全赖元气与津液为充养，今元气以动惕而渐消，津液以留结而不布，筋骨由此失所养，而成痿躄之病也。

瑞按：此条方、喻、程三氏注共得之。《金鉴》以"八九日，心下痞硬，胁下痛，气上冲咽喉"三句为错简，误甚。

参考：

心下有痰饮，胸胁支满，目眩，苓桂术甘汤主之，小便则利。见于痰饮篇。

夫短气，有微饮，当从小便去之，苓桂术甘汤主之，肾气丸亦主之。同上。

按：以此二条观之，凡伤寒心下逆满、头眩振摇等证兼小便不利者，亦皆宜主之。

禹余粮丸方阙

仲景禹余粮丸方阙，今僭[①]制此方，拟此条注。

新制禹余粮丸方

禹余粮去石谷，十两　桂枝去皮　茯苓　当归各五两　人参　甘草炙，各三两　干姜二两

上七味，各别捣为散，合治再捣，炼蜜为丸，如梧桐子大，饮下三十九，日三四。

禹余粮味甘性平，镇固心神为君；桂枝补阳；茯苓泄水；当归养血；甘草和中；人参滋营；干姜扶阳，发胃气，夫脾胃乃心之子，子能令母实，故补脾胃则实心之术也。余尝遇汗后恍惚心

① 僭（jiàn）：古同"僭"，表示自谦。

乱、谵语者，与之，一二日即安。又治因惊恐昼夜不寐、其人如痴者，亦一剂乃愈。凡恍惚心乱、小便已阴疼者，虽非汗后者，皆宜用之。

汗家，重发汗，必恍惚心乱，小便已阴疼，与禹余粮丸。

程氏曰：心主血，汗者，心之液。平素多汗之家，心虚血少可知，重发其汗，遂至心失所主、神恍惚而多忡憧[1]之象，此之谓"乱"。小肠与心为表里，心液虚而小肠之液亦竭，自致小便已阴疼。与禹余粮丸，其为养心血、和津液，不急急于利小便，可意及也。又曰：恍惚心乱，便有亡阳见鬼之象。

桂枝加芍药生姜各一两人参三两新加汤方

桂枝_{去皮} 人参 芍药 生姜各四两 甘草二两，炙 大枣十二枚，擘

上六味，以水一斗二升，煮取三升，去滓，温服一升。本云桂枝汤，今加芍药、生姜、人参。

凡诸病，身疼痛，脉沉迟，无少阴证者，虽非汗后者，亦宜用之。

发汗后，身疼痛，脉沉迟者，桂枝加芍药生姜各一两人参三两新加汤主之。

程氏曰：身疼痛，脉沉迟，全属阴经寒证。然而得之太阳病发汗后，非属阴寒，乃由内阳越出，营阴遂虚。《经》曰：其脉沉者，营气微也。又曰：迟者，营中寒。营主血，血少则隧道窒涩，卫气不流通，故身疼痛。于桂枝汤中倍芍药、生姜，养营血

---

① 忡憧（chōng）：忡指忧虑不安，憧指心意不定。

而从阴分宣阳；加人参三两，托卫气而从阳分长阴。曰"新加汤"者，明沉迟之脉，非本来之沉迟，乃汗后新得之沉迟，故治法亦新加人参而倍姜、芍耳。

张兼善曰：表邪盛则身疼，血虚则身亦疼。其脉浮紧者，邪盛；其脉沉微者，血虚也。盛者损之则安，虚者益之则愈。

程氏又曰：血无气领不能归经，血不归经不能生养，此加人参而倍姜、芍之故也。

已上诸条，皆因表虚而亡上焦阳者也，又有桂枝去芍药汤见于下后条、桂枝甘草龙骨牡蛎汤、桂枝救逆汤见于火后条。

病人脉数，数为热，当消谷引食，而反吐者，此以发汗，令阳气微，膈气虚，脉乃数也。数为客热，不能消谷，以胃中虚冷故吐也。

阳受气于胸中，发汗令阳气微，故膈气虚也。邪之所凑，其气必虚，膈气虚故邪气因入，而为客热也。本热则合消谷引食，客热则不能消谷，今脉数而吐，故知发汗膈气虚、客热入膈、胃中虚冷也。此示发汗亡胃阳之例也，今参考诸篇，摘出发汗后胃阳虚者之治方如下：

凡诸病，发汗解肌之后，若食入口即吐，或下利者，干姜黄芩黄连人参汤主之。见于下后条。

若腹中痛，欲呕吐者，黄连汤主之。见于太阳中篇。

若消渴，心疼，饮不欲食，食则吐者，乌梅圆主之。见于厥阴篇。

吐蛔者，亦可用。若食谷欲呕，或呕而胸满，或干呕吐涎

沫，头痛者，吴茱萸汤主之。<small>见于阳明篇。</small>

若呕吐，腹满，下利，腹痛，脐上筑动，口中多唾者，理中汤主之。<small>见于太阳篇。</small>

若呕而不渴，或哕者，小半夏汤主之。<small>见于痰饮篇。</small>

若足冷，咽干，谵语，烦躁，吐逆者，甘草干姜汤主之。<small>本条。</small>

若心下痞硬，干噫食臭，腹中雷鸣，下利者，生姜泻心汤主之。<small>见于痞证条。</small>

若心下痞硬，噫气不除者，旋覆花代赭石汤主之。<small>同上。</small>

若心下痞硬，下利不止，表里不解者，桂枝人参汤主之。<small>见于下后条。</small>

此其大概也，尚当参考诸篇，博应机变。

甘草干姜汤方

甘草四两，<small>炙</small> 干姜二两，<small>炮</small>

上二味，以水三升，煮取一升五合，去滓，分温再服。

此治胃阳虚冷者之主方也。甘草甘温，强胃补气；干姜辛热，扶阳温胃。凡四逆汤、理中汤类，皆从此方变化也。

参考：

肺痿，吐涎沫而不咳者，其人不渴，必遗尿，小便数。所以然者，以上虚，不能制下故也。此为肺中冷，必眩，多涎唾，甘草干姜汤以温之。若服汤已，渴者，属消渴。<small>见于咳嗽篇。</small>

芍药甘草汤方

白芍药 甘草<small>炙</small>，各四两上二味，以水三升，煮取一升五合，去滓，分温再服。

此治脾阴血虚者之主方也。芍药酸寒，补阴益血；甘草甘温，养脾和中。凡小建中汤、芍药甘草附子汤类，皆从此方变化也。

此方治脾热血少、腹中急痛，及赤利腹痛、里急后重者，殊效。

又按：此方不独汗后脚挛急者之可用也，凡桂枝汤脉证兼筋急者，用之必效。

伤寒，脉浮，自汗出，小便数，心烦，微恶寒，脚挛急。反与桂枝汤，欲攻其表，此误也。得之便厥，咽中干，烦躁吐逆者，作甘草干姜汤与之，以复其阳。若厥愈足温者，更作芍药甘草汤与之，其脚即伸。若胃气不和，谵语者，少与调胃承气汤。若重发汗，复加烧针者，四逆汤主之。

曰"伤寒"，则有头项强痛、身体疼等证可知。凡伤寒表实证者，脉浮紧无汗且恶寒也，今脉但浮不紧，自汗出，微恶寒者，此中风表虚之候，当无身体疼等证。有以上证而脉紧、身体疼作伤寒状者，属少阴亡阳之证，所谓"脉阴阳俱紧，反汗出者，亡阳也，此属少阴"是也。今脉但浮不紧，则亦非所谓少阴里寒之病，然则其身体疼痛者，非寒邪伤营之病，乃血虚气涩而作痛也已。张兼善所谓"血虚则身疼"是也。小便数者，里虚也。心烦者，邪在表也。脚挛急者，血虚也，太阳篇所云"血虚则筋急也"是也。合诸证观之，则知此病，因其人脾阴虚，营血少，表感风邪也。表一受邪，则其气盛于表而不主里。表盛，故脉浮、头痛、汗出、心烦、微恶寒；不主里，故小便数；血虚，故身体痛、脚挛急。治法宜先养脾阴，芍药甘草汤、小建中汤、当归建中汤类宜择用。脾阴一盛，则营血四布，外邪自解矣。反欲桂枝汤攻表，此误也。夫血虚则津液少，津液少则阳气亦乏，一误与桂枝汤攻其表，则素少之津液越出于外，里阳便虚，遂致足厥冷、咽中干、烦躁、吐逆也。足厥冷者，胃阳虚也；咽中干者，津液外亡也；烦躁者，膈气虚，邪热客之也；吐逆者，胃虚气逆也。故先作甘草干姜汤与之，以复其脾阴。脾阴一复，血气盛运，其脚即伸。若阴阳虽已复，而所客邪热又乘虚内入，胃气不和谵语者，少与调胃承气汤，以下去其热。是皆因一误用桂枝汤攻其表也，若再误重发汗，或复加烧针、灸火，而致夫厥逆、咽干、谵语、烦躁、吐逆等证者，此不止亡胃阳，并亡肾中元阳也。如是，非甘草干姜汤所能治也，当直以四逆汤主之也。

问曰：证象阳旦，按法治之而增剧，厥逆，咽中干，两胫拘急而谵语。师曰言夜半手足当温，两胫当伸，后如师言。何以知此？答曰：寸口脉浮而大，浮为风，大为虚，风则生微热，虚则两胫挛。病形象桂枝，因加附子参其间，增桂令汗出，附子温经，亡阳故也。厥逆，咽中干，烦躁，阳明内结，谵语烦乱，更饮甘草干姜汤，夜半阳气还，两足当热，胫尚微拘急，重与芍药甘草汤，尔乃胫伸，以承气汤微溏，则止其谵语，故知病可愈。

燮按：此条是前条注脚，而非仲景之意，诸家多批之是也。凡《论》中称"师曰"者，皆非仲景之笔矣。

太阳病，先下而不愈，因复发汗，以此表里俱虚，其人因致冒，冒家汗出自愈。所以然者，汗出表和故也。里未和，然后复下之。

太阳病，邪在表。因表气不行，而里气亦不运，致大便硬似阳明证者，当先解其表，反先下之，而徒虚其里，其病不愈。如此者，当急救其里，而后解表。反复发汗而虚其表，表邪不解，反入里，以此表里俱虚，真气失养，其人因致冒。冒者，神昏不清，如物蒙蔽其首，甚则恍惚不知人事者是也。此真气虚衰，经气滞郁之所致也。如是，则虽有里实证，不可下，当先建其中而和其表，小建中汤、桂枝加附子汤、四逆汤、大建中汤、甘草干姜汤、理中汤类，随证择用。里气盛而达于表，则表气亦随和，津液流通而汗自出，郁冒之证自愈，故曰"冒家汗出自愈"。所以然者，汗出表和故也。虽汗出表和，而其里实证未和，于此始议下。

伤寒，大吐、大下之，极虚，复极汗者，其人外气怫郁，复与之水，以发其汗，因得哕。所以然者，胃中寒冷故也。

伤寒表证，当解其外，反大下之，极虚其内；复误极发汗者，虚其外，内外俱虚，则虚阳浮越于外，其人怫郁，必见表热、上热之假证。医见其假热，复误与之水，以发其汗，则水寒相抟，因得哕。所以其外热而哕者，以胃中寒冷故也，宜吴茱萸汤、理中汤、小半夏汤类择用之。以上诸条，亡胃中阳者也。

大汗出，热不去，内拘急，四肢疼，又下利厥逆而恶寒者，四逆汤主之。

表热者，大汗出则热去。今汗出热不去者，知非邪热，此因大汗出，里阳飞散，浮于外耳。内拘急者，言腹内急迫难舒伸也，此里气虚、津液乏故也。四肢疼者，四肢乃脾胃所主，今里气虚，脾胃失主，故疼也。以上三证，已属四逆汤证，况又加之下利厥逆而恶寒者，里虚亡阳之候益明，当不拘其脉，直以四逆汤主之。

燮按：此条亦是二证而一方。

大汗若大下利，而厥冷者，四逆汤主之。

成氏曰：大汗若大下利，内外虽异，其亡津液、损阳气则一也。阳虚阴胜，故生厥冷，与四逆汤，固阳退阴。

大汗若大下之后，当多有余证似热者，不止厥冷一证也。然不拘其余证似热，惟取厥冷一证，直以四逆汤主之。不如此，则不能发奸伏、擒其病也。仲景之言，言外有深意，往往如是。凡诸条皆当如此体认，若徒读字面，不忖言外之意，则一部《金匮》，皆为死橛^①，终身不能用一方矣。

太阳病，发汗，汗出不解，其人仍发热，心下悸，头眩，身瞤动，振振欲擗地者，真武汤主之。

程氏曰：太阳病不解肌而发汗，或肾中真阳素虚者，不唯汗出不解，而阳浮在外，失其所依，则其人仍发热，触动肾气，以凌其心，心阳不安则悸。阳虚于上则头眩。经脉失其所养，而周身总无阳气主持，则身瞤动而振振欲擗地。此皆阴邪从下凌上，亡阳动经，乃有此象。土败水奔，火气无主，故用真武汤，温中镇水，回阳消翳，以为救法耳。

---

① 橛（jué）：指树或庄稼的残茎。

喻氏曰："振振欲擗地"五字，形容亡阳之状如绘。盖"擗"，辟也，汗出过多，卫气解散，其人似全无外廓，故振振然四顾彷徨，无可置身，思欲辟地而避处其内也。阴证似阳者，欲坐井中，避热就冷也。汗多亡阳者，欲入土中，避虚就实也。试观婴儿，出汗过多，神虚畏怯，常合面偎入母怀者，岂非振振欲擗地之一验乎？

方氏、喻氏皆谓此本为误服大青龙汤致变者立法，未可也。岂止服大青龙汤者致之也？凡脾肾虚者，误用发散解肌之剂，则皆致此证矣。太阳篇曰：动气在左者，发汗则头眩，汗不止则筋惕肉瞤。此亦即此证也。

桂枝加附子汤方

桂枝去皮　芍药　生姜切，各三两　甘草二两，炙　大枣十二枚，擘　附子一枚，炮，去皮，破八片

上六味，以水七升，煮取三升，去滓，温服一升。本云桂枝汤，今加附子，将息如前法。

以桂枝汤补表阳、散外邪；加附子扶里阳、温中。

太阳病，发汗，遂漏不止，其人恶风，小便难，四肢微急，难以屈伸者，桂枝加附子汤主之。

喻氏曰：大发其汗，致阳气不能卫外为固而汗漏不止。恶风者，腠理大开为风所袭也。小便难者，津液外泄而不下渗，兼以卫气外脱，而膀胱之化不行也。四肢微急，难以屈伸者，筋脉无津液以养，兼以风入而增其劲也。此阳气与阴津两亡，更加外风复入，故用桂枝加附子，以固表驱风而复阳敛液也。

芍药甘草附子汤方

芍药　甘草炙，各三两　附子一枚，炮，去皮，破八片

上三味，以水五升，煮取一升五合，去滓，分温三服。

芍药酸寒，补脾阴，益营血；甘草甘温，养胃阳，安正气；附子辛热，固元阳而生卫气。此不独发汗后恶寒者之宜用，即自汗出后恶寒者亦宜用也。

发汗，病不解，反恶寒者，虚故也，芍药甘草附子汤主之。

曰"病不解"，则恶寒之外，尚有余证可知。夫里和表病者，发汗则病解，或虽汗出不彻，其病不解，亦当不恶寒。今发汗，其病不解，反恶寒，则知非汗出不彻，而里阳外泄而其里遂虚故也。脾阴素弱者，误过发汗致此证者多焉，宜此汤主之。今世不知用此方，误为余邪未尽，妄用杂方，引日不愈，致死者多矣。

程氏曰：发汗后，恶风者，卫气走也；发汗后，恶寒者，营中寒也。故前方用桂枝，此方不用桂枝。芍药得桂枝则走表，得附子则走里。甘草和中，从阴分敛戢其阳，阳回而虚者不虚矣。

茯苓四逆汤方

茯苓四两　甘草二两，炙　干姜一两半　人参一两　附子一枚，生用，去皮，破八片

上五味，以水五升，煮取三升，去滓，温服七合，日二服。

以四逆汤扶胃肾之元阳，加茯苓、人参通清道、还津液、养神气、生营血。凡百病因真元虚亡，致大汗出如烟，口干咽燥，渴欲饮汤，水气上冲心，不能坐卧，或喘急，或烦躁，或昏冒不知人，或大热谵言，或下利清谷，或呕吐哕逆，或四肢厥冷，或

遗尿，或小便不利等证，脉实大坚牢鼓指，或虚微濡弱，或绝不至，或虚数无伦次者，皆用此方，莫不应手而愈。但渴好冷水者，冷服之；渴好温汤者，温服之。不问伤寒、杂病、胎前、产后、长幼、老人，皆宜用之。

或问：汗出亡津液者，宜润燥生津，何故用茯苓？燥湿泄水之为，将重亡津液。曰：夫汗出表虚者，腠理开而阳气偏泄于表，津液皆走于外而不行常度，日饮之汤水不运化而为邪水。故用茯苓以通水道，横折其走于外之气，则内蓄之邪水亦去，所饮之汤水皆化成津液也。不然而徒用辛热滞补之药，则犹充漏卮[①]，其所减多于所增，且所蓄邪水不去，必不能成功，此所以补阳剂中多用茯苓也。吐、下后用茯苓者，亦如此。吐之，则气液泄于上；下之，则气液泄于下。其所泄之路虽各异，而亡阳气、走津液则同矣。故同用之开水道，以令气液四布也已。若无水邪之乘者，何用之为哉？

发汗若下，病仍不解，烦躁者，茯苓四逆汤主之。

夫有表证者，发汗而病不解；有里证者，下之而病不解，反烦躁者，同用茯苓四逆汤，何也？曰：夫言病仍不解则烦躁，外尚有余证可知，而不拘其余证，唯取烦躁一证，直以茯苓四逆汤主之，此仲景之妙处。凡里和表病者，发汗则当解，而不解反烦躁者，此其人里气素虚寒而内外受邪者，误发汗，里气愈虚，内寒益盛，阳气浮散于外者也；凡表和里实者，下之则当解，而不解反烦躁者，此其人里气素虚寒而偶受邪，其气不运故大便难

---

① 漏卮（zhī）：指底上有孔的酒器。

者，误下之，里气愈虚，内寒益盛，阳气浮散于外者也。二者所患虽有表里之异，而其本因阳弱里虚则同，故其误治虽有汗、下之异，而其虚里亡阳则同；其余证虽异，而其烦躁则亦同。仲景就其同者而不拘其异者，俱以茯苓四逆汤治之，此之谓"见病知源"也。

凡里寒外热之病者，其所见皆热证而其内大寒者也。此寒非自外入，阳虚而寒自生也。是故表阳虚则寒生于外，里阳虚则寒生于内。寒生处阳热去，聚于他，聚处便为热也。是寒生于外，则阳聚于内，为内热证，如所谓"伤寒不大便六七日，头痛有热，小便清者"及"太阳病，外证未解，脉浮弱者"是也。寒生于内，则阳聚于外，为外热证，如此条及诸四逆汤所主之病是也。故寒生于外者，惟救其表阳，则内热假证不攻自愈；寒生于内者，惟助其里阳，则外热假证不清自除也。是故曰清之者，非遣逐其热而去也，复其素位也；曰温之者，非温其素寒者也，招安其暂在他所为蘖者，而归之命耳。补泻之言，亦复尔。

干姜附子汤方

干姜一两　附子一枚，生用，去皮，切八片

上二味，以水三升，煮取一升，去滓，顿服。

干姜辛热，建胃中之阳；附子辛热，复肾中之阳。《内经》曰：寒淫所胜，平以辛热。姜、附相须，温中复阳也。此方因其人素盛、脏腑壮实者，误用汗、吐、下，或感暴寒，亡胃肾之阳，其脉多为阴状而无假热证者，宜用之。若脏气素弱者，误用汗、下攻伐或感暴寒而亡胃肾之阳，其脉证多为阳状者，不可用之，宜四逆汤、茯苓四逆汤类主之也。彼勇兼仁智，此惟勇不兼仁智，病状无奸伏故也。

或问附子复阳之说。曰：附子之为物，其体重，其色黑，其味辛，其气热，其性达下，故能直入肾中，复元阳也。今试取少许含之，始觉微苦，少顷辛味透舌，口中热麻，而津液满口，其入腹中，亦当如是也。凡阳气盛，则日日所饮食之物，皆化成津液与精血，乃抱阳气而滋荣周身，故名之曰真阴也。若阳气衰，则饮食不皆化，从前津液精血，反化为寒湿，名之曰邪阴也。故阳气盛则津液充，津液亡则阳气亡，阳气亡处，津液枯燥，但有邪阴耳。故元阳虚则肾阴枯燥而无津液。附子直至肾中温之，则津液复聚，而阳气自充，故《内经》曰"肾苦燥，急食辛以润之"是也。由此观之，世之言附子燥血、燥津液者，不识时用之说也。故但顿虚亡津液者可用，而不宜于久病枯燥之人及瘦燥火热之质也。问生姜、干姜之别。曰：姜之为物，其体轻，其色黄，其味辛，其气热，故入胃中而温中扶阳，散寒除湿也。然生者，其性轻利，发扬胃气而散达于表，但以其轻利，故温中补阳之力少也；干者，其性重，其味厚，温中补阳之力多也，故能内守复胃阳也。

下之后，复发汗，昼日烦躁不得眠，夜而安静，不呕不渴，无表证，脉沉微，身无大热者，干姜附子汤主之。

下之，已虚其内；复发汗，再虚其外。内外俱虚，真阳衰，邪阴盛。阳王于昼，阳虚不遍于身中，仅至旺时发动，与阴邪争，故昼日烦躁不得眠也。夜阴旺，阳虚不能与邪争，故夜而安静也。不呕不渴者，上焦无热也。无表证，身无大热者，表无热也。脉沉微者，阴盛里冷之诊也。此烦躁一证，虽似热证，而其余脉证，皆现阳虚阴盛之真证，不见上热、表证等假证、假脉，则知此人脏腑素不虚，但因一时误治，亡其阳也，干姜附子汤主之，一意温内复阳。若烦躁无时，或呕，或渴，或有表证，或脉洪大实数，或身有大热者，此其人表虚，更被误治益虚，所谓水极似火，虚极似实者也。如此，宜用四逆加人参汤、茯苓四逆汤类，甘润、辛热相兼施之。又有因膈热胃寒成此证者，乌梅圆主之。

下之后，复发汗，必振寒，脉微细，所以然者，以内外俱虚故也。

程氏曰：下后复发汗，则卫外之阳必虚，故振寒。而守内之阳亦弱，故脉微细。明其所以然，则虽有一应热证相兼而来，只补虚为主治之，亦宜干姜附子汤主之也。又曰：阳去入阴，必从此等证脉。始阴盛，则躁烦等证定相继而见。

以上皆亡下焦阳者之治法也。此外有白通汤、附子汤、通脉四逆汤、四逆加人参汤、附子泻心汤、桂枝附子汤、附子粳米汤、白术附子汤、桂枝去芍药加附子汤等方。

发汗后阴虚者脉证治法

发汗后阴虚者，病因凡有二：一则平素阴不足之人，误发汗，亡津液，其阴愈虚；一则平素阳有余之人，发汗多，亡津液，其阴偏虚是也。阴者，精血津液之本，抱阳气、滋荣周身者是也。凡人身之阴，部分各有所主，有上焦心肺之阴，为膻中阳之配，此阴虚，遂有脉结代、心动悸、上气喘嗽、口燥咽干、烦渴热躁、惊惕恐耻等证矣；有中焦脾土之阴，为胃阳之母，此阴虚，遂有脉弦涩、腹中急痛、心中悸烦、衄血、遗精、四肢酸疼、手足烦热、口干咽燥、身体怠惰、腹中急缩、四肢挛急、食后饱闷等证矣；有下焦肾中之阴，为元气之妻，此阴虚，遂有消渴尿多、便精遗滑、小腹拘急、小便不利、腰脚酸疼、夜多小便或遗失、阳物萎弱、腰脚痿软等证矣。仲景救上焦之阴，以地黄、阿胶、麦门冬类为主，如炙甘草汤、麦门冬汤是也；补中焦之阴，以芍药、大枣、饴糖为主，如小建中汤、芍药甘草汤类是也；补下焦之阴，亦以地黄为主，如肾气丸是也。此外，如后人四物汤、八物汤、大补汤、当归补血汤类，皆救下焦阴虚之方也。

发汗后内热者脉证治法

发汗后内热者，病因凡有三：一则表证夹内热者，单解其表邪，遗内热；一则内热似表证者，误发汗，其热不解；一则里和表病者，误用热药、热物，生内热是也。大抵有内热而表邪未解者，麻黄杏仁甘草石膏汤、桂枝二越婢一汤、越婢汤类，随证择用。若表已解，只有内热者，白虎加人参汤、竹叶石膏汤，随证择用。

发汗后，不可更行桂枝汤。汗出而喘，无大热者，可与麻黄杏仁甘草石膏汤。

解见于太阳下篇。

服桂枝汤，大汗出后，大烦渴不解，脉洪大者，白虎加人参汤主之。

此因其人有内热感外邪者，当用桂枝二越婢一汤、白虎汤类也，反服桂枝汤，表邪虽已去，内热不解，反被桂、姜之辛热，其热转益者也。辛热攻表，故大汗出；亡津液，故大烦渴不解、口燥舌干；卫气虚失固，津液涸，内热转益，故脉洪大也。白虎加人参汤主之。

此证渴好冷水、口舌干燥、小便黄赤者，宜用白虎加人参汤；若不烦渴，小便不黄赤者，尚当用桂枝汤也。

燮按：观"大烦渴不解"，则初服桂枝汤时，已有渴证，虽服桂枝汤，大汗出表证解，而渴反太甚而未止者也。

伤寒解后，虚羸少气，气逆欲吐者，竹叶石膏汤主之。

解见于太阳下篇。

发汗后水停者脉证治法

发汗后，水停者，病因凡有三：一则阳气素弱，不能运水者，误发汗，其阳愈虚，致水停；一则里和表病者，发汗多，胃中干，因饮水多而停者；一则太阳邪热，发汗不解，半入膀胱而滞水道者是也。大抵阳虚停水者，茯苓甘草汤主之，苓桂甘枣汤、苓桂术甘汤亦可用；若阳虚甚者，真武汤、茯苓四逆汤；胃中干者，茯苓白术汤；邪热半入膀胱者，五苓散；有悬饮者，十枣汤。俱宜详脉证主之。

发汗后，饮水多者，必喘，以水灌之，亦喘。

程氏曰：发汗后，阳气微而津液少，其人必渴必热。渴或饮水多，热或以水灌，皆令作喘，肺虚不能通调水道，水寒上逆使然也。

成氏曰：喘，肺疾也。饮水多喘者，饮冷伤肺也。灌洗而喘者，形冷伤肺也。

按：此证茯苓甘草汤或小青龙汤加减用之。又有膀胱有热，塞水路，水气上逆而喘者，五苓散主之。

发汗后，水药不得入口为逆，若更发汗，吐下不止。

水药不得入口者，不渴而恶汤水也。凡伤风则必恶风，伤寒则必恶寒，伤食则必恶食，伤水则必恶水，理之自然也。今发汗后，水药不得入口者，此其人阳气本弱，不能运水者，发汗阳愈虚，里冷水停也。如是者，宜用茯苓甘草汤，若误再发汗，则阳气愈亡、水液愈泛滥，故吐下不止也。

太阳病，发汗后，大汗出，胃中干，烦躁不得眠，欲得饮水者，少少与饮之，令胃气和则愈。若脉浮，小便不利，微热，消渴者，五苓散主之。

太阳病，发汗后，大汗出，胃中干，烦躁不得眠，欲得饮水者，此以津液越出，胃中燥热故也。宜用茯苓白术汤类，还津液，养胃气，且少少与水，令胃气和润，则其烦躁诸证亦随愈。若脉浮，小便不利，微热，消渴者，此表仍未解，热半入膀胱故也，五苓散主之。

发汗已，脉浮数，烦渴者，五苓散主之。

前证欲饮水者，少少与之，令胃气和则愈者，此表已解，脉不浮，唯胃中虚燥故也。今脉浮数，知表仍未解，又烦渴，知热半入膀胱。如此，则不拘小便利不利，宜五苓散主之。

伤寒，汗出而渴者，五苓散主之；不渴者，茯苓甘草汤主之。

解见于太阳下篇。

大下之后，复发汗，小便不利者，亡津液故也。勿治之，得小便利，必自愈。

程氏曰：大下之，复发汗，津液之存于膀胱者有几？此而小便不利，非热结膀胱者比，以亡津液故也。夫膀胱者，为津液腑，腑以告匮，只宜添入，岂容减出？虽具五苓散证，勿以五苓散治之，唯充其津液，得小便利，而杂病皆愈。学者欲得利小便之所宜，必明利小便之所禁，而后勿误于利小便也矣。又曰：得小便利"得"字，宜着眼。

燮按：勿治之者，犹本篇初条"发汗，若吐，若下，若亡血、亡津液，阴阳脉自和者，必自愈"之义也，不必治之，俟津液还、小便利之日，必自愈也。下后复发汗，发汗后下之，发汗、吐、下后，虽其事殊，其亡液、亡阳则一也，但其证异也而已。

服桂枝汤，或下之，仍头项强痛，翕翕发热，无汗，心下满微痛，小便不利者，桂枝去桂加茯苓白术汤主之。

解见于太阳下篇。

发汗后宿食者脉证治法

发汗后，宿食者，病因凡有四：一则表邪宿食相兼者；一则宿食似表证者；一则胃气虚弱者，此等误，一意发汗，病不解，或因之胃气虚，不能消食，致停滞者；一则发汗后不慎服食，妄食致停滞者是也。

凡心腹痞满，不思食，或呕逆恶心，或吞酸嗳腐，或二便不快利，或肠鸣下利，或喜燥物疏食，恶甘黏油腻厚味之物，或日晡潮热，或夜热盗汗，甚者谵语，或咳嗽呕逆，至晚而甚，或口中聚冷涎，脉紧如转索无常，或涩而缓，或弱而缓，或滑而数，或迟而滑，以上脉证，一二兼见，则知有宿食矣。以下证治，此其大概也而已。

吐利发汗，脉平，小烦者，以新虚不胜谷气故也。

吐利发汗者，言或吐、或利、或发汗之后也。旧本附诸霍乱篇末，今改编次之云。

吐、下或发汗后，其脉已平和，当无小烦，今反烦者，何也？凡胃气盛者，胃中受食，则阳气速蒸透于食中而腐熟之，犹甑①中汤气盛，则善炊熟也。今病新差，脾胃犹虚，阳气尚弱，不能蒸透于食中，食入胃则反劳胃气，故小烦耳。

病人脉已解，而日暮微烦，以病新差，人强与谷，脾胃气尚弱，不能消谷，故令微烦，损谷则愈。

不止吐、利、发汗后，凡病人脉已解，病新差，胃气尚弱不振，引食自援，旁人又强与谷，则胃仓反疲于运化，故烦也。损谷，不令过饱，则胃气健运，烦止而人安。日暮者，阳退阴进之时也。胃气为阳，谷食为阴，此为胃气衰弱、谷食过分之兆也。

成氏以"损谷"二字为"下"之义，误。

厚朴生姜半夏甘草人参汤方

① 甑（zèng）：古代蒸饭的一种瓦器。

厚朴半斤，炙，去皮　生姜半斤，切　半夏半升，洗　甘草二两，炙　人参一两

上五味，以水一斗，煮取三升，去滓，温服一升，日三服。

厚朴苦辛，温散滞气，化宿食；生姜辛温，扶胃阳，升清气；半夏辛温，降气去痰；甘草、人参甘温，补胃和中。

此因宿食气滞，心腹胀满，不思饮食者之主方也。或兼咳嗽喘促、呕逆恶心、心腹刺痛等证者，亦宜用之。

发汗后，腹胀满者，厚朴生姜半夏甘草人参汤主之。

发汗后，胸中阳气不足，则浊饮失导、清阳不升，中焦由此不和，遂致气滞、宿食、胀满、津液不能流畅而成痰，此皆因上阳虚、浊阴不下所致。《经》云"浊气在上，则生䐜胀"是也。与此方破气消滞，则清阳升、浊阴降而愈也。

喻氏曰：吐后腹胀与下后腹胀多为实，以邪气乘虚入里为实也。若发汗后，外已解，而腹胀满，知非里实之证，由脾胃气虚，津液抟结，阴气内动，壅而为满，故以益胃和脾、降气涤饮为治也。移此，治泄后腹胀，果验。

发汗后气滞者脉证治法

发汗、吐、下后，气滞者，病因凡有三：一则素有气滞，发、汗、吐下，其邪虽去，而气滞犹未解者；一则病者或愤旁人之不便，或忧己之病，由此致气滞，然当其病盛则无有此，但至病势少退时乃有此证也；一则发汗、吐、下后，妄用补涩之药，致气滞者是也。大抵气滞于上焦，则多有咽喉窒塞、胸膈痞闷、心中疼痛、怔忡、目眩、头痛、郁冒、上气喘咳、面目浮肿

等证；气滞于中焦，则多有心下痞闷、心腹疼痛、呕逆恶心、饮食不进、吞酸嗳腐，或上逆不下、上喘短气、咳嗽不止、呕吐哕逆、腹鸣下利、脐上筑动、咽中有物、虚烦不眠、夜梦纷纭、自汗盗汗、身面浮肿等证；气滞于下焦，则多有脐腹急痛、腰脚挛疼、大便秘涩、阴睾肿痛、二便不快利等证；气滞于胁，则有往来寒热、胸胁苦满或痛或块动、目眩、耳聋等证，宜随证治之。

燮按：发汗后气滞者治法，仲景不别立方，宜参考诸篇，广用诸方也，不必别立方矣。旧编《要略》有退五脏虚热四时加减柴胡饮子，此盖后人编次之时，搀入当时私验之方，拟补不足者。其方无足取者，不入于撰矣。

希哲曰：五脏虚热者，骨蒸、劳热、发热、肌热、烦热、潮热、壮热、夜热、往来寒热之类是也。然谓之五脏虚热者，盖以此热生于五脏气不和之所为，而非积热、实火所致故也。大抵此证，因五脏气不和，营卫之行不盛，腠理不密，外感风邪，邪气留着于经络筋骨间，气血滞郁成热。或感冒及风疟[①]之后，余邪未尽清，经气尚未复者，不慎调摄，亦成此证也。其初起虽微，不善治，则邪气弥留着，经气弥不行，蒸热弥盛，煎熬津液，燥耗精血，遂致虚损劳瘵之恶证矣。不谋之初，若其终何？

发汗后上实者脉证治法

栀子豉汤方

栀子十四个，擘　香豉四合，绵裹

上二味，以水四升，先煮栀子，得二升半，内豉，煮取一升

① 风疟：因夏季阴暑内伏，复感风邪而发的一种疟疾。

半，去滓，分为二服，温进一服。得吐者，止后服。

成氏曰：吐证亦自不同，如不经汗、吐、下，邪气蕴结于膈，则谓之实也，应以瓜蒂散吐之。瓜蒂散，吐胸中之实邪也。若发汗、吐、下后，邪气乘虚留于胸中，则谓之虚也，应以栀子豉汤吐之，此吐胸中虚烦也。酸苦涌泄为阴，苦以涌吐，寒以胜热，栀子、豉相合，吐剂宜矣。

或问于程氏曰：《本草》不言栀子为吐剂，今用之攻吐，何也？答曰：栀子本非吐药，为邪气在上，拒而不纳，投之自吐，邪气因得以出。"其高者，因而越之"，此之谓也。又问：瓜蒂散、栀子豉汤异同？答曰：未经汗、吐、下而胸中痞硬者，为实邪，瓜蒂散主之，此重剂也；已经汗、吐、下而胸中懊恼者，为虚邪，栀子豉汤主之，此轻剂也。吐剂同而轻重异，此虚实之分也。

瑞按：凡栀子豉汤证，当以舌上有胎，小便黄赤，心中懊恼、或结痛，或窒塞为准的矣。

栀子甘草汤方

栀子十四个，擘　甘草二两，炙　香豉四合，绵裹

上三味，以水四升，先煮栀子、甘草，取二升半，内豉，煮取一升半，去滓，分二服温进。一服得吐者，止后服。

此治栀子豉汤诸证兼少气者之方也。少气者，胃虚，加甘草养之。

栀子生姜豉汤方

栀子十四个，擘　生姜五两，切　香豉四合，绵裹

上三味，以水四升，先煮栀子、生姜，取二升半，内豉，煮取一升半，去滓，分二服温进。一服得吐者，止后服。

此治栀子豉汤诸证兼呕者之方也。呕者，胃冷，加生姜温之。

发汗、吐、下后，虚烦不得眠，若剧者，必反覆颠倒，心中懊憹，栀子豉汤主之。若少气者，栀子甘草豉汤主之；若呕者，栀子生姜豉汤主之。

烦者，胸中热闷不安也。谓之"虚烦"者，以经发汗、吐、下，因虚致烦，而非因表实夹内热及胃中燥实致烦者之比也。懊憹者，心中蒸热杂乱也。

成氏曰：发汗、吐、下后，邪热乘虚客于胸中，谓之"虚烦"。烦者，热也。胸中烦热，郁闷而不能发散者是也。热气伏于里则喜眠，今热气浮于上，扰乱阳气，故不得眠。心中恶热，热甚则必神昏，是以剧者，反覆颠倒而不安，心中懊憹而愦闷。懊憹者，俗谓鹘突①是也。《内经》云："其高者，因而越之。"与栀子豉汤，以吐胸中之邪。若少气者，热伤气也，加甘草益气；呕者，热烦气逆也，加生姜散气下逆。

按：少气者，胃虚也，故加甘草养之；呕者，胃中冷，膈热上逆也，加生姜温之。凡栀子豉汤诸证，皆可随此加减法，不止此条也。成氏"热烦气逆"及"热伤气"之说，恐未为明透。

发汗若下之，而烦热胸中窒者，栀子豉汤主之。

---

① 鹘（hú）突：指混乱。

发汗若下之，胸中阳气虚，则邪热乘虚结于胸中，故烦热、胸中窒塞也。虽不懊侬，亦与栀子豉汤，以吐胸中之邪。

或问：发汗若吐者之胸中阳气虚，则于理当然。若夫下后，胸中阳气虚则难通，何如？曰：夫阳生于肾，长于胃，而后充于胸也。下之，虚其胃，则阳气不能长而充于胸中，故虚而已。予尝谓汗、吐、下、渗虽异，而亡其阳则同，以此故也。

参考：

伤寒五六日，大下之后，身热不去，心中结痛者，未欲解也，栀子豉汤主之。

伤寒下后，心烦腹满，卧起不安者，栀子厚朴汤主之。

伤寒，医以丸药大下之，身热不去，微烦者，栀子干姜汤主之。以上见于下后条。

阳明病，脉浮而紧，咽干，口苦，腹满而喘，发热，汗出，不恶寒反恶热，身重。若心中懊侬，舌上有胎者，栀子豉汤主之。见于阳明上篇。

阳明病，下之，其外有热，手足温，不结胸，心中懊侬，饥不能食，但头汗出者，栀子豉汤主之。见于阳明下篇。

下利后，更烦，按之心下濡者，为虚烦也，栀子豉汤主之。见于下后条。

大病差后，劳复者，枳实栀子豉汤主之。见于差后条。

酒疸，心中热，欲吐者，吐之愈。酒黄疸，心中懊侬或热痛，栀子大黄汤主之。

伤寒，身黄发热，栀子柏皮汤主之。以上见于黄疸篇。

凡用栀子汤，病人旧微溏者，不可与服之。

栀子汤，总言凡以栀子为君名方者也。

成氏曰：旧微溏者，里虚而寒在下也。虽烦，非蕴热，故不可与栀子汤。《内经》曰：先泄而后生他病者，治其本，必且调之，后乃治其他病。

喻氏曰：旧微溏，则六腑易动，服此汤，不能上涌，反为下泄矣。

程氏曰：凡治上焦之病者，辄当顾虑中、下。栀子为苦寒之品，病人今受燥邪，不必其溏否，但素微溏者，便知中禀素寒、三焦不足。栀子之涌，虽去得上焦之邪，而寒邪攻动脏腑，坐生他变，困辄难支。凡用栀子汤者，俱不可不守此禁，非独虚烦一证也。

发汗后内实者脉证治法

发汗后，内实者，病因凡有八：一则里和表病，发汗不解，邪热入胃，表证未解者；一则里和表病，发汗不解，邪热直入阳明者；一则发汗不解，邪热转入少阳，假见内实证者；一则发汗多，津液越出，胃中干燥，大便硬，作阳明证者；一则发汗多亡阳，其里虚寒，气衰不运，大便硬，似内实证者；一则发汗亡血，血干津枯，致大便硬者；一则因气滞，大便硬者；一则有蓄血，大便硬者。以上皆载于阳明篇详辨之，此篇但举原文耳。

二阳并病，太阳初得病时，发其汗，汗先出不彻，因转属阳明，续自微汗出，不恶寒。若太阳病证不罢者，不可下，下之为逆，如此可小发汗。设面色缘缘正赤者，阳气怫郁在表，当解之、熏之。若发汗不彻不足言，阳气怫郁不得越，当汗不汗，其人躁烦，不知痛处，乍在腹中，乍在四肢，按之不可得，其人短气，但坐，以汗出不彻故也，更发汗则愈。何以知汗出不彻？以脉涩故知也。

解见于阳明上篇。

太阳病三日，发汗不解，蒸蒸发热者，属胃也，调胃承气汤主之。发汗后，恶寒者，虚故也；不恶寒，但热者，实也，当和胃气，调胃承气汤主之。

太阳病，若吐，若下，若发汗后，微烦，小便数，大便因硬者，与小承气汤，和之愈。

发汗不解，腹满痛者，急下之，宜大承气汤。

解见于阳明中篇。

太阳病，先下之而不愈，因复发汗，以此表里俱虚，其人因致冒，冒家汗出自愈。所以然者，汗出表和故也。里未和，然后复下之。

解见于前。

阳明病，本自汗出，医更重发汗，病已差，尚微烦，不了了者，必大便硬故也。以亡津液，胃中燥，故令大便硬。当问小便日几行，若本小便日三四行，今日再行，故知大便不久出。今为小便数少，以津液当还入胃中，故知不久必大便也。

阳明病，自汗出，若发汗，小便自利者，此为津液内竭，虽硬不可攻之，当须自欲大便，宜蜜煎导而通之。若土瓜根及与大猪胆汁，皆可为导。

脉阳微，而汗出少者，为自和；汗出多者，为太过。阳脉实，因发其汗出多者，亦为太过。太过者为阳绝于里，亡津液，大便因硬也。

发汗多，亡阳，谵语者，不可下，与柴胡桂枝汤，和其营卫，以通津液，后自愈。

解俱见于阳明下篇。

发汗后发黄者脉证治法

伤寒，发汗已，身目为黄，所以然者，以寒湿在里，不解故也。以为不可下，于寒湿中求之。

解见于太阴篇。

重类聚下后复发汗诸证

伤寒，大下后，复发汗，心下痞，恶寒者，表未解也，不可攻痞，当先解表，表解乃可攻痞。解表宜桂枝汤，攻痞宜大黄黄连泻心汤。

解见于痞证条。

发汗多，若重发汗者，亡其阳，谵语，脉短者，死；脉自和者，不死。

伤寒，若吐若下后，心下逆满，气上冲胸，起则头眩，脉沉紧，发汗则动经，身为振振摇者，茯苓桂枝白术甘草汤主之。

伤寒，吐下后，发汗，虚烦，脉甚微，八九日心下痞硬，胁下痛，气上冲咽喉，眩冒，经脉动惕者，久而为痿。

下之后，复发汗，昼日烦躁不得眠，夜而安静，不呕不渴，无表证，脉沉微，身无大热者，干姜附子汤主之。

大下之后，复发汗，小便不利者，亡津液故也。勿治之，得小便利，必自愈。

太阳病，先下之而不愈，因复发汗，以此表里俱虚，其人因致冒，冒家汗出自愈。所以然者，汗出表和故也。里未和，然后复下之。

解俱见于前。

卷十二

吐后病脉证并治法

此篇不独用瓜蒂散、栀子汤后病也。凡诸服药而吐后，又自吐后病，亦皆当就此篇求治法也。

吐后表邪未尽者治法

此邪在表者，虽误吐，而其人脏气素盛而不受伤、不变证者也，大抵须参考汗后、下后治之。

吐后阳虚者治法

古云"误吐则损上焦元气"，言其亡膻中之阳也。凡膻中阳素弱者，误吐之，则膻中阳虚也；若胃阳素弱者，误吐之，则不止虚膻中阳，而并亡胃中阳也；若肾中元阳素弱者，并亡肾中元阳。或问：里和表病者与阳弱者之不可吐，为医者当知之，何故误吐致坏也？曰：夫胸中与表相应，故表有病，则其气触于胸中而致胸满、心烦、呕逆、咳喘等证。上焦阳虚则下焦气升冲；

中焦阳虚则土弱，水无畏凌上；下焦虚则上焦有余。凡此数者，或心中痞硬、气上冲咽喉不得息，或胸中满痛、不能食，或心中温温欲吐而不能吐，依稀似上实证也，误吐而致坏亦宜矣。证不有真假，何费言之为？

伤寒，若吐若下后，心下逆满，气上冲胸，起则头眩，脉沉紧，发汗则动经，身为振振摇者，茯苓桂枝白术甘草汤主之。

伤寒，吐、下、发汗后，虚烦，脉甚微，八九日心下痞硬，胁下痛，气上冲咽喉，经脉动惕者，久而为痿。

解俱见于汗后条。

太阳病，当恶寒发热，今自汗出，不恶寒发热，关上脉细数者，以医吐之过也。一二日吐之者，腹中饥，口不能食；三四日吐之者，不喜糜粥，欲食冷食，朝食暮吐，以医吐之所致也，此为小逆。

太阳病，当恶寒发热，今自汗出，不恶寒但发热，关上脉细数者，知医吐之过也。自汗出，不恶寒者，吐有发散之义，偶因吐表邪解故也。逆吐伤胃，胃阳飞扬于外则发热也。关上乃脾胃之部，脉细者，胃虚之诊；数者，虚热之诊。以医吐之过，胃阳受伤，上冲于膈，故细数也。一二日，病浅也，病者胃气未甚衰，故其证止腹中饥、不能食耳；三四日，病经日深也，病者胃气稍衰，故其证至于不喜糜粥、欲食冷食、朝食暮吐焉。腹中饥者，胃中空虚也。不能食者，胃虚膈塞也。不喜糜粥之温，欲食冷食者，胃阳上冲为膈热故也。朝食暮吐者，胃阳虚衰，不能腐化也。治法一二日吐之者，但宜复其胃阳，理中汤、甘草干姜汤类择用；三四日吐之者，宜复胃中阳兼推下膈热之品，生姜泻心汤、乌梅圆、干姜黄芩黄连人参汤类择用。此已虽过吐伤胃，而因吐之解其表邪，比诸寸口脉浮大而反下之为大逆者，更为易救，故为小逆也。

太阳病，吐之，但太阳病当恶寒，今反不恶寒，不欲近衣，此为吐之内烦也。

太阳病，邪在表者，宜解其表，而反吐之，必虚上焦、虚中焦。但太阳病当恶寒，今反不恶寒只恶热，不欲近衣，此为吐之或虚其膈，或虚其胃，邪气将转内入而其内烦热也。当急温养之，甘草干姜汤、理中汤类宜择用，其内气复，则烦热退、邪不能入也。

伤寒，大吐大下之，极虚，复极汗者，其人外气怫郁，复与之水，以发其汗，因得哕，所以然者，胃中寒冷故也。

伤寒发汗，若吐，若下，解后，心下痞硬，噫气不除者，旋覆花代赭石汤主之。

解俱见于汗后条。

吐后内热者治法

伤寒，若吐若下后，七八日不解，热结在里，表里俱热，时时恶风，大渴，舌上干燥而烦，欲饮水数升者，白虎加人参汤主之。

解见于下后条。

吐后宿食者治法

吐利发汗，其脉平，小烦者，以新虚不胜谷气故也。

吐后上实者治法

发汗、吐、下后，虚烦不得眠，若剧者，必反覆颠倒，心中懊恼，栀子豉汤主之。若少气者，栀子甘草豉汤主之；若呕者，栀子生姜豉汤主之。

解俱见于汗后条。

伤寒，吐后，腹胀满者，与调胃承气汤。

解见于阳明中篇。

太阳病，过经十余日，心下温温欲吐，而胸中痛，大便反溏，腹微满，郁郁微烦。先此时极吐、下者，与调胃承气汤；若不尔者，不可与也。但欲呕，胸中痛，微溏者，非柴胡汤证，以呕故知极吐、下也。

解见于阳明上篇。

太阳病，若吐，若下，若发汗后，微烦，小便数，大便因硬者，与小承气汤，和之则愈。

伤寒，若吐若下后，不解，不大便五六日，上至十余日，日晡所发潮热，不恶寒，独语如见鬼状。若剧者，发则不识人，循衣摸床，惕而不安，微喘直视，脉弦者生，涩者死。微者，但发热谵语者，大承气汤主之。

解俱见于阳明中篇。

此外，吐后阴虚者，吐后水停者，伤酒者，气滞、蓄血者，宜参考发汗下后条治之。

下后病脉证并治法

此不止以药下之后病也，即自利之后，及用诸摧坚破滞之药下之后病，亦当就此篇求治法也。

下后表邪未尽者治法

此表有邪者，误下致坏也。若下之，虚其里者，当先救其里，后乃攻其表。若其人脏气素旺，虽下之，其内不虚者，当直攻其表也。

伤寒，医下之，续得下利，清谷不止，身疼痛者，急当救里；后身疼痛，清便自调者，急当救表。救里宜四逆汤，救表宜桂枝汤。

伤寒，邪在表，医反下之，虚其里阳，故续得下利，清谷不止也。身疼痛者，邪在表也。如此，急当以四逆汤救其里。后身疼痛，清便自调者，此里阳已复而邪尚未解也。如此，急当以桂枝汤解其表邪。《内经》曰"病发而不足，本而标之，先治其标，而后治其本"是也。若救里迟缓，恐表邪乘虚也；若救表迟缓，恐其邪散漫难治也，故二者俱曰"急当救"也。清便，大便也。

下利后，身疼痛，清便自调者，急当救表，宜桂枝汤发汗。

不止用药下之后用此法也，即自下利而兼表证者，亦先治下利，调其内。清便自调，内自和，尚身疼痛，表证未解者，急当救表，宜桂枝汤也。

吐利止而身痛不休者，当消息和解其外，宜桂枝汤小和之。

不止下利后用此法也，即吐利止后，亦用此法者有之。夫吐利止后，身疼不休者，此其内虽和，而表未和也。盖吐利则津液泄于上下，不能荣其表，气血失养，为涩滞也。虽吐利止，津液复行于表，其涩滞未运而为格拒，则身疼不止也。此非表人之邪，则不可大解其表，惟当消息和解其外，宜桂枝汤小和其表之气血也。

太阳病，下之，其气上冲者，可与桂枝汤，方用前法；若不上冲者，不可与之。

邪在表者，误下之，则邪气乘虚直陷入于里。气上冲者，盖其人里气素盛，邪气虽暂陷而不能留内，欲复浮出于表也。如此者，当与桂枝汤解其表。方用前方者，言用桂枝汤本方也。若其气不上冲者，此里气虚不能复，邪气留内，故不可与桂枝汤，当随证治之也。

喻、程二氏解"方用前法"为以桂枝汤加入前误用下药内之义，误甚。

太阳病，先发汗不解，而复下之，脉浮者，不愈。浮为在外，而反下之，故令不愈。今脉浮，故知在外，当须解外则愈，宜桂枝汤。

瑞按：先发汗不解而复下之者，言先发汗虽表证似解，而脉尚浮，医见里实证，误复下之。殊不知脉浮者，表未解，尚在外，下之虽不见害，病未愈也。虽经数日，尚宜用桂枝汤也。

桂枝加厚朴杏子汤方

桂枝三两，去皮　甘草二两，炙　生姜三两，切　芍药三两　大枣十二

枚，擘 **厚朴二两，炙，去皮** **杏仁五十枚，去皮尖**

上七味，以水七升，微火煮取三升，去滓，温服一升，覆取微似汗。

厚朴苦辛，破肺胃气滞；杏仁辛甘，润肺利气。

太阳病，下之，微喘者，表未解故也，桂枝加厚朴杏子汤主之。

程氏曰：喘之一证，有里有表，不可不辨。下后汗出而喘者，其喘必盛，属里热壅逆，火炎故也；下后微喘者，汗必不大出，属表邪闭遏，气逆故也。表未解，仍宜从表治，于桂枝解表内，加厚朴、杏子，以下逆气。

此其人素盛，里和表病者，误下之，虚其下，上气因壅肺胃，致气滞。少顷，二虚虽复，而气滞尚未行、表邪尚未解而微喘也，用桂枝解表，加厚朴、杏子破气滞。

下后阳虚者治法

人皆曰"汗多亡阳、下多亡阴"，不知下多亦亡阳，以其亡阴中阳，故曰"亡阳"耳。表证未罢而误下，里证未具而妄下，此为诛伐无辜，中、下焦之阳未有不伤者。然其素禀壮实，不为下药所伏者，暂时阳自复，不令邪陷入，仍前为表证，或其邪虽陷入，而不过为阳明内实证。其稍虚而邪陷者，为结胸，为热痞，为内热，为虚烦、心中懊憹。其余则阳虚而阴胜，遂有下利、腹满、心痞、肠鸣、汗出、恶寒、四肢厥冷、烦躁、呕吐、哕噫、蛔①厥、失血等证。故一误下之后，不问何证，先救其中、

---

① 蛔（huí）：古同"蛔"。

下之阳为宜，阳复后，尚有余邪，则随证治之。若不先救其虚，但欲攻其邪，必流散难理，此救误下之大旨也。

太阳病，下之，其脉促，不结胸者，此为欲解也。脉浮者，必结胸也；脉紧者，必咽痛；脉弦者，必两胁拘急；脉细数者，头痛未止；脉沉紧者，必欲呕；脉沉滑者，协热利；脉浮滑者，必下血。

病在太阳，总无可下之理。不可下而下，其变乱岂一二哉？若见脉促，为阳邪上盛。夫脉促胸满者，此以误下，阳虚邪滞，欲为结胸。今脉促不结胸者，此以误下虚其下，上阳暴张于外，故为欲解也。脉浮者，此以误下，阳虚邪气弥漫于上焦，有胸满证，后必结胸也；脉紧者，寒之诊，此以误下，寒逆于上焦，故必咽痛也；脉弦者，血少之诊，此以误下虚其血，肝气因衰，邪陷于少阳，故必两胁拘急也；脉细数者，气虚之诊，此以误下伤气，邪尚滞于表，故头痛未止也；脉沉紧者，里寒之诊，此以误下，胃中虚冷，故欲呕也；脉沉滑者，里有热之诊，此以误下，热陷于肠胃，故协热利也；脉浮滑者，表气实之诊，此以误下，里气偏衰，不能统血，表气偏盛，不与里谐，故必下血也。

程氏曰：《经》云："不宜下而便下，诸变不可胜数。"盖表邪陷入于里，里气不和，则虚实相因、寒热不一矣。

或问：仲景列下后之脉固详矣，然不列其治方，憾吾曹不得其法，何如？曰：熟熟参考诸篇，则其治法历历矣，何敢复言之？夫下后变脉、变证虽不一，而其因下虚里即同也。故一误下之后者，不拘其脉证，先救其里为要。今为初学述治法之大概如下：凡太阳病下之，其脉促不结胸者，此为欲解也，宜茯苓白术汤类与之；脉浮者，必结胸，先宜与桂枝去芍药汤解之，已作结胸者，大、小陷胸汤；脉紧者，必咽痛，先与四逆汤，后桔梗汤和之；脉弦者，必两胁拘急，先与小建中汤，不差者，小柴胡汤主之；脉细数者，头痛未止，宜桂枝汤；脉沉紧者，必欲呕，吴茱萸汤主之，若已成膈热者，乌梅圆主之；脉沉滑者，协热利，桂枝人参汤主之，不差者，葛根黄芩黄连汤；脉浮滑者，必下血，先与桃花汤，后桂枝汤和之。

桂枝去芍药汤方

桂枝三两，去皮　生姜三两，切　甘草二两，炙　大枣十二枚，擘

上四味，以水七升，煮取三升，去滓，温服一升。本云桂枝汤，今去芍药。将息如前法。

桂枝去芍药加附子汤方

桂枝三两，去皮　甘草二两，炙　生姜三两，切　大枣十二枚，擘　附子一枚，炮，去皮，破八片

上五味，以水七升，煮取三升，去滓，温服一升。本云桂枝汤，今去芍药，加附子。

太阳病，下之后，脉促胸满者，桂枝去芍药汤主之。若微恶寒者，桂枝去芍药加附子汤主之。

促者，脉来数，时一止，此阳邪盛之诊也。太阳病，邪在表者，误下之，虚其里，膻中阳由此衰，表邪乘虚欲入于膈，然其里未甚虚，故尚能拒邪，欲出于外，邪滞正拒，故脉促胸满也。若不早治，恐邪胜正衰而作结胸，故与桂枝去芍药汤，急助其阳

而解其邪也。去芍药者，以其酸收，不便于急助阳解邪也。若微恶寒者，不止弱膻中阳，而真阳亦虚衰，加附子保之。

伤寒，若吐若下后，心下逆满，气上冲胸，起则头眩，脉沉紧，发汗则动经，身为振振摇者，茯苓桂枝白术甘草汤主之。

伤寒吐、下后，发汗，虚烦，脉甚微，八九日心下痞硬，胁下痛，气上冲咽喉，眩冒，经脉动惕者，久而为痿。

解俱见于汗下后条。

师曰：病人脉微而涩者，此为医所病也。大发其汗，又数大下之，其人亡血，病当恶寒，后乃发热，无休止时，夏月盛热，欲着复衣，冬月盛寒，欲裸其身。所以然者，阳微则恶寒，阴弱则发热，此医发其汗，使阳气微，又大下之，令阴气弱。五月之时，阳气在表，胃中虚冷，以阳气内微，不能胜冷，故欲着复衣。十一月之时，阳气在里，胃中烦热，以阴气内弱，不能胜热，故欲裸其身。又阴脉迟涩，故知亡血也。

燮按：此亦后人搀入私说混本文者，虽文无害，而非仲景之笔，不加注解可也。

寸口脉浮大，而医反下之，此为大逆。浮则无血，大则为寒，寒气相抟，则为肠鸣。医乃不知，而反饮冷水，令汗大出，水得寒气，冷必相抟，其人即噎。

寸口脉浮大者，邪在表而不在里，间有里虚而浮大者。凡邪在表，脉浮大者，应以汗解；里虚寒而脉浮大者，宜先救其里，后解其外。二者俱虽见里实证，而非真证也。医反下之，此诛伐无辜，名为大逆。虽下之，而其脉仍前浮大者，何也？以下之亡其阴中阳，血竭里冷故也。浮则无血，无血则气独浮于表，故浮也；大则为寒，里寒则阳又独在于表，故大也。阳气独浮于表，必见大热之候；阴寒独沉于里，必抟脏腑为肠鸣。急与茯苓四逆汤，救其逆为当。医不知其里之虚寒，但见其脉浮大与其热候，反饮冷水，孤阳得水，必大汗出，水得寒气，冷必相抟。胃中已为冰窟，不能宽受谷食，其人即噎。噎者，食入口则咽中塞而不能纳，有似于噎状。此大逆而又逆，不死者鲜矣。

趺阳脉浮，浮则为虚，浮虚相抟，故令气噎，言胃气虚竭也。脉滑则为哕，此为医咎，责虚取实，守空逼血。脉浮，鼻中干者，必衄也。

前条之噎，误下又饮冷水所致也。不止于此，凡攻伐过度，皆能致噎也。趺阳，胃脉，浮则为里虚。里阳偏虚，表气偏实，里虚与表实相抟，故令气噎也，此由医误用攻伐而所致也。脉滑则为哕，滑者，实热之诊，脉滑而哕者，实热上逆所致。今误用攻伐之后而得之，则非实热上逆，而胃中虚冷所致，胃中虚冷则为哕，必然也。夫寒凉为责实热之设，非救虚热之具；攻伐为破实滞之设，而非解虚滞之备。医者不详脉证，妄用寒凉攻伐，以责虚热、虚滞之病，故其胃弥虚，其外弥实，遂致实脉、滑脉。已滑则其余证亦见实热之候，可知此所谓"至虚有盛候"者也。胃偏虚冷，肺失所养，卫气之守空，而虚热乃逼血，脉浮而鼓指；孤阳上越，鼻中燥，衄血。皆责虚取实之所致也。

或问：此条本文无寒凉攻伐之言，子由何言之？曰：其误下、误水致噎、致哕者，前已言之，则不当再言之，然观曰"胃气虚竭"、曰"此为医咎"、曰"责虚取实",则误下、误水之外,令胃气虚竭,责虚取实者,舍之而何也?故言之而已。从来注家,或以为误汗所致,或以为误下所致,皆一偏之言耳。

得病六七日,脉迟浮弱,恶风寒,手足温者,医二三下之,不能食而胁下满痛,面目及身黄,颈项强,小便黄一作难者,与柴胡汤,后必下重。本渴而饮水而呕者,柴胡不中与之也,食谷者哕。

解见于少阳篇。

阳明病,不能食,攻其热必哕,所以然者,胃中虚冷故也。以其人本虚,攻其热必哕。

解见阳明下篇。

伤寒,大吐大下后,极虚,复极汗者,其人外气怫郁,复与之水,以发其汗,因得哕,所以然者,胃中寒冷故也。

解见于汗后条。

太阳病,外证未除而数下之,遂协热而利,利下不止,心下痞硬,表里不解者,桂枝人参汤主之。

解见于痞证条。

太阳病二三日,不能卧,但欲起,心下必结,脉微弱者,此本有寒分也。反下之,若利止,必作结胸;未止者,四日复下之,此为协热利也。

解见于结胸条。

伤寒,发汗,若吐若下后,心下痞硬,噫气不除者,旋覆花代赭石汤主之。

解见于痞证条。

伤寒五六日，呕而发热者，柴胡汤证具，而以他药下之，柴胡证仍在者，复与柴胡汤。此虽已下之，不为逆，必蒸蒸而振，却发热汗出而解。若心下满而硬痛者，此为痞，柴胡不中与之，宜半夏泻心汤。

伤寒中风，医反下之，其人下利，日数十行，谷不化，腹中雷鸣，心下痞硬而满，干呕，心烦不得安。医见心下痞，谓病不尽，复下之，其痞益甚，此非结热，但以胃中虚，客气上逆，故使硬也。甘草泻心汤主之。

解俱见于痞证条。

以上皆中焦阳虚者也。

发汗若下之后，病仍不解，烦躁者，茯苓四逆汤主之。

大汗、大下利而厥冷者，四逆汤主之。

解俱见于汗后条。

伤寒，服汤药，下利不止，心下痞硬。服泻心汤已，复以他药下之，利不止，医以理中与之，利益甚。理中，理中焦。此利在下焦，赤石脂禹余粮汤主之。复利不止者，当利小便。

解见于痞证条。

以上下焦阳虚者也。

太阳病，医发汗，遂发热恶寒，因复下之，心下痞，表里俱虚，阴阳气并竭，无阳则阴独。复加烧针，因胸烦，面色青黄，肤瞤者，难治。今色微黄，手足温者，易愈。

解见于痞证条。

此三焦阳俱虚者也。

下后内热者治法

下后，不可更行桂枝汤。汗出而喘，无大热者，麻黄杏仁甘草石膏汤主之。

解见于太阳下篇。

此内热夹表证者也。

伤寒，若吐若下后，七八日不解，热结在里，表里俱热，时时恶风，大渴，舌上干燥而烦，欲饮水数升者，白虎加人参汤主之。

方见于太阳下篇。

此伤寒有内热者妄吐、下不解者也。凡伤寒有燥热者，固非吐、下之所能解也，当与大青龙汤、白虎汤类解之。误吐、下之，则徒亡津液，增燥热耳。故虽过七八日，其病不解，热结在里，表里俱热，时时恶风，大渴，舌上干燥而烦，欲饮水数升也。时时恶风者，热结在里，逐迫阴气于外故也。

葛根黄芩黄连汤方

葛根　黄芩　黄连各三两　甘草二两，炙

上四味，以水八升，先煮葛根，减二升，内诸药，煮取二升，去滓，分温再服。

太阳病，桂枝证，医反下之，利遂不止。脉促者，表未解也。喘而汗出者，葛根黄芩黄连汤主之。

此表证误下，邪气半入胃半入经者也。半入胃，故利不止；半在经，故脉促、喘而汗出。葛根升发胃气，解经邪；芩、连清胃坚肠；甘草和诸药，调中。胃气升，经邪解，内热清，肠胃坚，则诸证皆愈。

此方凡发热、心烦，或心下痞，或喘而汗出，或谵语、舌黄、小便黄赤，或下利、脉促者，虽非下之后，亦可用。小便清，脉无力者，不可与也。

下后水停者治法

本以下之，故心下痞，与泻心汤，痞不解，其人渴而口燥烦，小便不利者，五苓散主之。

解见于痞证条。

服桂枝汤，或下之，仍头项强痛，翕翕发热，无汗，心下满微痛，小便不利者，桂枝去桂加茯苓白术汤主之。

解见于太阳下篇。

下后蓄血者治法

病人无表证，但有里证，发热七八日，虽脉浮数者，可下之。假令已下，脉数不解，合热则消谷喜饥，至六七日不大便者，有瘀血也，宜抵当汤。

解见于阳明下篇。

下后上实者治法

发汗、吐、下后，虚烦不得眠，若剧者，反覆颠倒，心中懊憹，栀子豉汤主之。若少气者，栀子甘草豉汤主之；若呕者，栀子生姜豉汤主之。

解见于汗后条。

阳明病下之，其外有热，手足温，不结胸，心中懊憹，饥不能食，但头汗出者，栀子豉汤主之。

解见于阳明上篇。

发汗，若下之，烦热，胸中窒者，栀子豉汤主之。

解见于汗后条。

下之，胃中空虚，客气动膈，心中懊憹，舌上有胎者，栀子豉汤主之。

全文并解见于阳明上篇。

伤寒五六日，大下之，身热不去，心中结痛者，未欲解也，栀子豉汤主之。

成氏曰：伤寒五六日，邪气在里之时，若大下后，身热去，心胸豁者，为欲解。若大下后，身热去，心中结痛者，结胸也；身热不去，心中结痛者，虚烦也。结胸为热结于胸中，为实，是热气已收敛于内，则外身热去也；虚烦为热客于胸中，未为结实，散漫为烦，是以身热不去也，与栀子豉汤以除之。此由邪热客于胸中，其气不宣通，故结痛也。

栀子厚朴汤方

栀子十四个，擘　厚朴四两，去皮，炙　枳实四枚，水浸去穰，炙令黄色

上三味，以水三升半，煮取一升半，去滓，分二服，温进一服。得吐者，止后服。

成氏曰：栀子吐虚烦，枳、朴泄腹满。

伤寒，下后，心烦腹满，卧起不安者，栀子厚朴汤主之。

成氏曰：下后，但腹满而不心烦，即邪气入里为里实；但心烦而不腹满，即邪气在胸中为虚烦；既烦且满，则邪气壅于胸腹

之间也。满则不能坐，烦则不能卧，故卧起不安，与栀子厚朴汤，吐烦泄满。

程氏曰：心烦者，邪入而壅于高分也。热壅于高分则心以下之气不得宣通，遂有腹满、卧起不安之证。治法虽宜顾虑中焦，然因胸邪壅塞以致胃中生浊，但于涌剂中稍为降气平土，烦去而满自消，此栀子厚朴汤之所由设也。

栀子干姜汤方

栀子十四个，擘　干姜二两

上二味，以水三升半，煮取一升半，去滓，分二服，温进一服。得吐者，止后服。

栀子以吐胸邪，干姜以温胃阳。

伤寒，医以丸药大下之，身热不去，微烦者，栀子干姜汤主之。

程氏曰：至于丸药之下，胃已受伤，身热不去，微烦者，阳不安内也。阳不安内者，由高分容邪，气不下达，但于涌剂中稍为温中助阳，烦去而热自回，此栀子干姜汤之所由立也。

下后内实者治法

此平素盛实之人，邪在表者而误下，其邪乘虚入胃为内实证者也。又有夹阴病，误下重虚其内，正气愈衰，不能健运，或心腹硬痛，或大便全不通，似内实证者。如此，宜救其里，理中汤、四逆汤、小建中汤、乌梅丸、茯苓白术汤类，随证择用。

太阳病，过经十余日，反二三下之，后四五日，柴胡证仍在者，先与小柴胡汤。呕不止，郁郁微烦者，为未解也，与大柴胡汤，下之则愈。

伤寒十三日不解，胸胁满而呕，日晡所发潮热，已而微利，此本柴胡证，下之不得利，今反利者，知医以丸药下之，此非其治也。潮热者，实也。先服小柴胡汤以解外，后以柴胡加芒硝汤主之。

伤寒八九日，下之，胸满烦惊，小便不利，谵语，一身尽重，不可转侧者，柴胡加龙骨牡蛎汤主之。

太阳病过经十余日，心下温温欲吐，而胸中痛，大便反溏，腹微满，郁郁微烦，先此时极吐、下者，与调胃承气汤；若不尔者，不可与。但欲呕，胸中痛，微溏者，此非柴胡证，以呕故知极吐、下也。

解俱见于阳明上篇。

伤寒十三日，过经谵语者，以有热也，当以汤下之。若小便利者，大便当硬，而反下利，脉调和者，知医以丸药下之，非其治也。若自下利者，脉当微厥，今反和者，此为内实，调胃承气汤主之。

太阳病，若吐，若下，若发汗后，微烦，小便数，大便因硬者，与小承气汤，和之则愈。

阳明病，下之，心中懊侬而烦，胃中有燥屎者，可攻。腹微满，初头硬，后必溏，不可攻之。若有燥屎，腹硬满，不能食者，宜大承气汤主之。

伤寒，若吐若下后，不解，不大便五六日，上至十余日，日晡所发潮热，不恶寒，独语如见鬼状。若剧者，发则不知人，循衣摸床，惕而不安，微喘直视，脉弦者生，涩者死。微者，但发热谵语者，大承气汤主之。

大下后，六七日不大便，烦不解，腹满痛者，此有燥屎也。所以然者，本有宿食故也，宜大承气汤。

解俱见于阳明中篇。

此外，下后阴虚者，下后气滞、宿食、伤酒者，亦宜参考汗后、下后治之。

附：服下剂不得利者治法

或问：见仲景下后诸条，皆下之得利后之证治也。有人于此脉证俱得内实之候，而下之不得利，反益逼迫，或大满不通，或硬满愈甚、不可手近，或短气不得息，或呕，或哕，或小便黄赤而数，或小便清而遗失，或烦躁闷乱，或汗出不止者，当用何法治之？曰：是乃其人正气虚衰，不能健运，假见内实证者，医不详其兼脉、兼证，误下之，亡其阳者也，为难治，急作四逆加人参汤与之，阳复正气回则愈。若虽阳气复而其热仍不解，乃可与乌梅丸。此法十可救三四，若虚甚者，不治。古人有云：便闭，屡下不通者，须吐以提之。是不通之说也，不可以为教。夫不当下而下之，则中、下焦之阳亡矣，然得大便通者，以阳气尚在而送药也，其屡下不通者，此阳已绝于里也，顺下犹不效，况于逆吐乎？

渗后病脉证并治法

仲景不言渗后之证治，但阳明篇云"少阳阳明者，发汗、利小便已，胃中燥烦实，大便难"是也，又曰"太阳病，若发汗，若利小便，此亡津液，胃中干燥，因转属阳明，不更衣，内实大便难者，此名阳明也"，有此二条耳。大抵利小便之法，盖为胸膈心肺间有停水，及湿邪客太阳、侵水道，或邪热转入水道者设已。若不当利而利之，则上虚心肺之气，中燥胃中之液，下亡肾膀胱之阳。其证或频渴贪水，或短气喘促，或头眩心悸，或大便不通，或小便淋闭，或遗尿失禁，甚者至尿血，间有血气素盛，邪热乘虚内入为蓄血、为内实、为蓄热者，宜参考下后亡津液诸条采之。

水后病脉证并治法

水之为病有二：渴饮水多，水停于内者一也；表热甚，以水灌其身者二也。不止于此，凡阳弱之人，虽非渴饮水多，而其所饮之汤水，停滞为病者多矣。又有鄙人患感冒、风疟等病，则或为祈神，或为劫病以冷水浴者。又有病者喜多用符水者。此皆欲治病招病者也，宜随证治之。

王叔和曰：凡时气病，至五六日，而渴欲饮水，饮不能多，不当与也，何者？以腹中热尚少，不能消之，便更与人作病也。至七八日，大渴欲饮水者，犹当依证而与之。与之常令不足，勿极意也，言能饮一斗，与五升。若饮而腹满，小便不利，若喘，若哕，不可与之也。若饮后忽然大汗出，是为自愈也。

又曰：凡得病，反能饮水，此为欲愈之病。其不晓病者，但闻病饮水自愈，小渴者亦强与饮之，因成其祸，不可胜数也。

太阳病，小便利者，以饮水多，必心下悸；小便少者，必苦里急也。

程氏曰：太阳病入里，虽有与水、利小便之二法，二法各有所宜，岂独无所禁乎？以水言之，太阳病，小便利，而欲得水，此渴热在上、中二焦，虽可与水，少少与之，和其胃而止。若饮水过多，则水停心下，乘及心火，火畏水乘，必心下悸也。小便少而欲得水者，此渴热在下焦，属五苓散证，强而与之，纵不格拒而水积不行，必里作急满也。欲得与水之所宜，当必明水之所宜禁矣。

按：小便利而心下悸者，阳虚也，茯苓甘草汤、真武汤类宜择用；小便少，里急者，邪闭也，五苓散主之。

夫病人饮水多，必暴喘满。凡食少饮多，水停心下，甚者则悸，微者短气。

病人脏气已弱者，更饮水多，则不能运化，必停于胸中，攻肺故暴喘满也。不独此，凡食少者，脾胃素弱，而饮水多，则不能运化，必停心下。水势甚者，侮心火，故心下悸；水势微者，滞于气道，作呼吸短促，亦唯水病之微者耳，剧者难治矣。

发汗后，饮水多，必喘，以水灌之，亦喘。

伤寒，大吐、大下后，极虚，复极汗者，其人外气怫郁，复与之水，以发其汗，因得哕。所以然者，胃中寒冷故也。

解俱见于汗后条。

寸口脉浮大，而医反下之，此为大逆。浮则无血，大则为寒，寒气相抟，则为肠鸣。医乃不知，而反饮冷水，令汗大出，水得寒气，冷必相抟，其人即噎。

解见于下后条。

文蛤散方

文蛤五两

上一味，为散，以沸汤和一方寸匕服，汤用五合。

文蛤即蛤壳有花文者，性味咸平，利小便，化痰软坚，治烦渴。

参考：

渴欲饮水不止者，文蛤散主之。见于消渴篇。

病在阳，应以汗解之，反以冷水潠之，若灌之，其热被劫不得去，弥更益烦，肉上粟起，意欲饮水，反不渴者，服文蛤散；若不差者，与五苓散。寒实结胸，无热证者，与三物小陷胸汤，白散亦可服。

"白散亦可服"下，宋板注云：一曰与三物小白散。

按：宋板白散上有圈，由此观之，此五字疑残缺之余文。今详之，恐当作：寒实结胸，无热证者，与三物小白散，小陷胸汤亦可服。

瑞曰：内藤氏固不视《金鉴》，然其说偶相符矣。

病在太阳，发热者，应与桂枝、麻黄类以汗解之，反以冷水潠之，若灌之，水寒束其外，邪热被劫而不得去，反欲攻内入膈中，故弥更益烦也。肉上粟起者，表阳不伸也。意欲得水者，邪热被劫，入于膈上也。反不渴者，水气侵入于膈下也。与文蛤散，以渗水气，则膈热亦随去矣。若不差者，邪热未尽入里，半在表，与水气相引故也。与五苓散，表里分消其邪也。若邪气与水气相抟，结滞于胸膈，心下满硬痛者，此为寒实结胸。如此，非文蛤、五苓所能治，宜与小白散；下其结微者，与小陷胸汤；若其病甚，自心下至小腹硬满而痛不可近者，大陷胸汤主之。

身热，皮粟不解，欲引衣自覆，若以水渍之、洗之，益令热劫不得出，当汗而不汗则烦。假令汗出，腹中痛者，与芍药三两如上法。

此条旧编附于白散方后，今揭出为一条云。

身热、皮粟不解而烦之证，用文蛤、五苓者，以邪热已入膈，水气亦侵内，而意欲饮水反不渴故也。又有宜发汗者，夫身热、皮粟不解，欲引衣自覆而烦，无意欲得水之证者，盖以水渍之、洗之，令热劫不得出，当汗不汗，故邪气留滞于表分而烦耳，非由水气侵内也。如是者，但用各半汤类发其汗，则水气与邪气俱去矣。

燮按："假令"以下十六字，不属本文，疑他篇之错简也。

火后病脉证并治法

火之为坏，虽有艾灸、烧针、火劫之异，而其为火则一也。凡误用火后，有表未解者，有亡阳者，有内燥热者，有内实者，各随证治之。若夫或为水停、宿食、气滞、蓄血、上实等证者，此非火之所致也，虽火后得之，亦当准汗后、下后治之。今见鲁莽之人，患病恶寒甚，则自向火温其身，因致火逆者，甚多矣。予尝数遇此证，或衄血，或吐血，或二便见血，或烦躁昏闷者，皆用此法方疗之，不见一人难治者，仲景之妙筹至矣。

微数之脉，慎不可灸，因火为邪，则为烦逆，追虚逐实，血散脉中，火气虽微，内攻有力，焦骨伤筋，血难复也。

程氏曰：血少阴虚之人，脉见微数，尤不可灸，虚邪因火内入，上攻则为烦、为逆。阴本虚也，而更加火，则为追虚；热本实也，而更加火，则为逐实。夫行于脉中者，营血也，血少被追，脉中无复，血聚矣。艾火虽微，孤行无御，内攻有力矣。无血可逼，焦燎乃在筋骨，盖气主煦之，血主濡之，筋骨失其所濡，而火所到处，其骨必焦，其筋必损。盖内伤真阴者，未有不流散于经脉者也，虽滋营养血，终难复旧。此则枯槁之形立见，纵善调护，亦终身为残废之人而已。

太阳病，以火熏之不得汗，其人必躁，到经不解，必清血，名为火邪。

程氏曰：太阳病，以火熏之取汗矣，竟不能得汗，液之素少可知。盖阳不得阴，则无从化汗也。阴虚被火热，无从出，故其人必躁扰不宁。到经者，火邪内攻，由浅及深，循行一周，经既尽矣。若不解，则热邪且陷入血室矣，必当清血。缘阳邪不从汗解，因火袭入阴络，故逼血下行。名为火邪，苟火邪不尽，圊血必不止，故申其名，示人以治其火邪，而不治其血也。"清""圊"同。

脉浮热甚，而反灸之，此为实，实以虚治，因火而动，必咽燥吐血。

程氏曰：火犯血室，不止逼血下行为圊血已也，且有逼血上行而为吐血者，尤可畏也。如脉浮热甚，无灸之理而反灸之，由其人虚实不辨故也。表实有热，误认虚寒而用灸法，热无从泄，因火而动，自然内攻。邪束于外，火攻于内，肺金被伤，故咽燥而吐血。

脉浮，宜以汗解，用火灸之，邪无从出，因火而盛，病从腰以下必重而痹，名火逆也。

程氏曰：脉浮在表，汗解为宜矣。用火灸之，不能得汗，则邪无出路，因火而盛，虽不必焦骨伤筋，而火阻其邪，阴气渐竭。下焦乃营血所治，营气竭而莫运，必重着而为痹，名曰“火逆”。则欲治痹者，宜先治其火矣。又曰：痹证属阴湿者居多，此亦阴气盛于下体，由火灸而邪汗无从出之，故因以“火逆”二字推原之。又曰：同一火逆，或圊血，或吐血，或血散脉中，火势无处不到，视其人之虚与实处而追之、逐之，总是阴络受煎熬也。

太阳伤寒者，加温针，必惊也。

程氏曰：灸之不可或误，如此针家可推矣。如太阳伤寒者，寒伤其营血，当汗不汗，反加温针，以攻其寒，孰知针用火温，营血得之，反增其热，营气通于心，引热邪以内逼神明，必至损营血而惊动及于心矣。夫心为神明之主，今既受惊，非细故也。

王宇泰曰：心属火，火先入心。心主血而藏神，血如水，神如鱼。两阳相熏灼，水热汤沸，则鱼惊而跃，不能安矣。

桂枝去芍药加蜀漆牡蛎龙骨救逆汤方

桂枝去皮　生姜切，各三两　甘草二两，炙　大枣十二枚，擘　蜀漆三

两，洗，去腥　牡蛎五两，熬　龙骨四两

上七味，以水一斗二升，先煮蜀漆，减二升，内诸药，煮取三升，去滓，温服一升。本云桂枝汤，今去芍药，加蜀漆、牡蛎、龙骨。

桂枝助心阳而散火邪；生姜发扬胃阳而助心气；甘草、大枣和中；蜀漆发散胸中结滞之邪；牡蛎镇神，龙骨安阳，且二物性收敛，令正气不浮散。盖火邪诸证，皆正阳虚而邪火实也，实火侮虚阳、上凌心，故桂枝汤发表助阳气，蜀漆以散邪火，龙蛎以护心镇神。去芍药者，欲专桂枝助阳之力，犹桂枝去芍药汤之例也。此方救诸火逆之专剂，故名焉，不独伤寒之火逆也。

伤寒，脉浮，医以火迫劫之，亡阳，必惊狂，卧起不安者，桂枝去芍药加蜀漆牡蛎龙骨救逆汤主之。

伤寒，脉浮者，应以汗解之，医反以火迫劫之，不能解其外，反亡其阳。阳一亡，心气因衰，则火邪乘之，必惊狂，卧起不安，乃用救逆汤，以助阳安神，散火固血。

或问：夫火属阳，宜助阳，反亡阳者，何也？曰：其人阳虚经寒者，详其经穴而用之，则固当助阳，少阴、厥阴用灸法者是也。若其人邪热在表者，得火益炽，则其里之津液，皆浮于表。然津液素多者，或为汗大出；津液素少者，为热所熬，不能作汗。其汗出不出虽异，而亡其津液则同。津液亡则正阳虚，腠理疏而经隧空，邪火乘其空隙，冲突经络，奔迫气血，或攻心致惊狂烦躁，或迫血致吐、衄、下血，或攻上体致腰以下重痹，其为证虽不同，而营血受伤、心阳虚衰则同。故仲景制救逆汤，以总治其诸证也。诸注家一偏解此条亡阳，以为以火劫之汗大出亡阳，而不知汗虽不出亦亡阳，且前所列下血、吐血、重痹等诸证，皆以为阳盛阴虚，而不省皆此方之所主也。

火邪者，桂枝去芍药加蜀漆牡蛎龙骨救逆汤主之。

此条载于《金匮要略》惊悸吐衄下血瘀血篇，盖示因火邪致惊悸、吐衄、下血等证者，皆当用此方主之。

桂枝甘草龙骨牡蛎汤方

桂枝一两，去皮　甘草炙　牡蛎熬　龙骨各二两

上四味，以水五升，煮取二升半，去滓，温服八合，日三服。

比前方，则去姜、枣、蜀漆，镇护之力多而外解之势少也。

火逆，下之，因烧针烦躁者，桂枝甘草龙骨牡蛎汤主之。

火逆诸证，皆火热耗损津液，故多有大便硬或发热谵语似内实证者，究竟皆阳虚津液少、里气不运之所致，但当与救逆汤以固阳散火。若下之，则阴愈虚，阳邪遂扰上，故见烦躁。至若烧针者，虽与火逆下之不同，而其见烦躁同，则知针刺直亡血，阳邪扰上，二者俱比惊悸、吐衄、下血等证则为虚更甚也。若用救逆汤，恐难速成功也，故去蜀漆、姜、枣，只用桂、甘、龙、蛎，急固其阳，以散其邪也。旧说火逆下之又加烧针者，非也。

或问：烦躁者之虚，甚于惊悸、吐衄、下血者，何如？曰：惊悸者，邪将攻心，未入也；吐衄、下血者，营血尚多，受其邪也，已失血，则邪势亦随减。若夫烦躁者，则邪直入内，故为急证。

桂枝加桂汤方

桂枝五两，去皮　芍药三两　生姜三两，切　甘草二两，炙　大枣十二枚，擘

上五味，以水七升，煮取三升，去滓，温服一升。本云桂枝汤，今加桂满五两。所以加桂者，以能泄奔豚气也。

此即桂枝汤增桂枝二两者也。奔豚者，肾邪上逆也，肾邪上逆则因心阳虚微也。桂枝救表，建膻中之阳，心阳一盛，则肾邪便退，故曰"能泄奔豚气也"。凡奔豚病，其脉证端的，虽非汗后、针后，亦宜用之。

希哲曰：余尝治发汗后气从少腹上冲心者四五人，俱皆无赤块、畏寒、腹痛、喘逆等证，斯知肾邪上凌不止烧针后有之，发汗后亦能上凌发奔豚也。凡心阳虚衰，肾邪上奔者，皆宜用之，与桂枝甘草汤、苓桂甘枣汤证一间耳。

烧针令其汗，针处被寒，核起而赤者，必发奔豚也。气从小腹上冲心者，灸其核上各一壮，与桂枝加桂汤，更加桂二两。

《金匮要略》"烧针"上有"发汗后"三字。

喻氏曰：奔豚者，肾邪也。肾气一动，势必自小腹上逆而冲心，状若豕突，以北方亥位属猪故也。

成氏曰：烧针发汗，则损阴血而惊动心气。针处被寒，气聚而成核。心气因惊而虚，肾气乘寒气而发动，发为奔豚。《金匮要略》曰：病有奔豚，从惊发得之。肾气欲上乘心，故其气从小腹上冲心也。先灸核上，以散其寒，与桂枝加桂汤，以泄奔豚之气。

程氏曰：烧针取汗，损及心血而惊动心气矣。热虽遏，心寒仍外束，针处被寒，结而不散，则核起而赤矣，由是以寒召寒，遂从类聚。若肾者，寒水之脏也，发为奔豚，所必然矣。夫心被烧针已惊而虚，肾邪一动，势必自小腹上逆而冲之，水来克火，是为贼邪。与前火熏艾灸之主于治火者不同矣，专以伐北方之肾邪为主，伐肾无如桂，用桂三倍_{疑当作二两}加入桂枝汤内，外解风邪_{当作寒邪}，内泄阴气也。此证救之不专不力，则心被肾凌，亡阳之变告在顷刻，害可胜言哉！又曰：汗者，心之液。病虽起于下焦，而心虚实有以来之。

按： 桂枝救逆汤、桂甘龙蛎汤证，火热耗津液且火气攻内者也；四逆汤证，发汗复加烧针，亡胃肾之阳，里冷者也；桂枝加桂汤证，发汗大虚其表气，心阳因衰者也。且四逆汤、加桂汤二证，俱唯亡其阳而火气不攻其内者也。

太阳病二日，反躁，反熨其背，而大汗出，大热入胃，_{一作二日内，烧瓦熨背，大汗出，火气入胃。}胃中水竭，躁烦，必发谵语。十余日，振栗自下利者，此为欲解也。故其汗从腰以下不得汗，欲小便不得，反呕，欲失溲，足下恶风，大便硬，小便当数，而反不数及不多，大便已，头卓然而痛，其人足心必热，谷气下流故也。

"大热入胃"之"大"字当作"火"，传写之误也。

太阳病二日，邪方在表，不当发躁而反躁者，里有热也。此热何由得之？非素有内热者，则必是以火熨背所致也。不止于此，凡熨其背而大汗出，腠理疏，经隧空，则火热乘虚入内，胃中水竭，躁烦，必发谵语，大便硬，似阳明内实证，究竟皆因火热入胃、胃中水竭所致，而非邪热结伏于胃中。则虽下之，徒虚其胃，不能去其火热，故不可下也，但当与救逆汤、桂甘龙蛎汤类，务固其正气、散其火热，而俟津液自还入于胃中耳。然津液之还于胃中者，岂一朝一夕之所能致哉？必俟十余日，乃可复也。十余日后，振栗自下利者，斯津液还，正气复，为欲解也。夫内实证，邪热伏结，其外和无病，故四肢濈然汗出，小便快利，无反呕、欲失溲、足下恶风等证，故下夺之则愈。今此证，火热不止入胃，已弥漫于经络，奔腾脏腑，耗燥津液，唯以炎上为事，正气由此不能下达，故其汗从腰以下不得汗。欲小便不得，反呕，欲失溲，足下恶风，皆火炎津竭，正气不下通之所致也。且因内实大便硬者，小便当数，若不数者，当多。今此证火热上炎，津液枯竭，故小便反不数及不多也。夫如此者，虽下之，岂得去尽其热、速复其正气哉？十余日振栗自下利之时，必大便已，头卓然痛。其人足心必热者，正气始复，阴阳始交通，谷气下流故也。谷气者，言胃中饮食之精气也。谷气下流，阴气下通，故大便利，足心热。阴气下通，则阳气上达，故头卓然痛也。

燮按："故其汗"以下三十八字，应于上"熨其背，而大汗出，火热入胃"焉。犹"十余日，振栗自下利者，此为欲解也"之在"大便已，头卓然而痛"之上也。自下利者，言唯大便通也，非泄下之谓也。又按："足心必热"下，当加"愈"字看。

太阳病中风，以火劫发汗，邪风被火热，血气流溢，失其常度，两阳相熏灼，其身发黄。阳盛则欲衄，阴虚则小便难。阴阳俱虚竭，身体则枯槁，但头汗出，剂颈而还，腹满微喘，口干咽烂，或不大便，久则谵语，甚者至哕，手足躁扰，捻衣摸床。小便利者，其人可治。

程氏曰：太阳病中风，此营弱卫强邪风证也，以火劫发汗，邪风无从出，反得火势熏蒸，沸腾其营卫，气血流溢，不复循其常经矣。何以见之？风，阳也；火，亦阳也。两阳相熏灼，而身发黄，热势之弥漫可知矣。不特此也，风热抟于经为阳盛，阳热逼血上壅则欲衄；风热抟于内为阴虚，阴津被火，则小便欲利而不得利。火邪两无出路，阴固竭矣，而邪阳盛者，正阳亦虚，由是而风热耗其血气，身体失营则枯燥；由是而风热炎上，抟阳而阻于阴，则头汗出，剂颈而还；由是而风热内郁，则正气不运，腹满微喘；由是风热上熏，则口干咽烂；由是风热耗其津液，或不大便，久则胃中燥热，必发谵语，甚者胃热上逆至哕；风热实于四肢，手足躁扰，捻衣摸床。以上诸证，莫非邪火逆乱、真阴立亡之象。

按：小便不利者，肾气已竭，真阴已亡，故死不治；小便利者，肾气尚在，真阴未竭，故其人可治也。太阳中篇曰：伤寒，脉阴阳俱紧，恶寒，发热，则脉欲厥。若熏之，则发黄；若熨之，则咽干。若小便利者，可救之；若小便难者，为危殆。又曰：伤寒，头痛，翕翕发热，形象中风，常微汗出，自呕者，熏之则发黄，不得小便，久则发咳唾。又曰：伤寒，发热，头痛，微汗出，加温针则衄。皆其初虽不同，而误火变证则同，但有轻重耳。皆宜桂枝救逆汤、桂枝甘草龙骨牡蛎汤随证主之。

爕按："阳盛""阴虚""阴阳俱虚竭"下当各加"者"字看，不必三证俱发也。"但头汗出"以下，通三证言。"小便利者，其人可治"八字，应身体枯燥以上之证。

阳明病，被火，额上微汗出，而小便不利者，必发黄。

阳明病，内热之证，治法当清其内，反被火温外，则内热得火炎上，津液因上越，故额上汗出。然而微汗，不大便，且小便不利，则知津液被束，不复外布，下渗内郁成湿热也。湿热内郁，则必发黄。此虽被火，而不至亡阳，以其人素阳气盛、津液多，且有湿热故也。如此，则但当治其湿热，宜于黄疸篇求治法。此证虽被火而不作逆者也，故俱随本病治之。

少阴病，咳而下利，谵语者，被火气劫故也。小便必难，以强责少阴汗也。

解见于少阴篇。

太阳病，医发汗，遂发热恶寒，因复下之，心下痞，表里俱虚，阴阳气并竭，无阳则阴独。复加烧针，因胸烦，面色青黄，肤瞤者，难治。今色微黄，手足温者，易愈。

解见于痞证条。

卷十三

结胸脏结病脉证并治法

内藤氏曰：结胸者，邪热结于胸下而聚痰涎也，多因里证未具，表证未罢，下之太早而得之，又有不因下之而自成者。其证从心下至少腹硬满痛，按之如石，手不可近，其脉沉实有力，或寸脉浮、关脉沉有力者，为热实结胸。但心下少硬，按之则痛，其脉浮滑者，为小结胸。又有水结胸，盖水气与邪热相抟，结于胸下也。无热证者，为寒实结胸。

问曰：病有结胸，有脏结，其状何如？答曰：按之痛，寸脉浮，关脉沉，名曰结胸。何曰脏结？答曰：如结胸状，饮食如故，时时下利，寸脉浮，关脉小细沉紧者，名曰脏结。舌上白胎滑者，难治。

方氏曰：结胸大抵以结硬高当于胸为名。又曰：胎滑，生长滑腻，如胎膜也。

假设问答，以辨结胸、脏结也。结胸者，实热也，热结于里，故从心下至小腹硬满，按之痛，不可近也。热结塞胃脘，故不能食，必舌上黄赤焦燥，渴好冷水，大便硬，小便赤少，且有潮热，其人不静，寸浮关尺俱沉而有力也。寸脉浮者，表与上焦相应，今邪在胸膈，故寸脉浮也。热结于里，故关脉沉也。大陷胸汤主之。脏结者，脏气虚愈而邪气聚于胸下也，故虽似结胸状，而按之不痛，舌上不燥不渴也。热不结塞胃脘，胃中反空虚，故饮食如故也。胃中虚冷，故时时下利也。邪气在胸膈，故寸脉浮也。关尺小细沉紧者，里寒故也。盖结胸者，实热也，夺其实而除其热则愈；脏结者，结胸证而夹虚者也，攻之则恐虚虚，补之则实实。然舌上无胎者，专于里虚，尚可救；若舌上白胎滑者，胸中有邪热也，有邪热而里虚，欲救虚则邪热愈炽，将除热则加其虚，犹社鼠城狐[1]，故曰"难治"。

　　按：舌上白胎滑者，诸注以为里寒，恐非也。凡胸中热甚则舌上焦黑，热微则黄白也。今胸中有热而其里虚，虚则热势亦杀，不焦黑而白滑宜矣。

　　脏结，无阳证，不往来寒热，一云寒而不热。其人反静，舌上胎滑者，不可攻也。

　　无阳证者，言无舌上燥而渴等证也。不往来寒热者，无里热也。此非阳热之证，故静也。结胸必不静，故曰"反"。

　　此言如结胸之状而舌上胎滑者，似可攻证，然舌上未至焦

---

① 社鼠城狐：比喻依仗权势作恶、一时难以驱除的小人。出自《晏子春秋·内篇问上》。

燥，可知热不深也。所谓"无阳证，不往来寒热，其人反静"，则非结胸之证，此为脏结，故曰"不可攻也"。

病胁下素有痞，连在脐旁，痛引少腹，入阴筋者，此名脏结，死。

此不因下之而成脏结者也。言病人素胁下有痞，连在脐旁，痛引少腹，久不愈者，脏气必有亏而然也。于是感邪气则直入里，与痞相结，如结胸状，而无阳证也。入阴筋者，邪气乘虚从阴经而入脏也。脏气受邪，结滞而不运，故名曰"脏结"。脏虚不可攻，不攻则结不解，故初曰"难治"，次曰"不可攻"，终曰"死"。合三条观之，脏结者，死证也。

病发于阳，而反下之，热入因作结胸。病发于阴，而反下之，因作痞。所以成结胸者，以下之太早故也。

病人发热恶寒者，太阳病，所谓发于阳也；无热恶寒者，少阴病，所谓发于阴也。凡伤寒，虽可下证而表证未止，则不可下，表证止，里证悉具，而后下之，此定法。若表证未止而下之，则在表热邪，乘虚陷入，结于胸下，故曰"热入因作结胸"也。不可下而下之，故曰"反"。无热恶寒者，少阴病，虽大便硬，而非里实证，所谓阴结也。此亦不可下，而反下之，因作痞。盖痞有热痞，有虚痞，有冷热痞。其热痞者，病发于阳，而反下之，仍得之，故其证似结胸不兼痰涎也。其发于阴而反下之，因成痞者，多虚痞，而冷热痞间有之，其热痞者未之有，故不曰"热入"也。《金鉴》曰：不曰"热入"者，省文耳。非也。凡痞者，非可下证而下之所致也；结胸者，有可下证而下之太早之所成也。程氏曰"痞证，误在下；结胸，误在下之早"是也，故结文曰"所以成结胸者，以下之太早故也"。诸注皆曰"所以作结胸与痞者，下之太早故也"，非也。

或曰：病发于阴者，无热恶寒，即少阴病也，下之变证岂止作痞哉？曰：强人受大邪，发于阳者，下之热入，因作结胸。若虚人受大邪，则邪气直入里，不能发于阳而发于阴，若下之，则岂止作痞也？必致下利、厥逆等证矣。故所谓发于阴而反下之，因作痞者，言脏虚不甚，邪气亦微者也。虽脏虚不甚，一被攻下，则其里于是愈虚，故作虚痞也。强人虽感微邪，而遇有一时之虚，则其病必发于阴也。强人虽脏气不虚，然一被攻下，则脏气亦顿虚，于是作冷热痞也。

太阳病二三日，不能卧，但欲起，心下必结，脉微弱者，此本有寒分也。反下之，若利止，必作结胸；未止者，四日复下之，此作协热利也。

太阳病二三日，不能卧，但欲起者，邪热半陷里也。心下必结者，释所以不能卧、但欲起之由也。成氏曰：以心下结满，卧则气壅而愈甚，故不能卧而欲起也。凡病人邪热入里，心下结满，不能卧，但欲起，此其欲作结胸。其脉不微弱者，为里实，当俟表证止而下之。若其脉微弱者，虽心下结满，而非里实证，虽无表证，不可下也，故曰"脉微弱者，此本有寒分也"。有寒分者，言虽其证实，而其内夹虚寒也。虽脉不微弱而表邪未去者，若利即止，必作结胸；若其利未即止，则此其表邪由下而陷入于下焦，协热作利也。协热作利者，当重下之，故曰"复"。

协热作利一二日，则表邪未去，未可下之；四五日后，表邪已去，唯里热作利，则当复下之。"复"者，应上"反下之"。

按:《金鉴》曰:"复下之"之"之"字，当是"利"字，是必传写之误。恐非也。若然，则"作协热利"之"作"字，当作"为"字。诸注皆谓脉微弱而下之，故曰"反"。非也。

结胸证，其脉浮大者，不可下，下之则死。

凡脉沉大者，必有力，此为实；浮大者，必虚。结胸脉，当寸浮关尺沉，今结胸证而见虚脉者，即脏结也，此不可下之，下之则益虚其虚，故曰"死"。

结胸证悉具，烦躁者，亦死。

结胸证具者，宜早下之，傥迟滞则津液亡尽，邪热攻心，故烦躁也。于是下之则死，不下亦死。

参考:

太阳病，下之，其脉促不结胸者，此为欲解也。脉浮者，必结胸也。见于上篇。

太阳与少阳并病，而反下之，成结胸。见于少阳篇。

大陷胸汤方

大黄六两，去皮　芒硝一升　甘遂一钱匕

上三味，以水六升，先煮大黄，取二升，去滓，内芒硝，煮一两沸，内甘遂末，温服一升。得快利，止后服。

大黄荡涤实热，芒硝软坚，甘遂通水下痰涎。王宇泰曰：低者举之，高者陷之，以平为正。结胸为高邪，陷下以平之，故曰"陷胸"。利药之中，此快剂也，伤寒错恶，结胸为甚，非此不能通利，剂大而数少，须其迅速分解邪热也。

太阳病，重发汗而复下之，不大便五六日，舌上燥而渴，日晡所少有潮热，从心下至少腹硬满而痛不可近者，大陷胸汤主之。

此壮实人被逆治而作结胸也。上篇曰"本发汗而复下之，此为逆"是也。凡虚弱人被逆治，则作里虚证，胃家素虚故也；壮实人虽被逆治，其证不变或反作里实证者，胃家素实故也。不大便五六日者，邪热陷入其内闭结也。舌上燥而渴，日晡所少有潮热，此其证也。有以上里热证，而从心下至少腹硬满而痛，手不可近者，可谓结胸证具也。

太阳病，脉浮而动数，浮则为风，数则为热，动则为痛，数则为虚。头痛发热，微盗汗出，而反恶寒者，表未解也。医反下之，动数变迟，膈内拒痛，胃中空虚，客气动膈，短气躁烦，心中懊憹，阳气内陷，心下因硬，则为结胸，大陷胸汤主之。若不结胸，但头汗出，余处无汗，剂颈而还，小便不利，身必发黄。

太阳病，脉浮而动数，此可发汗；微弱者，不可发汗。太阳中篇曰"诸脉得数动微弱者，不可发汗，发汗则大便硬"是也。"浮则为风"以下四句，示浮动数有虚实之分也。为风为热者，言浮数而不微弱，可发汗也；为痛为虚者，动数而微弱，不可发汗也。此盖太阳阳明合病也，不举阳明证者，含蓄表未解与反下之之中也。无里实之候，谁下之乎？头痛发热者，太阳证。微盗汗出者，即三阳合病目合则汗出之例也。反恶寒者，邪入阳明则恶寒当罢，今虽阳明证见，而恶寒未止，故曰"反"。此虽有内实证，表邪未解，不可下之。其脉浮而动数，此宜发汗，汗出表解而下之。若其脉虽浮动数而微弱者，虽有内实证，未可汗、下之，医反下之，动数变迟者，邪气陷于胸中也。少阴篇曰"脉弦迟者，此胸中实，不可下，当吐之"是也。膈内拒痛者，邪气入于胸中，与正气拒争也。胃中空虚者，言邪热不在胃中也。客气动膈者，邪气入胸中，动摇心主，短气躁烦、心中懊侬，此其证也。此邪热郁于胸中，宜栀子豉汤主之。阳明篇曰：胃中空虚，客气动膈，心中懊侬，舌上有胎者，栀子豉汤主之。上篇曰：发汗、吐、下后，虚烦不得眠，若剧者，必反覆颠倒，心中懊侬，栀子豉汤主之。照此二条考之，则上实虚烦之证谛也，诸家连属下文为结胸证者，误也。阳气内陷，心下因硬者，此因表证未解，其脉浮动数不微弱者，下之太早而变证也。脉动数者，邪热有余之证，下之太早，则邪热陷入而成结胸也。硬满而痛，不可近者，大陷胸汤主之。若虽其邪陷入，而不结胸者，是必其里不甚实，邪亦不甚者也，唯着在中、下焦而瘀郁而已。盖表有邪者误下，虚在上焦者，陷入于上焦；虚在中焦者，陷入于中焦；在下焦者，亦尔。唯陷结于膈间者，为结胸。今邪陷郁于中、下，胃热上蒸，故头汗出。余处无汗，剂颈而还者，里热有余，津液干也。小便不利者，热郁于下焦。身必发黄，为邪热瘀郁所致也。阳明篇曰：但头汗出，身无汗，剂颈以还，小便不利，渴引水浆者，此为瘀热在里，身必发黄，茵陈蒿汤主之。宜参考。《金鉴》以"数则为虚"一句为衍，非也。

伤寒六七日，结胸热实，脉沉而紧，心下痛，按之石硬者，大陷胸汤主之。

程氏曰：此处之紧脉，从痛得之，不作寒断。又曰：表热盛实，转入胃腑，则为阳明证；表热盛实，不转入胃腑而陷入膈，则为结胸证，故不必误下始成。伤寒六七日，有竟成结胸者，以热已成实而填塞在膈也。脉沉紧，心下痛，按之石硬，知邪热聚于此一处矣，大陷胸汤主之。张兼善曰：经言"所以成结胸者，以下之太早故也"，此不云"下后"，则云"伤寒六七日，结胸热实"，此亦不因下早而结胸者，何也？夫下早结胸，事之常；热实结胸，事之变。其热实传里为结胸，乃法之关防不尽者。故仲景述其证，以注方于其下也，于是可见古人用心曲尽其妙。且如下章水结胸胁，但头汗出者，以大陷胸汤主之，亦在常法之外，故条列其证，以彰其理也。亦或其人本虚，或曾吐、下而里气弱，外邪因入，故自为结胸者也。虽所入之因不同，其证治则一而已。

按：水结胸胁者，水结胸也，非大陷胸汤所主。兼善连但头汗出者为大陷胸汤证者，误也，说见于下条。

伤寒十余日，热结在里，复往来寒热者，与大柴胡汤。但结胸，无大热者，此为水结在胸胁也。但头微汗出者，大陷胸汤主之。

伤寒杂治十余日，虽不经误下，而邪热入里则作结胸。其为结胸也，有真结胸，有水结胸，又有半表里实似结胸者，宜辨别之。热结在里，其候必有口舌干燥、渴欲饮水、大便硬等证而无表证也，其热结于胸下则成结胸，结于胃中则成里实，当以兼脉、兼证辨之。若往来寒热，半表半里之证，即少阳阳明合病也。邪热半在少阳，故有胸胁苦满之证而仿佛乎结胸也。然结胸者，不往来寒热，今往来寒热，则非结胸也，故曰"与大柴胡汤"。不举正阳阳明证者，以不似结胸故也。但结胸者，言结胸证而不往来寒热也。无大热者，言口舌燥渴不甚也。此虽结胸病，而细察其证，则知邪热夹水饮而结于胸下，故曰"此为水结在胸胁也"，当以大陷胸丸主之。但头汗出者，大陷胸汤主之者，言若不结胸而头汗出、小便不利者，瘀热在里也。今结胸证具而小便利，但头微汗出者，此为膈热上蒸所致也，此头汗虽似瘀热在里，而察其兼证，则结胸证明矣，故曰"大陷胸汤主之"。

参考：

伤寒五六日，呕而发热者，柴胡汤证具，而以他药下之后，心下满而硬痛者，此为结胸也，大陷胸汤主之。全文见于痞证条。

大陷胸丸方

大黄半斤　葶苈半升，熬　芒硝半斤　杏仁半升，去皮尖，熬黑

上四味，捣筛二味，内杏仁、芒硝，合研如脂，和散，取如弹丸一枚，别捣甘遂末一钱匕，白蜜二合，水二升，煮取一升，温顿服之。一宿乃下，如不下，更服，取下为效。禁如药法。

"和散"二字恐衍，或有脱字。"取一升"下当有"和一丸"三字。"煮"字上当有"合"字。

此大陷胸汤增大黄，减芒硝，加葶苈、杏仁者也。彼治邪热结于胸下，痰涎凝滞，胸腹石硬者，故多用芒硝，以解凝滞、软坚硬。此治邪热夹水饮而结于胸下者，此证虽胸腹坚硬而不甚，

故减芒硝；药品多则主药力减，故增大黄；加葶苈者，下水气；加杏仁者，利膈气，以助葶苈之功；白蜜取润利，兼护胃气。为丸用者，取于偏下水利膈，不比汤之荡涤无遗也。禁犹桂枝汤方后所述。

燮按： 古者苦菜、葶苈与饴蜜反对言之，则葶苈亦为苦剧之品可知也。又观葶苈大枣泻肺汤用大枣为佐，及此方，虽有甘遂，大陷胸汤不用白蜜，而此方独用之为使护胃，则与十枣汤用大枣之义同，为其劫下走而不守之物明矣。以今处在所出之葶苈试之，气味、功用大不同于所曾闻焉。时珍以苦、甜二种为解，回护之说耳。物换星移，品物亦有轮回之时乎？不特葶苈，百物亦皆尔者也哉。

结胸者，项亦强，如柔痉状，下之则和，宜大陷胸丸。

大陷胸汤，无项强证，今结胸证具，而兼项强痛，不能俛[①]，如柔痉状者，夹水饮故也。水结胸者，非大陷胸汤所主，而邪热结于胸下，则一也。故于大陷胸汤方内加葶苈、杏仁，此一击得两虎之法也。

小陷胸汤方

黄连一两　半夏半升　瓜蒌实大者，一个

上三味，以水六升，先煮瓜蒌，取三升，去滓，内诸药，煮取二升，去滓，分温三服。

此方主治结胸轻证，所以名"小陷胸汤"也。程氏曰：黄连涤热，半夏导饮，瓜蒌实润燥，合之以开结气。亦名"陷胸"

---

① 俛（fǔ）：古同"俯"。

者，攻虽不峻，而一皆直泄其里胸之实，邪亦从此夺矣。

小结胸病，正在心下，按之则痛，脉浮滑者，小陷胸汤主之。

成氏曰：心下硬痛，手不可近者，结胸也。正在心下，按之则痛，是热气犹浅，谓之"小结胸"。结胸脉沉紧，或寸浮关沉，今脉浮滑，知热未深结，与小陷胸汤，以除胸膈上结热也。王宇泰曰：上文云"硬满而痛不可近者"，是不待按而亦痛也；此云"按之则痛"，是手按之然后痛耳。上文云"至少腹"，是通一腹而言之；此云"正在心下"，则小腹不硬痛可知矣。热微于前，故曰"小结胸"也。喻氏曰：脉之浮，又浅于沉；滑，又缓于紧。可见其人外邪陷入原微，但痰饮素盛，夹热邪而内结，所以脉见浮滑也。《金鉴》曰：大结胸，邪重热深，病从心下至少腹硬满，痛不可近，脉沉实，故宜大陷胸汤以攻其结、泻其热也；小结胸，邪浅热轻，病正在心下硬满，按之则痛，不按不痛，脉浮滑，故用小陷胸汤，以开其结、涤其热也。

按：此条诸注虽文各异，大意无异也。独程氏之说曰：外此又有支结一证，更当从少阳中参求之，则知结胸不但有大小之殊，而且有偏正之异。此以"正"字为"实"字，为正中之义，故有此说。然支结非偏结胸之谓也，"正"字、"虚"字已。支结之义，详见于少阳篇，程氏之说无谓。

白散方

桔梗三分　巴豆一分，去皮心，熬黑，研如脂　贝母三分

上三味，为散，内巴豆，更于白中杵之，以白饮和服，强人

半钱匕，羸者减之。病在膈上必吐，在膈下必利。不利，进热粥一杯；利过不已，进冷粥一杯。

此治寒实结胸之方也。寒实结胸者，水结胸而无热证者也。病在阳者，反以冷水灌之，若潠之，其热所劫不去。若其人胸中素有热者，表热所劫，与膈热相合，结于胸下而作水结胸，故有热证也；若胸中素无热者，表热化而为寒，结于胸下而作寒实结胸，故无热证也，白散主之。《金鉴》曰：是方也，治寒实水结胸证，极峻之药也。君以巴豆极辛极烈，攻寒逐水，斩关夺门，所到之处，无不破也；佐以贝母，开胸之结；使以桔梗，为之舟楫，载巴豆搜逐胸邪，悉尽无余。膈上者必吐，膈下者必利。然惟知任毒以攻邪，不量强羸，鲜能善其后也，故羸者减之。不利进热粥，利过进冷粥，盖巴豆性热，得热则行，得冷则止，不用水而用粥者，藉谷气以保胃也。

寒实结胸，无热证者，与三物小陷胸汤，白散亦可服。

全文见于渗后条。

《金鉴》曰："三物小陷胸汤"当是"三物白散"，必是传写之误。桔梗、贝母、巴豆三物，其色白，有三物白散之义；温而能攻，与寒实之理相属。小陷胸汤，乃瓜蒌实、黄连皆性寒之品，岂可以治寒实结胸证乎？此说甚明白，可从。

按：宋板《伤寒论》"白散亦可服"之上有圈，则是自一条而有脱文，仅存五字耳，不可属上文也。诸注删圈以合上文宜矣，文义不通。《金鉴》又曰："亦可服"三字，亦衍文也。虽此说近是也，然删圈合上文，则似不据宋板，恐非也。

或曰：既云"寒实"，则无热证可知也，何复云"无热证"？曰：寒实者，以冷水灌之、潠之之谓也，然因人之冷热而或成寒或不成寒也。其成寒者，寒实结胸也，白散主之；不成寒者，水结胸也，大陷胸丸主之。故特揭"无热证者"一句，以示有热者，非寒实结胸也。

心下痞硬病脉证并治法

内藤氏曰：痞者，心下痞满，其状似结胸，而按之或痛或不痛也。此因病发于阴者，妄下得之，然多有不因下而成者。凡痞，有热痞，有冷热痞，有阳虚痞，阳虚亦有上、中、下之异，又有上实痞，有内实痞，有少阳之痞，有气痞，今类聚于此，以见大意云。

病发于阴，而反下之，因作痞。

全文并解见于结胸条。

大黄黄连泻心汤方

大黄二两　黄连一两

上二味，以麻沸汤二升，渍之须臾，绞去滓，分温再服。

此治热痞之方也。热痞者，表证未解，反下之，邪热滞心下而成者也，盖结胸轻证，不兼痰涎者也。大黄下结滞，黄连解膈热，以麻沸汤渍服者，取其气薄而易达于上焦也。《金鉴》曰：麻沸者，滚沸如麻之汤也。泻心者，非泻心火之谓。方氏曰："泻"，去心下痞硬之谓也。

林亿曰：详看大黄黄连泻心汤，诸本皆二味，又后附子泻心汤，用大黄、黄连、黄芩、附子，恐是前方中亦有黄芩，后但加附子也，故后云"附子泻心汤，本云加附子"也。

按：《金匮要略》泻心汤方有黄芩一两，亦可证矣。

伤寒，大下后，复发汗，心下痞，恶寒者，表未解也，不可攻痞，当先解表，表解乃可攻痞。解表宜桂枝汤，攻痞宜大黄黄连泻心汤。

举心痞一证，以示凡诸里实表证相兼者，虽经汗、下，尚当先解其表，后乃攻其里之例也。凡虚弱人误汗、误下，则岂止心下痞而恶寒乎？下利亡阳立至也。今壮实人，表邪未止而反大下之，则表邪陷入为里热，复发汗则重令表虚。心下痞者，因下之太早，邪热结于胸下也。恶寒者，表虚而卫阳不充也。此虽经汗、下，而其人素壮实无虚，故表气仅虚而其里反为邪实，故曰"表未解"也。方氏曰："解"，犹"救"也，如解渴、解急之类是也。解表与发表不同，伤寒病初之表，当发，故用麻黄汤；此以汗后之表，当解，故曰"宜桂枝汤"，言与中风之表同，当解肌而固卫也。程氏曰：如伤寒属表病，反大下，以虚其里，里虚则所陷之阳邪既为里阴所抟结，而成心下痞矣。又发汗，以虚其表，表虚则阳气不充而仍恶寒。以其表未解，则宜解表；以其里有痞，则宜攻痞。二者不可并施，则先后之间，必有定法。宜先解表，而主桂枝汤，使表实而阳向外宣，乃用大黄黄连泻心汤攻痞，斯痞泻而阳无内陷也。

心下痞，按之濡，其脉关上浮者，大黄黄连泻心汤主之。

按之濡，谓心下痞硬，按之则濡虚不石硬也。《金鉴》曰：

"濡"字上当有"不"字。非也。程氏曰：按之濡，连着下句读。亦非也。其脉关上浮者，浮为气实之浮，胃气不虚也。程氏曰：关上浮，指寸口言。又非也。

此承上条而示用大黄黄连泻心汤标的也。夫心下痞硬，按之石硬者，结胸也。今按之濡，则知热痞也；其脉不沉紧，则知非结胸也；关上浮有力，则知胃气不虚也。故曰"大黄黄连泻心汤主之"。细述热痞之候，则心下痞硬，按之不石硬，关上脉浮，按之有力，大便不利，小便赤，舌上黄赤或焦黑，饮食好冷恶热，无呕吐、哕噫、腹鸣及诸里虚证。此谓之热痞，即邪热结滞于心下之证也，宜此汤主之，有一里虚证，则宜斟酌矣。

附子泻心汤方

大黄二两　黄连一两　黄芩一两　附子一枚，炮，去皮，破，别煮取汁

上四味，切三味，以麻沸汤二升，渍之须臾，绞去滓，内附子汁，分温再服。

此治热痞证兼阳虚者之方也，故前方加附子以主补阳。用汁者，以麻沸不可煮附子也。

心下痞，而复恶寒汗出者，附子泻心汤主之。

此心下有实热痞硬而阳气亦不足者，所谓冷热痞也。程氏曰：此条与彼条彼条指"伤寒大下后，复发汗，心下痞，恶寒"之条，同有恶寒证，彼条何以主桂枝解表？此条何以主附子回阳？缘彼条发汗汗未出，而原来之恶寒不罢，故属之表；此条汗已出，恶寒已罢，而复恶寒汗出，故属之虚。凡看论中文字，须于异同处细细参攻互勘，方得立法处方之意耳。

半夏泻心汤方

半夏半升，洗　黄芩　干姜　人参各三两　黄连一两　大枣十二枚，
擘　甘草三两，炙

上七味，以水一斗，煮取六升，去滓再煮，取三升，温服一
升，日三服。

此治热在膈上，胃中虚冷，阴阳不升降而致痞者之方也。虽
邪热在膈上，而不结实，故不用大黄，惟用黄连、黄芩以泻膈
热，用半夏以降逆止呕，干姜以温胃中，人参、甘草、大枣以养
脾胃，总合寒热之品以调阴阳也。阴阳调和，升降得常，则痞膈
自治，其意盖与乌梅圆、黄连汤同。

伤寒五六日，呕而发热者，柴胡汤证具，而以他药下之，柴
胡证仍在者，复与柴胡汤。此虽已下之，不为逆，必蒸蒸而振，
却发热汗出而解。若心下满而硬痛者，此为结胸也，大陷胸汤主
之；但满而不痛者，此为痞，柴胡不中与之，宜半夏泻心汤。

伤寒五六日，邪入少阳之时也，然其证但呕而发热，不见
少阳证者，此其人素禀壮实，故邪气不能入，尚留滞于太阳经
也。其呕者，表邪盛而里气不和也。如此者，虽经五六日，尚宜
发汗也。若呕而发热，及口苦，呕干，目眩，舌上黄白胎，小便
赤黄，兼往来寒热、胸胁苦满、默默不欲食等证一二者，此谓之
柴胡汤证具。如此者，虽有太阳证不罢者，以小柴胡汤主之。又
有邪气在半表里，少阳气不发达，里气怫郁而大便硬，反似里实
证者，亦当以小柴胡汤解半表里之热，则里实证不治而自愈也。
又邪热半在少阳半入胃，兼见里实证者，大柴胡汤主之。少阳病

有里实之假证者，不用小柴胡汤，虽以他药下之，其人素禀壮实者，不为下药所困，故柴胡证仍在而不变他证也。如此者，复与柴胡汤，则必蒸蒸而振，却发热汗出而解也，故曰"此虽已下之，不为逆"也。又半表里实证，不用大柴胡汤，而以他药下之，则虽其里热因下解，而半表之邪热乘虚陷入，结于胸下，故虽柴胡证罢，而心下满而硬痛者，此变为结胸也。是皆其人素禀壮实，故虽经误下，不变证也。但满而不痛者，此为痞者，其人虽壮实，而有中焦稍不盛，一经误下，则胃中虚冷，浊气聚于胸下，阴阳气不升降，而作痞也。如此者，虽少阳证不罢，非柴胡汤所宜，故曰"柴胡不中与之"也。夫热痞者，大黄黄连泻心汤主之。此痞非热痞，乃胃中虚冷，浊气聚于胸下，阴阳不升降，而成所谓冷热痞也，故曰"宜半夏泻心汤"。成氏曰"呕而发热，为柴胡汤证"者，非是。

甘草泻心汤方

甘草四两，炙　黄芩三两　干姜三两　半夏半升，洗　大枣十二枚，擘　黄连一两

上六味，以水一斗，煮取六升，去滓再煎，取三升，温服一升，日三服。

此方无人参者，脱落也，《金匮要略》狐惑病篇出此方而有人参，林亿等亦引《千金》《外台》为证益明。

凡虚弱人，一经误下，则伤脾胃，故增甘草以调中焦也。方全与半夏泻心汤同，但多甘草一两耳。

伤寒中风，医反下之，其人下利日数十行，谷不化，腹中雷

鸣，心下痞硬而满，干呕，心烦不得安。医见心下痞，谓病不尽，复下之，其痞益甚，此非结热，但以胃中虚，客气上逆，故使硬也。甘草泻心汤主之。

举伤寒中风，以兼六气之病也。凡感于六气而其病在太阳者，视其虚实，而后可施治法。若其人里虚，则虽有太阳证，不可发汗；虽有里实证，不可下，当先救其里，而后汗、下之，此定法也。医不详其虚实，不可下而反下之，其人下利日数十行、谷不化、腹中雷鸣、心下痞硬满、干呕、心烦不得安者，皆中焦伤，胃阳虚故也。心下痞硬满，虽似实热证，而详察其兼证，则非实热所致也，故曰"此非结热"也。又细释之曰：但以胃中虚，客气上逆，故使硬也。用甘草泻心汤，除胸中虚热，兼温胃中，则浊阴降，清阳升，阴阳调和，而诸证可愈。医见心下痞硬满，以为结热病未尽，复下之，下之其痞益甚，则其余诸证亦可知也。至于此，则非甘草泻心汤所能治也，当以赤石脂禹余粮汤、四逆加人参汤、茯苓四逆汤类救之。

按：诸注皆谓反下之、复下之，至其痞益甚，乃用甘草泻心汤者，不知文法之过也。

生姜泻心汤方

生姜四两，切　甘草三两，炙　人参三两　干姜一两　黄芩三两　半夏半升，洗　黄连一两　大枣十二枚，擘

上八味，以水一斗，煮取六升，去滓再煎，取三升，温服一升，日三服。附子泻心汤，本云疑脱泻心汤三字加附子。半夏泻心汤、甘草泻心汤，同体别名耳。生姜泻心汤，本云理中人参黄芩

汤，去桂枝、术，加黄连，并泻肝法。

此前方加生姜、减干姜二两者也。以生姜冠方名者，如前方之例。

按：以上三方，皆治膈热胃寒，冷热不调，心下痞硬之方也，然其兼证不同，故三方各有小异耳。半夏泻心汤，治冷热痞无兼证者，所谓本方也；甘草泻心汤，治因误下，中焦虚损而有下利、干呕等兼证，故增甘草也；生姜泻心汤，治虽不因下，而脾胃虚弱，浊气甚盛，而亦有干噫、下利等兼证，故加生姜也。诸本无方后"附子泻心汤"以下五十字。

伤寒，汗出解之后，胃中不和，心下痞硬，干噫食臭，胁下有水气，腹中雷鸣，下利者，生姜泻心汤主之。

凡伤寒里和表病者，当直发汗，汗出则解。若里虚表病者，当先救里，而后解表也。今伤寒汗出解之后，见诸证者，此其素里虚、胃中不和所致，或误直发汗，表邪虽得汗解，而其里不和，故见诸证也。胃中不和，则饮食不化精，反作浊气，聚于胸下，故心下痞硬也。干噫食臭者，亦因脾胃不和，不能杀谷所致也。胁下有水气，腹中雷鸣，下利者，胃中不和，不能制水，清浊不分也。以生姜泻心汤和胃去浊，则诸证可愈也。

程氏曰：可见痞结由于胃虚，汗解后且能致此。于未解时，预顾虑及胃气，则汗非误汗，推之，下亦非误下矣。

阳虚作痞者治法

凡阳虚作痞者，非真痞证也，故扶其阳，则痞证不治而自愈。然阳虚有上、中、下之异，宜分别矣。

伤寒，吐下后，发汗，虚烦，脉甚微，八九日心下痞硬，胁下痛，气上冲咽喉。

全文并解见于汗后条。

此上焦阳虚作痞者也，茯苓桂枝白术甘草汤主之。

太阳病，寸缓关浮尺弱，其人发热汗出，复恶寒，不呕，但心下痞者，此以医下之也。

全文并解见于阳明下篇。

此中焦阳虚作痞者也，理中汤主之。

桂枝人参汤方

桂枝四两，去皮　甘草四两，炙　白术三两　人参三两　干姜三两

上五味，以水九升，先煮四味，取五升，内桂，更煮取三升，温服一升，日再夜一服。

理中汤，一名人参汤，今加桂枝，名桂枝人参汤，此表里俱救之方也。

太阳病，外证未除，而数下之，遂协热而利，利下不止，心下痞硬，表里不解者，桂枝人参汤主之。

凡太阳病夹里滞者，当先解表，而后攻里也。今表证未除而下之，则表邪乘虚陷入，故里滞益甚。医见里滞不解，谓病不尽，而数下之，因之中焦遂虚，表里热相合而利下不止、心下痞硬。表证尚未除者，此表里俱病也。心下痞硬者，非邪热结滞，而中焦虚冷、胃气壅塞也，所谓假证已。与桂枝人参汤，救表温中，则痞硬不治而自愈。

按： 下后条曰：太阳病，桂枝证，医反下之，利遂不止。脉

促者，表未解也。喘而汗出者，葛根黄芩黄连汤主之。此条亦数下之，利下不止，表未解者也，然治例有异同者，何也？盖表邪内陷为热利者，宜清解之；下后为冷利者，宜温之。程氏曰：协热而利，向来俱作阳邪陷入下焦。果尔，安得用理中耶？不知有寒热二证，但表热不罢者，皆为协热利也。

旋覆花代赭石汤方

旋覆花三两　人参二两　生姜五两　代赭石一两　甘草三两，炙　半夏半升，洗　大枣十二枚，擘

上七味，以水一斗，煮取六升，去滓再煎，取三升，温服一升，日三服。

此治发汗、吐、下后，邪气虽去除，而胃气亏损，浊气不降，清气不升，三焦混浊，心下痞硬，噫气不除之方也。程氏曰：参、甘，养正补虚；姜、枣和脾益胃；代赭石镇逆，使浊阴归于下焦；旋覆花、半夏蠲饮，使清阳肃于上部，虚回而痞自散，此又塞因塞用之法也。

伤寒，发汗，若吐，若下，解后，心下痞硬，噫气不除者，旋覆花代赭石汤主之。

程氏曰：从前治痞诸法俱在未解之前，故功专去邪，若既解后而见痞证，自不得不以养正为主。发汗、吐、下，解后，邪虽已去，胃气之亏损亦多，胃气弱而正气虚，则浊邪留滞，伏饮不无为逆，故不特心下痞硬而且噫气，旋覆花代赭石汤主之。

赤石脂禹余粮汤方

赤石脂一斤，碎　太一余粮一斤，碎

上二味，以水六升，煮取二升，去滓，分温二服。

此治一误下致下利、心下痞硬，再误下遂致下焦滑脱之方也。程氏曰：余粮重而缓，以镇定其脏腑；石脂涩而固，以敛收其滑脱，使元气不下走而三焦之阳火得以上蒸，则亦不必用及理中，而土气当得令矣。

伤寒，服汤药，下利不止，心下痞硬。服泻心汤已，复以他药下之，利不止，医以理中与之，利益甚。理中者，理中焦。此利在下焦，赤石脂禹余粮汤主之。复利不止者，当利其小便。

喻氏曰：汤药者，荡涤肠胃之药，即下药也。

此条与甘草泻心汤条互相发，彼条详述下后致痞之证治，此条举再下其痞益甚、利不止之由，以示治法矣。言伤寒下后，续之下利不止、心下痞硬，而兼诸证者，随证择用三泻心汤，则其病可已也。医视心下痞硬，谓病未尽，复以他药下之，其痞益甚，利不止，于是急救之以理中汤，而其利益甚也。盖始下而利者，伤中焦，理中汤主之；再下，则其伤及下焦而肠胃滑脱也。理中，理中焦。今此利在于下焦滑脱，如此者，宜涩滑固脱，赤石脂禹余粮汤主之。复利不止者，当和膀胱、利小便也，此其利由分利失和也而已。

太阳病，医发汗，遂发热恶寒，因复下之，心下痞，表里俱虚，阴阳气并竭，无阳则阴独。复加烧针，因胸烦，面色青黄，肤𥇦者，难治。今色微黄，手足温者，易愈。

太阳病，不恶寒发热，则其证但脉浮、头痛而已，虚弱之人受邪，则多致此证。里气虚，不能拒邪，故不恶寒发热也。脉浮、头痛者，邪未入里，在太阳也，宜解肌，不可发汗。误大发汗，则素虚之里阳，为药气所驱逐，表里乖忤，复更发热恶寒也。当此之时，调理得宜，则尚可治也。里阳一被驱逐，则津液亦枯竭，故多有大便硬似里实证者。医复误下之，则表里俱虚，阴阳气并竭，残阳仅聚于胸下而心下痞也。至于此，则发热止而专见冷证，故曰"无阳则阴独"。医视阴寒甚，复误加烧针，则胸中残阳为火气所击搏，故胸烦也。面色青黄，肌肉润动，阳气存者无几，病至于此难可治。若救疗得宜，面色不青而微黄，肌肉不润，手足不厥冷而温者，阳气回、津液长之征，此可治也。

诸病作痞者治法

本以下之，故心下痞，与泻心汤，痞不解。其人渴而口燥烦，小便不利者，五苓散主之。一方云：忍之一日乃愈。

与泻心汤，其痞不解者，下之邪热结下焦，膀胱蓄热，水道不通，壅塞及于上焦，故心下痞也。其人渴而口燥不堪者，津液化邪水，不润一身故也。小便不利者，膀胱失气化也。与五苓散利水道，则结热解而邪水去，上下疏通，津液回复，则心痞证不治而自解也。忍之一日乃愈者，盖医下之，其人暴泻数行，津液顿尽，故渴而燥烦、小便不利也，此人本不虚，故虽津液顿竭，不至虚脱，津液复则小便自利而愈也。此不止医下之而成病，人自暴泻之后，亦有此证。

脉浮而紧，而复下之，紧反入里，则作痞，按之自濡，但气痞耳。

《玉函》"复"作"反"。

此气滞作痞之证也。然"脉浮而紧"之下，必有脱文，不可强解也。据"但气痞耳"之一句考之，则因气滞作痞者，昭昭也，厚朴生姜汤、四逆散、当归四逆汤类宜择用。程氏曰：按之自濡，指脉言，非指痞言。非也。

太阳与少阳并病，头项强痛，或眩冒，时如结胸，心下痞硬者，小柴胡汤主之。

全文并解见于少阳篇。

此少阳病作痞证者也。

伤寒，发热，汗出不解，心下痞硬，呕吐而下利者，大柴胡汤主之。

全文并解见于阳明篇。

此内实作痞证者也。

病如桂枝证，头不痛，项不强，寸脉微浮，胸中痞硬，气上冲咽喉不得息者，瓜蒂散主之。

全文并解见于太阳篇。

此上实作痞证者也。

百合病脉证治法

内藤氏曰：百合病者，微邪之气，弥漫于诸经百脉也。其病自始而得之，或诸病经发汗、吐、下已后，至四五日或二十日、一月之后得之，宜随证治之也。

《论》曰：百合病者，百脉一宗，悉致其病也。

《千金方》曰：百合病者，谓无经络百脉一宗悉致病也。释百合病之名义。皆因伤寒虚劳，大病已后不平复，变成斯病也。释百合病之原因，此盖古来相传之说。其状恶寒而呕者，病在上焦也，二十三日当愈；其状腹满微喘，大便坚，三四日一大便，时复小溏者，病在中焦也，六十三日当愈；其状小便淋沥难者，病在下焦也，三十日当愈。各随其证以治之。此当时医家之语或思邈之说而非古义也。百脉一宗致病者，奚有上、中、下之分乎？

意欲食，复不能食，常默默，欲卧不能卧，欲行不能行，欲饮食或有美时，或有不用闻食臭时，如寒无寒，如热无热，口苦，小便赤者，药不能治，得药则剧吐利，如有神灵者，身形如和，其脉微数。

此百合病之全证也。夫微邪之气，虽不能入脏腑，而弥漫诸经，百脉一宗致病，其证错杂，难认一证以施治法也。诸药不能治，得药则剧吐利者，言认一证姑以的对之药与之，则邪气拒之不受，或吐，或下利，如有神灵格拒之者之状，其状出于人意表也。身形如和者，言虽其苦患之状则如此，而身形乃和，如不病者，不熟视审察则不可知其病由也。其脉微者，邪气微；数者，邪在诸经也。

每溺时头痛者，六十日乃愈；若溺时头不痛，淅然者，四十日愈；若溺快然，但头眩者，二十日愈。

以溺时之状辨病愈之迟速。《经》曰：膀胱，州都之官，津液藏焉，气和则能出。今邪气在诸经，则气不和，水道不利，欲溺则必努力，努力则气逆而头痛也。头不痛而淅然者，即小便已洒洒然毛耸也，此表虚之所致，比诸膀胱不和则稍轻矣。溺快然但头眩者，小便多且快利也，此盖阳气下降之所致，小便多出则阳气亦脱，故头不痛但头眩也，比诸表虚则更轻矣。乃可以知病愈之迟速也。然至谓六十日或四十日、二十日乃愈者，其理未可解，此盖古昔名医有所验以言也。要之，百合病者，微邪之气弥漫诸经，故虽急治之，不能速愈，然其邪不入脏腑，故虽历日数，多不死，至远六十日、四十日，近二十日内外，而后渐愈也。沈目南以阴阳之数、五行之理解日数少多，甚无谓。

其证或未病而预见，或病四五日而出，或病二十日或一月微见者，各随证治之。

"微"，《千金方》作"后"，可从。

凡百合病者，皆因伤寒虚劳，大病已后不平复而变成者也。然又有未病而初成百合病者，或有病四五日而变成者，或有二十日、三十日后而变成者。其未病而预见者，不经汗、吐、下者也；病至四五日或二十日、一月之后而见者，皆即经汗、吐、下者也。宜随证治之。名古屋氏曰：并详仲景、思邈之所论，则百合病者，微邪之涉诸经者可知尔。故百合甘平微寒，清诸经热，而诸证自然愈矣。

百合病，发汗后者，百合知母汤主之。

百合知母汤方

百合七枚，擘　知母三两

上先以水洗百合，渍一宿，当白沫出，去其水，更以泉水二升，煎取一升，去滓，别以泉水二升，煎知母，取一升，去滓，后合和，煎取一升五合，分温再服。

此诸病发汗，虽大邪已除，余热未尽去，至四五日或二十日、一月后而变证也。故用百合为君，以去诸经之邪；用知母为佐，以解余热也。煎用泉水，盖取清洁之质，去混浊污秽之邪也。

百合病，下之后者，滑石代赭汤主之。

滑石代赭汤方

百合七枚，擘 滑石三两，碎，绵裹 代赭石如弹丸大，一枚，碎，绵裹

上先以水洗百合，渍一宿，当白沫出，去其水，更以泉水二升，煎取一升，去滓，别以泉水二升，煎滑石、代赭，取一升，去滓，后合和，重煎取一升五合，分温服。

此诸病下之，虽大邪已除，在表之微邪未去，至四五日或二十日、一月之后而变证也。用滑石、代赭者，其义未详。

按：名古屋氏、沈氏以此条为误下后变成百合病，非也。凡百合病者，诸病可发汗而发汗，可吐、下而吐、下之，其病解后，不平复而成者也。因误吐、下而变证者，岂俟二十日、一月之后乎？

百合病，吐之后者，百合鸡子汤主之。

百合鸡子汤方

百合七枚，擘 鸡子黄一枚

上先以水洗百合，渍一宿，当白沫出，去其水，更以泉水二升，煎取一升，去滓，内鸡子黄，搅匀，煎五分当作合，温服。

此诸病吐之，虽大邪已除，在表之微邪未去，至四五日或二十日、一月之后而变证也。凡诸病可吐而吐之，虽其病除去而

不平复者，心肺阴气有亏也，故以鸡子黄为佐，救心阴也。

　　百合病，不经吐、下、发汗，病形如初者，百合地黄汤主之。

　　百合地黄汤方

　　百合七枚，擘　生地黄汁一升

　　上以水洗百合，渍一宿，当白沫出，去其水，更以泉水二升，煎取一升，去滓，内地黄汁，煎取一升五合，分温再服。中病勿更服，大便当如漆。

　　此不经汗、吐、下而初成百合病者也，所谓未病而预见也。病形如初者，言见"意欲食，复不能食"以下诸证也。百合病不因病后者，其人有经气不顺行，而微邪入诸经，百脉一宗致病也，故以百合为君。未经汗、吐、下，则气血无亏损，气血无亏损而诸经受邪，则表气闭塞而里气亦郁，必有血热之患，故以地黄汁为佐，以清血也。中病勿更服者，盖地黄汁性寒，过用则伐胃阳，故戒之。大便如漆黑，是中病之候也。

　　按：仲景百合病方论止于此，自是以下，后人附录已。以何言之？苏颂曰：张仲景治百合病，有百合知母汤、百合代赭汤、百合鸡子汤、百合地黄汤，凡四方，病名百合而用百合治之。又李时珍《本草纲目》百合附方，载此四方，曰"并《金匮要略》方"；次载百合洗方、百合滑石散及百合散，曰"陈延之《小品方》"。可见二氏以四方为仲景之方而不取其余也，此可以为证矣。

　　百合病，一月《千金方》作经月不解，变成渴者，百合洗方主之。

百合一升

上以水一斗，渍之一宿，以《小品方》作取汁洗身《小品方》作温浴，洗已《小品方》作病人浴毕，食煮饼《小品方》及《千金方》作白汤饼，勿以盐豉也。

此陈延之之方而后人附录之也。

按：汉量一斗，当今九合三勺一撮二九也。不足一升水，岂可浴洗一身乎？陈延之若唐人，唐量一斗，当今四升一合八勺四撮四三，此稍可以浴洗也。

百合病，渴不差者，用后方主之。

栝楼牡蛎散方

栝楼根　牡蛎熬，等分

上为细末，饮服方寸匕，日三服。

此亦治百合病渴者之方也。不用百合者，盖此条与上条非别条，以百合洗方浴洗一身而内服此散也，故《千金方》上条方后曰"渴不差，可用栝楼根，并牡蛎，等分为散，饮服方寸匕"，而不复别揭。

百合病，变发热者，一作发寒热。百合滑石散主之。

百合滑石散方

百合一两，炙　滑石三两

上为散，饮服方寸匕，日三服。当微利者止，《千金方》作：当微利，利者止，勿复服。热则《千金》作即除。

以上三方，共非仲景之方，姑载于此，以存旧云。

百合病，见于阴者，以阳法救之；见于阳者，以阴法救之。见阳攻阴，复发汗，此为逆；见阴攻阳，乃复下之，此亦为逆。

此条亦是后人之附录，非仲景之旨也，故亦不注矣。

按：百合病者，微邪也，轻病也，百脉一宗致其病也。以见于阴、见于阳为说者，非古义矣。谓后世无此病者，坐以百合病为大病故而已。

狐惑病证治法

内藤氏曰：狐惑病者，湿热生虫，蚀喉与二阴而生疮也。蚀喉为惑，蚀二阴为狐。其病或自初得之，或经汗、吐、下而后得之。

狐惑之为病，状如伤寒，默默欲眠，目不得闭，卧起不安，蚀于喉为惑，蚀于阴为狐，不欲饮食，恶闻食臭，其面目乍赤、乍黑、乍白。

此伤寒虽发汗、吐、下，其病差，余热未解，血气错乱，湿热生虫，恶寒发热，状如伤寒也。默默欲眠，目不得闭，卧起不安者，阴阳乖错，升降失常也。虫在上部蚀喉者，名曰"惑"；在下部蚀二阴者，名曰"狐"。不欲饮食，恶闻食臭者，胃中虚冷，胃口壅塞也。面目乍赤、乍黑、乍白者，蚀虫动摇血气，无定色也。沈目南曰：蚀于喉者，连及心肺，所以为惑，谓热淫如惑乱之气，感而生蜮^①也；蚀于阴者，连于肝肾及肛，所以为狐，

---

① 蜮（yù）：中国古代神话传说中的害人虫。

谓柔害幽隐，如狐性之阴也。

蚀于上部则声喝—作嗄，甘草泻心汤主之。

方见于痞证条。

狐惑病，阴阳乖错，升降失常，湿热生虫之证也。单服甘草泻心汤调和阴阳，则冷热得和而诸证可愈，虫亦可伏。虫蚀喉则声嗄。

苦参汤方

苦参—升

上以水一斗，煎取七升，去滓，熏洗。

此方旧编阙，今从沈氏补之。

蚀于下部则咽干，苦参汤洗之。

沈目南曰：蚀肾间，阴水不能上供而咽干者，用苦参煎水外洗，以燥湿杀虫。内藤氏曰：前阴生疮而咽干者，苦参汤洗之，内服甘草泻心汤也。

蚀于肛者，雄黄熏之。

雄黄熏方

雄黄

上一味为末，筒瓦二枚合之，烧，向肛熏之。

内藤氏曰：肛门生疮者，外雄黄熏之，内服甘草泻心汤。

赤豆当归散方

赤小豆三升，浸，令芽出，曝干　当归分量阙，《千金方》用三两，沈氏本作十两

上二味，杵为散，浆水服方寸匕，日三服。

病者脉数，无热，微烦，默默但欲卧，汗出，初得之三四日，目赤如鸠眼；七八日，四眦—一本有黄字黑。若能食者，脓已成也，赤豆当归散主之。

沈目南曰：此风湿内郁为病，将成狐惑之机也。脉数，无热，微烦，是表无热而里有热矣。风郁肝肾之气不升，故默默但欲卧，溢心则汗出。然初得之时，邪气还在于上；三四日，风热气壅于目，病在气分，则目赤如鸠眼；至七八日，邪气深入，营血壅滞不利，故目四眦黑。若能食者，风湿不乘于胃，乃流于肠，壅逆肠中，血气不利，而成肠痈、脏毒之类，故谓"脓已成"。用赤小豆去湿清热而解毒排脓；当归活血养正以驱血中之风；浆水属阴，引归、豆入阴驱邪，为使，斯为治风湿流于肠胃而设，非狐惑之方也。

阴阳毒病证治法

内藤氏曰：此二证，多因外感诸病经杂治，邪气未尽解而得之，以经气偏虚故也。

升麻鳖甲汤方

升麻二两　当归一两　蜀椒一两，炒，去汗　甘草二两　雄黄半两，研　鳖甲手指大一片，炙。按："指"当作"掌"。

上六味，以水四升，煮取一升，顿服之，老少再服，取汗。

阳毒之为病，面赤斑斑如锦文，咽喉痛，唾脓血。五日可治，七日不可治。升麻鳖甲汤主之。

邪热怫郁阳明经，故面赤发斑如锦文也。咽喉痛，唾脓血者，邪热壅滞营卫，上冲咽喉，故为痛、唾脓血也。内藤氏曰：阳毒者，邪气凝涩于阳明经，令阳气怫郁于表而不行于里也。故其证见热状，面赤斑斑如锦文，咽喉痛，唾脓血。升麻鳖甲汤，以温里通阳，解邪毒。

按：阴阳毒之邪，其势甚猛，故历日数多则气血精神皆伤，故不治也，非五日、七日之限。

阴毒之为病，面目青，身痛如被杖，咽喉痛。五日可治，七日不可治。升麻鳖甲汤去雄黄、蜀椒主之。

面目青，身痛如被杖者，表阳不行，营卫凝涩也。咽喉痛者，里热上冲，攻咽喉也。内藤氏曰：阴毒者，邪气凝涩于少阴经，令阳气怫郁于里而不达于表也。故其证见寒状，面目青，身痛如被杖，咽喉痛。升麻鳖甲去雄黄蜀椒汤，以通阳气达于表，令邪毒解。去雄黄、蜀椒者，以阳气怫郁在里，不须温热故也。

按：后世诸家，以阳毒为热病、阴毒为寒病者，非也。《金鉴》曰：此二证，今世俗所称痧病是也。未知是非。

阴阳易病证治法

内藤氏曰：阴阳易者，有男子病新差，妇人与之交而得病者矣；有妇人病新差，男子与之交而得病者矣；又有自成此证而不易者矣。余向见二人，其一人男子伤寒易于女，一人女病麻疹后交合自病，皆用烧裈散得奇效。

烧裈散方

妇人中裈近隐处，取烧作灰

上一味，水服方寸匕，日三服。小便即利，阴头微肿，此为
愈矣。

妇人病，取男子裈烧服。

《金鉴》曰：男女裩①裆，浊败之物也，烧灰用者，取其通
散，亦同气相求之义耳。服后小便利则愈，阴头微肿者，是所易
之毒，从阴窍而出，故肿也。

伤寒，阴阳易之为病，其人身体重，少气，少腹里急，或引
阴中拘挛，热上冲胸，头重不欲举，眼中生花一作眵，膝胫拘急
者，烧裈散主之。

成氏曰：大病新差，血气未复，余热未尽，强合阴阳得病
者，名曰"易"。男子新病差，未平复，而妇人与之交，得病，
名曰"阳易"；妇人新病差，未平复，男子与之交，得病，名曰
"阴易"。以阴阳相感，动其余毒相染着，如换易也。其人病身体
重，少气者，损动真气也；少腹里急，引阴中拘挛，膝胫拘急，
阴气极也；热上冲胸，头重不欲举，眼中生花者，感动之毒、所
易之气蒸熏于上也。与烧裈散，以道阴气。

差后劳复病证治法

内藤氏曰：大病差后，虽有劳复、食复之别，其证亦不外于

---

① 裩：古同"裈"。

在表里上下而作寒热虚实而已，仲景仅举一二，以示处治之例，其言切当，学者勿惑后人病后劳复宜养气血之言也。程氏曰：凡属差后，不过推此例以裁酌，非必以数证为印定之证、数方为印定之方也。

枳实栀子豉汤方

枳实三枚，炙　栀子十四枚　豉一升，绵裹

上三味，以清浆水七升，空煮取四升，内枳实、栀子，煮取二升，下豉，更煮五六沸，去滓，温分再服，覆令微似汗。

《金鉴》曰：是方也，用清浆水七升，空煮至四升者，是欲水之熟而趋下，不欲上涌作吐也；下豉煮五六沸即去滓者，取其清腐之气，走易于取汗也。太阳用之，以作吐；劳复用之，以作汗。仲景用方之妙，药品虽同，煎法各异，故施用不同也，于此可类推矣。

大病差后，劳复者，枳实栀子豉汤主之。若有宿食者，内大黄如博棋子五六枚，服之愈。

成氏曰：病有劳复，有食复。伤寒新差，血气未平，余热未尽，早作劳动病者，名曰“劳复”；病热少愈而强食之，热有所藏，因其谷气留传，两阳相合而病者，名曰“食复”。《金鉴》曰：劳复者，言起居作劳复病，非房劳复也，宜枳实栀子豉汤主之。温覆令微似汗，自愈，不取其涌者，以热不在胸而在经也。若因过食复病者，言之食复，以有宿食也，宜枳实栀子豉汤加大黄下之。

伤寒差已后，更发热，小柴胡汤主之。脉浮者，以汗解之；脉沉实者，以下解之。

伤寒差已后，更发热者，虽异初病之发热，而其病在表里上下则同也。此曰"小柴胡汤主之"者，病在半表半里也。脉浮者，以汗解之，宜桂枝汤、柴胡桂枝汤；脉沉实者，以下解之，宜大柴胡汤、调胃承气汤。不必枳实栀子豉汤发汗也，又不必加大黄下之也。差后劳复，更发热，心下支结，口燥渴，善汗出，脉数者，柴胡桂枝干姜汤主之。

伤寒后，脉沉。沉者，内实也，下之解，宜大柴胡汤。

此条疑"后"字之上下有脱文，不可强解也。然伤寒差后，内实者，与大柴胡汤之法也。

牡蛎泽泻散方

牡蛎熬　泽泻　蜀漆暖水洗，去腥　葶苈子熬　商陆根熬　海藻洗，去咸　栝楼根各等分

上七味，异捣，下筛为散，更于臼中治之，白饮和服方寸匕，日三服。小便利，止后服。

成氏曰：咸味涌泄，牡蛎、泽泻、海藻之咸，以泄水气。《内经》曰：湿淫于内，平以苦，佐以酸辛，以苦泄之。蜀漆、葶苈、栝楼、商陆之酸辛与苦，以导肿湿。

大病差后，从腰以下有水气者，牡蛎泽泻散主之。

燮按：大病差后，腑脏未和，水道失气化致水肿者多矣。在表者发之，与越婢、青龙之类，小便利而已。从腰以下有水气

者，余热结于下焦，水道壅塞之所致，以阳气虚衰，故不能上升而下坠也，牡蛎泽泻散收散解纷，化痰利小便。水气病篇曰：腰以上肿，当发汗；腰以下肿，当利小便。

大病差后，喜唾，久不了了者，胃上有寒，当以丸药温之，宜理中丸。

方见于厥阴篇。

《金鉴》曰：大病差后，喜唾，久不了了者，胃中虚寒，不能运化津液，聚而成唾，故唾日久无已时也。宜理中丸，以温其胃，自可已也。

伤寒解后，虚羸少气，气逆欲吐者，竹叶石膏汤主之。

方并解见于太阳下篇。

病人脉已解，而日暮微烦，以病新差，人强与谷，脾胃气尚弱，不能消谷，故令微烦，损谷则愈。

解见于上篇。

小序

初我伯父伯玉父纂注《伤寒杂病论类编》而成矣，或疑仲景诊脉之法与《内经》不合，今不从其分配脏腑于左右之说者，又不取《八十一难》诸说、三部九候之法。又疑古者中风有二名，今亦有二证，而不彰其所以因然，及三阳三阴传经次序、风寒先入太阳少阴义，伯父一一辨明之，无有所遗也。其三部九候法、中风伤寒辨，虽识者亦或难言之，伯父剔明之，彻底殆乎尽矣！本别为上下卷，名曰"医说辨"，今又断长补短，缀缉一处，附《类编》末，请正于四方尔。

大岛燮识

附言

原夫诊脉之法，至微至妙，而治病之关键也。古者越人约

《内经》诊脉之法，取手太阴肺经之动脉以立万世不易之法焉。仲景祖述《素》《难》，作《伤寒杂病论》，而其诊脉之法，即越人诊脉之法也。其分配脏腑于寸口三部之说，盖昉①于王叔和也。其说曰"左心小肠肝胆肾膀胱，右肺大肠脾胃三焦命门"，是实出叔和之臆，非越人、仲景之规矩也。后世诸氏不深究《素》《难》《伤寒论》，谩取叔和之说，或废叔和之说，以立议论者，皆非古法也。夫《内经》诊脉之法，取各经动脉以论脏腑之盛衰，或取人迎、气口以候内外虚实诸病者也，未一见取寸口一部以决诊脏腑表里之法也。越人玄圣妙识，洞察脉理，约《内经》之旨，始寓三部九候、五脏六腑、表里虚实之诊法于寸口一部取之，其三部九候及脏腑分配之说详且尽矣。后世为纷纭论者，一误叔和之妄说，一坐鲁莽瞽聩故耳。今略述越人、仲景之意，绳其愆②，正其名。

《十八难》

曰：脉有三部，部有四经。

脉者，谓十二经也。三部者，手太阴起于中焦，循手足阳明，至足太阴，终于胸腹，此一部也；手少阴起于心中，循手足太阳，至足少阴，终于胸膈，此一部也；手厥阴起于胸中，循手足少阳，至足厥阴，终于贯膈，此一部也。三部各有四经，皆终始于胸膈，故曰"脉有三部，部有四经"。

手有太阴阳明，足有少阴太阳，为上下部，何谓也？

---

① 昉（fǎng）：起始。
② 愆（qiān）：错误，过失。

手太阴起于中焦，以次外走至手少阴太阳，自足太阳少阴，复以次内走至足厥阴而终，此十二经脉循环之一大终始也。由此观之，三部者，浅中深也。浅者，少阴、太阳也；深者，少阳、厥阴也；中者，阳明、太阴也。浅者为寸，深者为尺，中者为关。从经脉浅深而立脉部，则手太阴阳明当在关部，足少阴太阳当在寸部。今反经脉之浅深而手太阴阳明为上部，足少阴太阳为下部，何谓也？

然：手太阴阳明，金也；足少阴太阳，水也。金生水，水流下行而不能上，故在下部也。

明分配脏腑于三部者，不必因经脉之浅深，而缘五行相生以定部位也。足太阳少阴在下部，则手太阴阳明在上部，可知也。

足厥阴少阳木也，生手太阳少阴火，火炎上行而不能下，故为上部。

手太阳少阴为上部，则足厥阴少阳为下部，可知也。

手心主少阳火，生足太阴阳明土，土主中宫，故在中部也。

足阳明太阴为中部，则手厥阴少阳亦在中部也，火在土中为相火，所以生万物，故为中部也。

此皆五行子母更相生养者也。

此言在肺大肠与肾膀胱耳。余脏腑与经脉浅深之位地符合，以诊脉之法，不必因经脉浅深，而又有因五行子母相生，故特详之。

脉有三部九候，各何主之？

脉者，寸口也，一名脉口，又名气口。取寸口之说，见于

《一难》，因上文十二经脉有三部，转以为动脉三部，至于此，直以为寸关尺三部。

然：三部者，寸关尺也；九候者，浮中沉也。上部寸部法天，主胸以上至头之有疾也；中部关部法人，主膈以下至脐之有疾也；下部尺部法地，主脐以下至足之有疾也。

取《内经》三部九候之诊法，约之于气口一寸九分之中，以为察病知源万世不易之要法也，今图其状于下（见图一），以便考索。

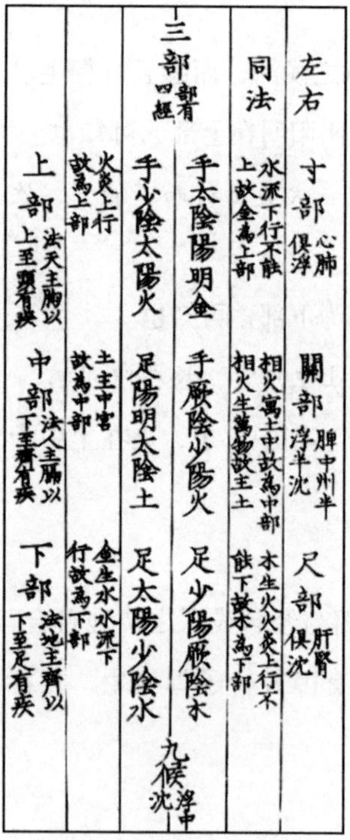

图一　三部九候脉诊图

按："脉有三部，部有四经"二句，疑古来相传之说，《内经》无此文者，盖脱简也。夫脉有三部，部有四经者，本言经脉之浅深，而非言诊脉之部位也。越人取此二句，更定寸关尺，因五行相生分配脏腑者也。遍阅《八十一难》，绝无分左右之义，况观《四难》《五难》《六难》，不啻不分左右，虽尺寸亦不分，但以浮中沉候脏腑表里耳。因详之，有不分三部浮沉、不拘脏腑分配者，如《七难》、《九难》、《十难》、《十一难》、《十三难》、《十四难》、《十五难》、《十六难》、《十七难》、《十八难》末节、

《二十一难》、《四十九难》是也；又有兼左右三部称寸口者，如《一难》、《八难》、《六十一难》是也；又有分尺寸阴阳者，如《二难》、《三难》、《十九难》、《二十难》、《五十八难》、《五十九难》是也。由此观之，分配十二脏腑于三部者，盖示弃十二经脉独取寸口之大法耳。其实寸口者，一脏之脉也已，安兼见十一脏腑之脉乎？然肺朝百脉，岂无其理哉？观一、二难可以见矣。又详《伤寒论》，如曰"寸口"，曰"三部"，曰"尺中"，曰"关上"，曰"尺寸"，曰"阴阳"，曰"趺阳"，曰"少阴"是也。其寸口，多兼关尺言。其偏曰"脉浮""脉大"者，亦兼三部言之而无脏腑分配及分左右之说，可见分配脏腑于左右者，非古义也。孙思邈曰：上部为天，肺也；中部为人，脾也；下部为地，肾也。此古来相传之说，不可更易也。余故曰：分左右者，昉于叔和也矣。如后世不达越人之旨为纷纭论者，高阳生、褚澄、朱震亨、李梴、张介宾、李中梓诸子，勿论已。特明赵继宗、李时珍二子说，颇窥其似者，今列于下而是非之。赵氏曰：心肺居上，为阳，为浮；肝肾居下，为阴，为沉；脾，中州，半阴半阳，半浮半沉。是即《四难》《十八难》义也，赵氏所以胜诸子者是耳。又曰：当以左寸为心，左尺为肝，右寸为肺，右尺为肾，两关为脾。此赵氏臆说，虽殊于诸子，而分左右则无异于叔和也。李氏引吴草庐说曰：寸关尺三部，诸脉之大会，故以占一身十二经气。是即一、二难义。又曰"此心脉，此肺脉，此肝脉，此脾脉，此肾脉"者，非也。此弃寸关尺所治之目，而破左右分配之说，大非魏晋以来诸氏所能及者也。虽然，越人已曰"三部九候"，又曰"寸关尺"，又曰"部有四经"，则不可必废三部之目也。近世洛医有后藤仲介者，好著书作一家言，其言曰"人身一经络，不异老丝瓜"云云，此言一出，而凡世之厌常好奇者骚然，皆相雷同而相夸长。夫言人身一经络如老丝瓜者，盖想象耳，不知有何据为此言。余尝解一刑人，阅之其十二经脉，亦皆无所见，况如老丝瓜者乎？且人身肌肉分理与牛马猪鹿无异，则所谓老丝瓜者，果妄诞耳。原夫十二经脉者，古昔圣人立所以为标准者也而已，则将从圣人软？将从仲介之言软？以余观之，深泥经络流注者与欲废之者，要皆不解事者也矣，又附于此，以见其端倪尔。

或问：吾子以脏腑分配之说为叔和之臆断，然观《脉要精微论》"尺内两旁季胁也"云云，则《内经》既已言之，似非昉叔和者。曰：以《精微论》文为左右分配之义者，固守叔和之言，求强合之于《内经》者。已取寸口，以决五脏六腑死生吉凶者，实昉于越人也。遍阅《内经》，曾无仿佛矣，其偶言尺寸者，皆诊尺肤之义，而非寸关尺之尺。《精微论》所载着，古昔诊尺肤之一法耳，故不用"寸""关"等字，观《平人气象论》、《邪气脏腑病形》篇、《论疾诊尺》篇等可以见已。《气象论》有"尺脉缓涩"之一句，后人视以为三部中尺脉，余窃谓当作"尺缓脉涩"，恐错置耳。《诊尺》篇曰"尺肉弱者，解㑊"，此可以证，不然则"尺"下有脱字，下文曰"脉尺粗"是亦"脉"下有脱字。假令两说，不可曰"尺脉"，曰"脉尺"，则果非寸口中之尺也。况视前后文，则尺肤之义，而非尺部之谓也，故以《精微论》为脏腑分配之义者，非也。

又问：吾子谓《内经》论脉多并称人迎气口，未曾言尺寸，言尺寸者，昉于越人也。此或然，然《阴阳应象大论》《至真要大论》既明言尺寸，恐吾子之言非也。曰：《应象论》《至真论》之外，《奇病论》《终始》篇、《小针解》等亦有言尺寸者，此盖后世之释说嵌入正文者耳。夫人迎者，胃经之动脉，左结喉之旁；寸口者，肺经之动脉，在掌后高骨之旁，义详见于《经脉》篇、《本输》篇、《经筋》篇、《寒热》篇等。又取人迎气口，以别知内外之疾，其法亦详见于《四时气》篇、《五色》篇等。是故后人得取人迎气口，以候知外感、内伤、阴阳、脏腑之疾也，其于气口分尺寸之说，《内经》无所见，然而后人以为尺部、寸部之义，《难经》有"关前九分为寸，关后一寸为尺"之说故也。假令《难经》无此说，则谁知尺寸之位地而诊之哉？无其说，而诊之者由何得此义乎？莫非以越人以后之说读越人以前之书哉？由此观之，《内经》言尺寸者，皆后世之文也，非后世之文而言尺寸者，非尺部、寸部之义，所指自异耳。

又问：吾子以《内经》言尺寸者为后世之文，既闻命矣。然《应象论》"邪风之至"之章得无非古言哉？曰：以余观之，非古文纯粹者，何则虽用六个"故"字，然承上文者仅二个耳？其余无所承，且文辞错杂，此或他篇残缺，当时编次者粗而不知也耳。今略述其义如下：邪风之至也，虽疾速，善治者，治于皮毛，故得十全之功。下工不能治于皮毛肌肤，则邪风直传脏腑，是以不能得十全之功，故曰"半死半生"也。故"天之邪气"以下三十三字，不关上下之文，以有"五脏""六腑""皮肉筋脉"等字故错简耳。何则？上文者，邪风直得入脏腑之义也。此文曰"天之邪气，害五脏；水谷之寒热，害六腑；地之湿气，害皮肉筋脉"，可见天之邪气、水谷寒热、地之湿气各有所害，非一邪相传之义也，与上文自不同，当以类移于他篇。"以观过与不及"以下十六字，后人之释文也。何则？"从阴引阳，从阳引阴，以右治左，以左治右"者，非"观过与不及"，"见微则过"则不能得之也。"观权衡"以下三十三字，亦释文也。何则？"观权衡规矩，而知病所主"者，即释察色也。规矩者，言肝色青、心色赤之类也；权衡者，言脉色病证相应也。"按尺寸，观浮沉滑涩，而知病所生"者，释按脉先别阴阳也。尺寸者，言气口也；浮沉滑涩者，言阴阳也。"以治无过，以诊则不失矣"者，此赞叹上文之辞也。通考文义，曰"按脉，先别阴阳"，则"察色"下恐有脱文；曰"按尺寸，观浮沉滑涩"，则"观权衡"上亦有脱字；"以治无过"句中脱"则"字，以下句有"则"字可知也，故曰：以下文义不属上文，此自别耳。管见如此，不知何如？

又问：《至真论》《小针解》篇、《奇病论》《终始》篇等说曰以运气论尺寸之应与不应者，文义肤浅，大非先秦之语气，疑叔和以后之文，而王冰编次之时所加焉耳。故引《禁服》篇语称"论曰"，《小针解》篇即十二原篇注释，为后世之文，不待辨矣。《终始》篇曰"不称尺寸"，《经脉别论》曰"气口成寸"，是则尺度之义，而非尺部、寸部之义。所谓"不称尺寸"者，言形肉血气衰少则人迎气口之脉亦微少而不称脉度也。所谓"气口成寸"者，言饮食精气盛则气血俱实而气口称脉度也。《奇病论》曰，帝曰：尺脉数甚，筋急而见，此为何病？岐伯曰：此所谓疹筋，是人腹必急，白色黑色见，则病甚。余窃谓"尺脉数甚，筋急"当作"脉数甚，尺筋急"，虽然疹筋病他篇无可考，则余未敢自以为是，然而《内经》岂有尺脉者乎？此非错置，则后世之文也耳。

中风有二名：一出于《伤寒论》，此外邪伤卫之病也；一出于《金匮要略》，此内伤偏枯之疾也。然后世无明辨，或竽滥，或含糊，未曾有能分别之，今又正其名而彰中风有数名之义。夫《伤寒论》中风者，外邪中风也，自是伤寒中之一证，"中"读去声；《金匮要略》中风者，内伤中风也，痱痹诸证属焉，"中"读平声。风犹病也，何则？风本气也，动则风，静则气。人与天地肖，故人气病则风，不病则气，如后世急慢惊风、白黑癜风、风癫癫风、风犬风狗之类，皆言病为风。可见不因外邪而中气自病者，名曰"中风"；侵于身体受病者，名曰"伤寒"也，是故中风有数名，伤寒亦有数名。中气自病，则外邪乘虚，故中风有外邪之候；六气所侵，则正气亦病，故伤寒有里虚、里实之证。乃知伤寒者，六气为病之总称，而中风者，内伤生疾之统名也。《要略》论中风者，文简而脱漏亦多矣，然而善读、绳《内经》，则其义自明白矣。凡方书举属内伤之疾，当以中风为首称也。

或问：古人论中风，刘河间主乎火，李东垣主乎气，朱丹溪主乎湿，三子之说，得失何如？曰：刘、朱主乎火湿者，自二子之家言，勿论耳。李氏之说，颇得其旨，然止言中风者，非外来风邪，乃本气病也，而不详说中风有二名之义。故后世不知二中风之别，于是议论纷纷，无有底止也。如王履分真中风、类中风，诽三子之说，虞抟诽王之分真、类，皆不师古而各取于臆以妄谈者已。

谨按：《金匮要略》脏腑经络先后篇者，外邪内伤之总论也，当在六经篇之首；痓湿暍篇当附太阳篇末；百合狐惑阴阳毒篇当附坏病篇末；疟疾篇当附少阳篇末，此皆以属外邪故也，盖叔和编次之误也耳。中风者，内伤病也，故杂病篇初举中风而列血痹虚劳以下诸篇，可见"伤寒"为外邪病总名，而"中风"为内伤病总称也。刘、李、朱之说，要皆内伤病而中风之一证也耳，火也，气也，痰也，果能尽中风之证乎？可谓得一而失二者也。

又问：吾子曰"中气自病名曰'中风'"，虽然，观《素问·风论》及《金匮要略》中风论，则似外风侵入为病者，有说乎？曰：《热论》曰"今夫热病者，皆伤寒之类也"。越人演此旨，曰"伤寒有五，有中风，有伤寒，有湿温，有温病，有热病"。仲景据《热论》作《伤寒论》，则《热论》所谓伤寒者，兼六气言之，故风寒之为人作病者，《热论》尽之，岂复他篇别举风邪一病而苦论之乎？乃知《风论》一篇，非外风为病之论也。夫《内经》者，辑众人之说而为一书者已，故其论驳杂混淆，其理支离矛盾而文辞卑陋，固为俗儒之假托也。如彼《风论》，亦剽窃古经冗长之以剩语者也耳。故薰莸 ① 杂乱，且有衍文错简及脱漏，从文牵强作之解者，陋矣。今余不量卑拙，考衍文，正

---

① 薰莸（yóu）：指香草和臭草。

错简，补脱漏，削剩语，私窃注《素问·风论》，并《金匮要略》中风篇，以详其义。

《素问·风论》

黄帝问曰：风之伤人也。

风者，非风寒之风，人身所生之风也。凡人忧恐思虑则气滞，气滞则血亦不行，气滞血不行则病乃生，是谓之风。若其人肾元虚衰，则卒倒昏愦，须臾命绝，《难经》曰"寸口脉平而死者，生气独绝于内也"是也。若其人素壮，但因有一时之虚发者，则未必卒死，则生气自复，风气不能留于中，而浮出皮表，则为寒热；出在经络，则为不仁、为偏枯；着肌肉营气热腑，则为疡、为疠风；若其人脾胃气不足，则其风乘虚入胃，乃为热中、为寒中。

或为寒热，或为热中，或为寒中，或为不仁，或为疡，二句从吴氏补之。或为疠风，或为偏枯。下文脱偏枯病因，今不可考。

已上病因详见于下文。

或为风。疑后人加笔，何则？下文所说诸风病因形状以非正理也。其病各异，其名不同，或内至五脏六腑，不知其解，愿闻其说。后人假托之辞耳。

按：先辈以"或内至五脏六腑"一句移于上文"为风"下，以为下文五脏风之问。余谓下文五脏风云云者，后世方士之妄诞也耳。假令固在于彼，亦当削去。

岐伯曰：风者，善行而数变。本在"不得泄"下，今移于此。

天地之风与人身之气也，其实何别？故至下文亦连言风气。

《至真论》曰"百病之生也，皆生于风寒暑湿燥火，以之化之变也"即此义也。此以天地之风，譬人身之气，以明风病变化其名多端也。

风气藏于皮肤之间。

其人元气素甚不亏者，虽因有一时之虚，中气生病，生气自复，风气不能留于中，则必外出而客于皮肤之间也。

内不得通，外不得泄。

表里一气耳，今风气在皮肤，故卫气不发泄，卫气不发泄，则里气亦不能疏通也。

腠理开，则洒然寒，闭则热而闷。

表虚腠理开，则外风乘虚，故恶寒；表实腠理闭，则郁闷，故发热也。此虽如言表虚者，不发热；表实者，不恶寒也，其实表虚者，亦发热；表实者，亦当恶寒，盖互文耳。闷者，郁闷之谓也。

名曰寒热。本在下文"不能食"下，今移于此。

若壮实人有一时之虚而其里素不甚衰，故风气不能留于中，浮出皮肤，与卫气相争，则为寒热，故名曰"寒热"。

其寒也，则衰饮食。

脾胃不足，风气乘虚入于胃，其气虚寒，故不能饮食也。

名曰寒中。考前后文，今补之。

胃中虚寒，故名曰"寒中"。

其热也，则消肌肉。

胃中素有实热者，风气乘之，则热气益炽，虽能饮食，而肌内消瘦。

名曰热中。考前后文，今补之。

胃中燥热，故名曰"热中"。

故使人怢栗而不能食。疑寒中之释文，当削去。

风气与阳明入胃，循脉而上至目内眦。其人肥，则风气不得外泄，则为热中而目黄；人瘦，则外泄而寒，则为寒中而泣出。

似再释寒中、热中，而文义不通，疑有错谬，今不可考。

风气，与太阳俱入行诸脉俞九字注家之文，当削去。散分肉之间，与卫气相干，其道不利，故其肉有不仁。"故其肉有不仁"一句本在"不行"下，今移于此。

风气散在肌肉之间，不能凑一所，只与卫气干争，则肌肉生气为之衰，故肌肉不仁。此非皮肤之疾，即肌肉经络之病也。

卫气有所凝而不行。

承上文，言风气在肌肉之间，凝滞一所而不流行也。

故使肌肉愤䐜而有疡。本在"不利下"，今移于此。

风气凝滞一所，血脉不通，肌肉渐愤䐜而为疡也。此邪气轻，故为疡，不能为疠。

疠者二字衍，其气不清，本在"荣气热胕"下。有荣气热胕，本在"其气不清"上。风寒客于脉而不去。本在"其气不清"下。故使鼻柱坏而色败，皮肤疡溃，本在"其气不清"下。名曰疠风。本在"不去"下，今尽改移。

其气不清者，卫气热郁也，言卫气热郁则营气为之热胕，营卫蓄热不流行，风寒乘之人，客血脉之分，久不去，则内外酿成疠风，故皮肤疡溃、鼻柱坏而色败，此邪气甚重，故为大病。

或名曰寒热。衍文。

故风者，百病之长也，至其变化，乃为他病也。本在下，今改移。

"风者，百病之长也"一句，古来相传之说，故《内经》动引此句，或作"始"，意义略同，此引古语以证风气变化无穷也。

以春甲乙伤于风者为肝风。

肝属木，应春，故春至而肝木旺。《难经》曰：旺者，不受邪。由此观之，以春甲乙伤于风者为肝风之说，恐非古义也。此以下，行文卑陋，取义乖违，大非医家实理，故今皆削去。

《金匮要略》中风篇

夫风之为病，当半身不遂。

当者，当然而未然之辞。半身不遂者，即《内经》所谓偏枯也。左右不遂，谓之痱。

中风证，虽多端也，当以半身不遂为本病也。若止半身不遂，则须不用"当"字。中风有半身不遂而痛者，有不痛者，有左右不遂而痛者，有不痛者，有周身不仁者，有偏不仁者，有十指不仁而不臂肘不仁者，有口眼㖞斜者，有不言者，有涎出者，此皆中风之一证，而含蓄当半身不遂之中也。

或但臂不遂者，此为痹。

中风与痹，其证多相似，故《内经》风与痹并举而论之，仲景又明辨之，不止手臂不遂为痹，或但足膝不遂亦当为痹也。

脉微而数，中风使然。

浮指则微，沉指则数，此气血病于内，故里脉数也。里气病者，卫气亦衰，故表脉微也。此言中气生病，故脉微而数。

寸口浮而紧。

虽因一时之虚，中气生病，而正气渐复，则风气不能留于中，浮出皮肤而卫气受之。浮者，邪在表也；紧者，血气凝涩也。

紧则为寒，浮则为虚。

释上文，紧则为寒者，言气血凝涩也；浮则为虚者，邪之所凑，其气必虚之谓也。

寒虚相抟，邪在皮肤。

《经》曰：怯者，着而为病。今卫气虚衰，故邪着卫分，言邪气乘卫气之虚，留在皮肤也。

浮者血虚，络脉空虚，贼邪不泻。

血虚，络脉空虚，贼邪着之不泻出，故见浮脉。贼邪者，非外来之贼风，即血气变乱之内风也。

或左或右，邪气反缓，正气胜。正气引邪，㖞僻不遂。

承上文，论㖞僻不遂之由也。言正气为邪缠绕，不能荣养及周身，故口眼㖞僻，手足偏不遂也。

邪在于络，肌肤不仁；邪在于经，即重不胜；邪入于腑，即不识人；入于脏，舌即难言，口吐涎。

在者，着在也。"入"字下亦应加"着在"二字看。

举中风必有之证，分配于脏腑经络，而令人知有在表在里之别也。夫肌肤不仁，重不胜者，邪在表也，经病也，半身不遂、口眼㖞斜等证兼在其中；不识人，舌即难言，口吐涎者，邪在里也，脏病也，善忘、善寝、鼾睡、遗尿等证兼在其中。

按：仲景无主治方，盖脱简耳。然因此论而从六经之法，见里证者，治其里；见表证者，治其表，则治与不治，自不失其方。后人不知，谓候氏黑散以下数方概治中风诸证者，不善读之过也。又按:"寸口脉迟而缓"之一条,即外邪中风也。太阳篇曰"太阳病,脉缓者,名为中风",此条曰"卫缓则为中风",可以见已。加之语气自然别,盖后人编次之时,过混入中风篇中耳。

或问:五脏风寒之说。曰:《金匮要略》五脏中风、中寒,其义虽与《内经》所说不同乎,要皆法家术士之空谈,故无定说,此亦后人编次之时,妄取以嵌入者耳。夫外邪风寒,仲景详之于六经篇中;内伤中风,《金匮要略》有中风篇。此虽残缺之余乎,可以证其无遗也,岂复别立一篇,以论五脏中风、中寒者乎?其中风、中寒将为外邪欤?将为内伤欤?

燮曰:肝,东方风木,应春,主怒,为发生勇猛之脏,故有将军之号也。静则崇主护国,动则拔城歼敌,喜则干城,怒则仇雠,若懦怠,则四方寇贼骤至,其国以危矣。盖以心为君,肝为相,故肝之喜怒与动静,则一身安危之所关系也。假令风息树静,不荒不怠,喜怒得其宜,则虽国小主弱,四境多事,亦可以得长全无慝[1],此子产之相于郑也。弑其君,篡其国,国以绝灭,身亦以亡者,子之之相于燕也。若夫尊王崇主,辟疆富国,以无敌于天下者,亦管仲之相于齐也。故肝气不正,则四方寇贼骤至,设得其正,则四脏虽少懈其事,亦其后亡者也。夫肝之脏,其经厥阴,阴中之阳,柔不茹[2],进之则骄,退之则怒,人有智愚与勇怯及奸伪、正实者,皆此脏自出。今夫疝瘕、积聚、狂痫、惊悸、吐衄、下血,至他血痹、虚劳、痰饮、咳嗽,及小恙微患,鲜有不由肝脏之喜怒与懦怠者也。其动也,厥阴为将,少

---

① 慝(tè):灾害。
② 茹:引申为忍受。

阳为佐，要君令下，互相为应援，又互相为掎角，姑气而安，姑风而危，胜复之气，往来无常，发作有时，所以有间证之名也，又所以诸病之多名"风"也。故曰"中风"者，内伤生疾之统名也。若箅夫四脏之所伤及间传所生病，则更仆岂能尽之矣哉。诸般中风，有得之于先天者，治而不愈者，亦宜矣哉。

或问：《伤寒论》曰"其脉阴阳俱紧者，名曰伤寒"。紧者，寒脉也。伤寒者，热病也。何以其脉阴阳俱紧曰伤寒之证？其初太阳少阴俱受邪，故其脉阴阳俱紧。阳脉紧者，风寒中于太阳也；阴脉紧者，风寒中于少阴也。风寒本皆寒，故见紧脉也。

又问：太阳者，身之外郭，阳明者，其第二。如然，则少阴者，其第五，何故太阳少阴俱受邪？曰：手太阴起于中焦，以次外走至手少阴太阳，自足太阳少阴，复以次内走至足厥阴而终。由此观之，阳经之浅者，太阳也；阴经之浅者，少阴也。故曰"清邪中于上焦，浊邪中于下焦"。上焦者，主表，太阳也，背部也；下焦者，主里，少阴也，腹部也。若壮实人有一时之虚，大邪侵之，虽太阳少阴俱受邪，里气素无虚，则少阴之邪不能入于里，但留于经，在营分激阳而为热；太阳之邪，素在卫分而为热，乃营卫俱病，谓之表实伤寒，麻黄汤诸证是也。若虚弱人，少阴之邪直循经入内，合阴而为寒；太阳之邪，犹留于表而为热，则为表热里寒之病，四逆汤、理中汤类主之，后世所谓夹阴伤寒，《内经》所谓两感病，即太阳里虚伤寒，不可汗、不可下诸证是也。《内经》所谓"两感于寒者，不免死"者，举其邪急甚，正气之虚亦甚者，以示不免死之状。仲景举其邪不急甚，正气之虚亦不甚者，示其脉证治法者，即所以继往圣救万世之法也。又有一证，风寒初中于太阳少阴，其人里气虚，表气亦不运，则表邪直入于里，为内寒证，少阴诸证是也，后世所谓直中伤寒或阴证伤寒者是耳。故仲景不谓之伤寒，止曰"少阴病"，附子汤、白通汤类主之，后世概谓之伤寒者，不详仲景之法故也。若夫中风者，虚弱人感于微邪之病也，如壮实人，微邪不能侵，假令侵之，不能为病也。故《经》曰：勇者，气行则愈，如虚弱人，感则病。故《经》曰：怯者，着而为病。邪气固微，故止伤卫而不能伤营，是以脉但浮缓而不紧，谓之表虚中风，桂枝汤诸证是也。此太阳一经受邪者也，与太阳少阴俱受邪者异也。

附：风寒先入太阳少阴图（见图二、图三）

太阳为背，少阴为腹，风寒伤人，必先中腹背，故太阳少阴俱受邪。《经》曰：伤寒一日，太阳受之，二日阳明受之，三日少阳受之。

肺经起于中焦，行中部，即手足太阴阳明也；自足阳明传心经，行浅部，即手足少阴太阳也；自足太阳传心包经，行深部，即手足厥阴少阳也。

或问：仲景言足经而不言手经者何？曰：凡举其大者，则小者从之，故言足经，则手经在于其中，况手经与足经相合而终始，故言太阳、阳明、少阳，则为手足太阳、阳明、少阳不待言矣。如刘陶辈，言传足而不传手者，可谓无稽也。又问：吾子谓自足太阳少阴以次内走至足厥阴，其说果是，则仲景立三阳经，当言太阳、少阳、阳明，何故言太阳、阳明、少阳？曰：子之所疑，即戴元礼之说也。戴氏不达《难经》之旨，而欲换置位地者，谬也。今述越人之意，以详三阳之次序。夫十二经之在躯也，自有三部，《十八难》曰"脉有三部"是也。脉者，谓十二经脉也；三部者，谓浅中深也。浅者，手足太阳少阴也；中者，手足太阴阳明也；深者，手足厥阴少阳也。一部各有四经，皆终始于胸膈，故曰"部有四经"。夫风寒伤人也，自浅入深，故《内经》《伤寒论》俱曰"太阳、阳明、少阳"者，为之之故也。凡邪气侵人，必乘其虚，苟无虚，则不能因入，故曰"伤寒二三日，阳明少阳证不见者，为不传也"，此言阳明少阳无虚，故邪气留滞于太阳经也。虽然，邪气有微甚，脏腑虚实亦不一，故阳明无虚、少阳有虚则不传阳明而传少阳，后世谓之越传经，或太阳阳明合并病，或阳明少阳合并病，或太阳少阳合并病，或三阳合病，或入于腑、入于脏，变化无有究极，仲景一一辨明之，无

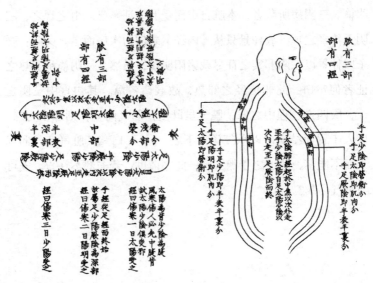

图二、图三　风寒先入太阳少阴图

复余蕴。《内经》所谓"一日太阳，二日阳明，三日少阳"者，止示例已。

或问：三阴经次序比于三阳经则当言少阴、太阴、厥阴，何故言太阴、少阴、厥阴？曰：《内经》曰"四日太阴受之，五日少阴受之，六日厥阴受之"者，阳邪传入于里为实热之证也，故曰"满三日者，可泄而已"，此止示三阴传经之例耳。夫三阴经次序，据两感病之例，则当言少阴、太阴、厥阴。虽然，凡阳邪入于里为实热者，非入于脏即入于胃也，胃与脾为配，故以太阴为三阴之始，少阴为第二也。《内经》立伤寒传经之例，虽始于太阳终于厥阴，然阳邪一入于胃，则必为实热，不复传于他经，其见三阴证者，胃中实热之余邪侵脾肝肾故也。当此之时，泄胃中实热，则三阴诸证不攻而愈，故仲景以三阴实热可下证尽载之阳明篇。三阴病所载者，本脏自虚而受邪诸证是已。由之观之，三阴无传经之理，故仲景只从《内经》之例为次序而已。又问：吾子曰仲景以三阴邪实之证尽载诸阳明篇，虽然，三阴篇举实热之证者何？曰：此非传经之邪热，故载诸各篇。其初直中三阴之证，服四逆、理中之辈，脏气虽既复，邪气尚盛，则寒变为热，反入于胃而结实，以承气汤辈下之。《经》曰"其脏气实，邪气入而不能客，故还之于腑"者，此之谓也。若夫邪不在胃，安可与承气汤哉？

《平脉法》

虽篇名"平脉法"，然不论平人无病之脉，故程氏曰：平者，平天下之平，辨之精白能平之，可以伤寒之脉准诸坏病，亦可以诸坏病之脉准伤寒，一以贯之。《医宗金鉴》亦据程氏之说。由此视之，"平"字义甚重，似《伤寒论》第一之要法矣。然而其文辞浅陋卑俗，大不似仲景之笔，且多引《素》《难》之成文，此与六经篇异也，盖后人撰次《伤寒论》者，加自己之蓄说，充篇数者已。方氏以此篇改为《辨脉法上篇》，削《平脉法》之目，以《辨脉法》为下篇，俱为叔和之所述，亦可谓薰莸相混也。

问曰：脉有三部，三部之说见于《十八难》。阴阳相乘。阴阳相乘之说见于《三难》。营卫血气，在人体躬。呼吸出入，上下于中，因息游布，津液流通。此等之说详于《素》《难》。随时动作，效象形容。此指《十五难》所谓"肝，东方木，万木始生，未有枝叶，故其脉之来濡弱而长"之类也。春弦秋浮，冬沉夏洪。此随四时形容之脉也，详于《十五难》。按：《难经》

曰"秋脉毛"，今改之为"浮"者，以其脉之来轻虚而浮也；"夏脉钩"，今改之为"洪"者，洪者，数大按之无力也，盖夏时阳气浮于表而其里空虚也，故改"钩"为"洪"，以叶韵。察色观脉，大小不同，一时之间，变无经常。尺寸参差，或短或长。上下乖错，或存或亡。病辄改易，进退低昂。心迷意惑，动失纪纲。愿为具陈，令得分明。师曰：子之所问，道之根源。脉有三部，尺寸及关。营卫流行，不失衡铨。肾沉心洪，肺浮肝弦，此自经常，不失铢分。出入升降，漏刻周旋，水下百刻，一周循环。当复寸口，虚实见焉。变化相乘，阴阳相干。风则浮虚，寒则牢坚，沉潜水滀，支饮急弦。动则为痛，数则热烦。设有不应，知变所缘。三部不同，病各异端，大过可怪，不及亦然。邪不空见，终必有奸，审察表里，三焦别焉。知其所舍，消息诊看，料度腑脏，独见若神。为子条记，传与贤人。

此平脉一篇之序论，隐括《素》《难》之文，设问答文，有叶韵，似古雅，然其所问之事与所答之言，聩聩焉不明矣。苟读《素》《难》，则此问答属赘言。喻氏既疑此篇为叔和之言，宜矣哉。

师曰：呼吸者，脉之头也。初持脉，来疾去迟，此出疾入迟，名曰内虚外实也；初持脉，来迟去疾，此出迟入疾，名曰内实外虚也。

《十五难》曰：其脉之来疾去迟，故曰钩。夫夏之时，阳气尽浮于上，故人之阳气亦浮于表，是故夏日虽内虚外实而非病也，故不言以来疾去迟为内虚外实也。内虚外实之诊法，详于《四十八难》矣。又诊脉知内虚外实之法，详于《六难》矣。以来疾去迟之一诊，不可究万病之外实内虚也明矣，《难经》既详论之。

问曰：上工望而知之，中工问而知之，下工脉而知之，愿闻其说。四诊之说，详于《素》《难》也，今阙闻之一说，岂脱乎？师曰：病家人请云，病人苦发热，身体疼，病人自卧。师到诊其脉，沉而迟者，知其差也。何以知之？若表有病者，脉当浮大，今脉反沉迟，故知愈也。此下工脉而知之之术也。然有发热、身体疼、脉沉迟而其病不差者，太阳篇曰：病发热头痛，脉沉，若不差，身体疼痛者，当温其里，宜四逆汤。《难经》释脉而知之之义曰：诊其寸口，视其虚实，以知其病在何脏腑也。此含蓄无究之意焉，不如此条之切迫而近理也。假令病人云腹内卒痛，病人自坐，师到脉之，浮而大者，知其差也。何以知之？若里有病者，脉当沉而细，今脉浮大，故知愈也。亦是一偏之见已，非六经篇之说。

此切脉而知之之说也。然其文陋劣，不胜观矣，其事亦不必然矣。

师曰：病家人来请云，病人发热烦极。明日师到，病人向壁卧，此热已去也。设令脉不和，处言已愈。设令向壁卧，闻师到，不惊起而盼视，若三言三止，脉之咽唾者，此诈病也。设令脉自和，处言此病大重，当须服吐下药，针灸数十百处，乃愈。

此望而知之之术也，戏剧之事矣。

师持脉，病人欠者，无病也。脉之呻者，病也。言迟者，风也。摇头言者，里痛也。行迟者，表强也。坐而伏者，短气也。坐而下一脚者，腰痛也。里实二字不可读护腹，如怀卵物者，心痛也。

此闻而知之，又望而知之之术也。以欠伸欲知病与不病者，无识见之甚也。盖当时之人有此奸，而医人亦有此伎俩也，不可以为教矣。

师曰：伏气之病，以意候之，今月之内，欲有伏气。假令旧有伏气，当须脉之。若脉微弱者，当喉中痛似伤，非喉痹也。病人云，实咽中痛。虽尔，今复欲下利。

《素》《难》无伏气之病，故不可解也。成氏以来诸家，以为冬时感寒伏藏于经中不即发者，至春分之时而发之病也，此即叔和所谓温病之说，而非《素》《难》及仲景之意。程氏解此条曰"一为阴邪、一为阳邪"者，调停两可之说也。

问曰：人恐怖者，其脉何状？师曰：脉形如循丝累累然，其面白脱色也。此非病而一时之变也，非指心胆虚怯而病恐怖者而言也。

问曰：人不饮，其脉何类？师曰：脉自涩，唇口干燥也。

问曰：人愧者，其脉何类？师曰：脉浮而面色乍白乍赤。此亦非病一时失言，或为可愧之事而愧羞也，非指心肺阴虚之病而言也。

以上三条，非病而察色诊脉知一时之变也，无用于治疗之术矣。

问曰：《经》说脉有三菽六菽重者，何谓也？师曰：脉人以指按之，如三菽之重者，肺气也；如六菽之重者，心气也；如九菽之重者，脾气也；如十二菽之重者，肝气也；按之至骨者，肾气也。假令下利，寸口、关上、尺中，悉不见脉，然尺中时一小见，脉再举头者，肾气也；若见损脉来至，为难治。

此《难经》第五篇之说而大背越人之意也。越人所谓菽法者，不拘寸关尺三部，唯以轻重分五等定五脏之部位也，故曰如三菽之重，与皮毛相得者，肺之部也。此曰：寸口、关上、尺中，悉不见脉，然尺中时一小见，脉再举头者，肾气也。《难经》所谓肾部者，不拘寸关尺，唯按之至骨也。所谓举指来疾者，三部悉按之至骨举指来疾也，非寸关尺不见脉而尺中止一处时一小见之谓也。

问曰：脉有相乘，有纵有横，有逆有顺，何谓也？师曰：水行乘火，金行乘木，名曰纵；《难经》曰：从所胜来者，为微邪。火行乘水，木行乘金，名曰横；从所不胜来者，为贼邪。水行乘金，火行乘木，名曰逆；从前来者，为实邪。金行乘水，木行乘火，名曰顺也。从后来者，为虚邪。

此古来相传之说而《内经》之遗法也，《五十难》所论即此条之演义也而已。故举伤寒、伤暑、中风、中湿、饮食劳倦之五邪，推五行相生相克之例，为虚邪、实邪、贼邪、微邪、正邪，以明纵、横、逆、顺之义，仲景亦于太阳篇举肝乘脾、肝乘肺纵、横二病，以示治法之例矣，学者善弄文辞，则知之。

问曰：脉有残贼，何谓也？师曰：脉有弦、紧、浮、滑、沉、涩，此六脉名曰残贼，能为诸脉作病也。

凡脉和、缓、濡、弱之外，皆病脉也，病脉岂有不残贼者乎？今仅举弦、紧、浮、滑、沉、涩六脉以为残贼，则数、动、芤、微之类皆非残贼乎？又脉法篇曰：阳病见阴脉者，死；阴病见阳脉者，生。此六脉总名可为残贼乎？

问曰：脉有灾怪，何谓也？师曰：假令人病，脉得太阳，与形证相应，因为作汤，比还送汤，如食顷，病人乃大吐，若下利，腹中痛。师曰：我前来不见此证，今乃变异，是名灾怪。又问曰：何缘作此吐利？答曰：或有旧时服药，今乃发作，故为灾怪耳。

此俗师蔽过者之言，行文卑俗，问答不相应。

问曰：东方肝脉，其形何似？师曰：肝者，木也，名厥阴，其脉微弦濡弱而长，是肝脉也。肝病自得濡弱者，愈也。假令得纯弦脉者，死。何以知之？以其脉如弦直，此是肝脏伤，故知死也。

南方心脉，其形何似？师曰：心者，火也，名少阴，其脉洪大而长，是心脉也。心病自得洪大者，愈也。假令脉来微去大，故名反，病在里也。脉来头小本大，故名覆，病在表也。上微头小者，则汗出；下微本大者，则为关格不通，不得尿。头无汗者，可治；有汗者，死。

西方肺脉，其形何似？师曰：肺者，金也，名太阴，其脉毛浮也。肺病自得此脉，若得缓迟者，皆愈；若得数者，则剧。何以知之？数者，南方火，火克西方金，法当痈肿，为难治也。

此三条剽窃《十五难》之意，而至于断其吉凶，则三条各异也。其一者，据《十五难》以胃气断之；其二者，据《玉机真脏论》以阴阳盛衰断之；其三者，据五行相生相克断之，要皆《素》《难》之说，而属重复无用之言已。缺北方之脉状者，盖脱简也。

问曰：二月得毛浮脉，何以处言至秋当死？师曰：二月之时，脉当濡弱，反得毛浮者，故知至秋死。二月肝用事，肝属木，脉应濡弱，反得毛浮脉者，是肺脉也。肺属金，金来克木，故知至秋死。他皆仿此。

此据《十五难》与《脏气法时论》以立论也，不过于推相生相克之例也。

师曰：脉肥人责浮，瘦人责沉。肥人当沉，今反浮；瘦人当浮，今反沉，故责之。

肥人责浮，瘦人责沉，以实地言，然非经言。设初下"大卒"二字则可矣。

师曰：寸脉下不至关，为阳绝；尺脉上不至关，为阴绝。此皆不治，决死也。若计其余命生死之期，期以月节克之也。

按： 寸脉下不至关者，阴绝也；尺脉上不至关者，阳绝也。今此倒置。

此与《十四难》所谓"上部有脉，下部无脉""上部无脉，下部有脉"同意，而《十四难》之辞不甚迫切。《十四难》曰：上部有脉，下部无脉，其人当吐不吐者死；上部无脉，下部有脉，虽困，无能为害。可见辞义平稳矣。

师曰：脉病人不病，名曰行尸，以无王气，卒眩仆不识人者，短命则死。人病脉不病，名曰内虚，以无谷神，虽困无苦。

脉病人不病，人病脉不病者，即《二十一难》之说也。"行尸"二字，见《十四难》，然此条与《十四难》行尸之说不同，且"人病脉不病"以下数句，不通之论也。人病脉不病者，不可曰"内虚"也。无谷神者，不可有虽困无苦之理也，且"困""苦"二字，义不甚异，曰"虽困无苦"，则不通也。

问曰：翕奄沉，名曰滑，何谓也？师曰：沉为纯阴，翕为正阳，不释"奄"字。阴阳和合，故令脉滑，前条以滑脉为残贼。关尺自平。阳明脉微沉，食饮自可。少阴脉微滑，滑者，紧之浮名也，此为阴实，其人必股内汗出，阴下湿也。滑脉果阴阳和合，则何股内汗出、阴下湿为？

此条文义不可解，如诸家之说，可谓越人语胡人之肥瘠也。

问曰：曾为人所难，紧脉从何而来？师曰：假令亡汗，若吐，以肺里寒，故令脉紧也。假令咳者，坐饮冷水，故令脉紧也。假令下利，以胃中虚冷，故令脉紧也。

举一紧脉以辨肺寒与胃寒，一偏之说耳。

寸口卫气盛，名曰高高者，暴狂而肥；营气盛，名曰章章者，暴泽而光；高章相抟，名曰纲纲者，身筋急，脉强直故也。卫气弱，名曰惵惵者，心中气动迫怯；营气弱，名曰卑卑者，心中常羞愧；惵卑相抟，名曰损损者，五脏六腑俱乏气虚惵故也。卫气和，名曰缓缓者，四肢不能自收；营气和，名曰迟迟者，身体俱重，但欲眠也；缓迟相抟，名曰沉沉者，腰中直，腹内急痛，但欲卧，不欲行。

高、章、惵、卑之脉，《素》《难》无说其状，不可知，细注亦不可解也。

寸口脉缓而迟，缓则阳气长，其色鲜，其颜光，其声商，毛发长。迟则阴气盛，骨髓生，血满，太阳篇曰：尺中迟者，不可发汗。何以知然？以营气不足，血少故也。迟脉何为阴气盛？骨髓生，血满乎？肌肉紧薄鲜硬。阴阳相抱，营卫俱行，刚柔相得，名曰强也。营卫俱行，刚柔相得，则可曰和。若平凡，弱者不及也，强者过也，此不可为之刚柔相得也。

趺阳脉滑而紧，滑者胃气实，紧者脾气强。持实击强，痛还自伤，以手把刃，坐作疮也。

寸口脉浮而大，浮为虚，大为实。在尺为关，在寸为格。关则不得小便，格则吐逆。

趺阳脉伏而涩，_{伏者，蛰伏而不见也。伏而不见，何处见涩脉乎？}伏则吐逆，水谷不化，涩则食不得入，名曰关格。

脉浮而大，浮为风虚，大为气强，风气相抟，必成隐疹，身体为痒。痒者，名泄风，久久为痂癞眉少发稀，身有干疮而腥臭也。

上四条，寸口趺阳相对；此一条，独无对；后数条，亦寸口趺阳各相对。

寸口脉弱而迟，弱者卫气微，迟者营中寒。营为血，血寒则发热；_{太阳篇曰：紧则营中寒，阳微卫中风，发热恶寒，营紧胃气冷，未闻血寒发热也。}卫为气，气微者心内饥，饥而虚满不能食也。

趺阳脉大而紧者，当即下利，为难治。_{"者"字上疑有脱文。}

寸口脉弱而缓，弱者阳气不足，缓者胃气有余。噫而吞酸，食卒不下，气填于膈上也。_{一作下。}

趺阳脉紧而浮，浮为气，紧为寒。浮为腹满，紧为绞痛。浮紧相抟，肠鸣而转，转即气动，膈气乃下。少阴脉不出，其阴肿大而虚也。

寸口脉微而涩，微者卫气不行，涩者营气不逮。营卫不能相将，三焦无所仰，身体痹不仁。营气不足，则烦疼口难言；卫气虚者，恶寒数欠。三焦不归其部，上焦不归者，噫而酢吞；中焦不归者，不能消谷引食；下焦不归者，则遗溲。

趺阳脉沉而数，沉为实，数消谷。紧者，病难治。_{此条亦有脱文或误字。}

寸口脉微而涩，微者卫气衰，涩者营气不足。卫气衰，面色黄；营气不足，面色青。营为根，卫为叶。营卫俱微，则根叶枯槁而寒栗、咳逆、唾腥、吐涎沫也。

趺阳脉浮而芤，浮者卫气虚，芤者营气伤。其身体瘦，肌肉甲错，浮芤相搏，宗气微衰，四属断绝。四属者，谓皮、肉、脂、髓。俱竭，宗气则衰矣。

以上又以寸口趺阳相对论之。

寸口脉微而缓，《辨脉法》曰：阳脉浮大而濡，阴脉浮大而濡，阴脉与阳脉同等者，名曰缓。微脉何兼缓脉之为？微者卫气疏，疏则其肤空；缓者胃气实，实则谷消而水化也。谷入于胃，脉道乃行，水入于经，其血乃成。营盛则其肤必疏，三焦绝经，名曰血崩。初曰"微"者，卫气疏，疏则其肤空；后曰"营盛"，则其肤必疏，此前后之文背驰。且胃气实，谷入于胃，脉道乃行，水入于经，其血乃成，此平人无病之常体也，何故曰"三焦绝经，名血崩"？

趺阳脉微而紧，紧则为寒，微则为虚，微紧相搏，则为短气。

少阴脉弱而涩，弱者微烦，涩者厥逆。

以下四条，趺阳少阴相对论之。

趺阳脉不出，脾不上下，身冷肤硬。

少阴脉不至，肾气微，少精血，奔气促迫，上入胸膈，宗气反聚，血结心下，阳气退下，热归阴股，与阴相动，令身不仁，此为尸厥。当刺期门、巨阙。宗气者，三焦归气也，有名无形，气之神使也。下荣玉茎，故宗筋聚缩之也。

寸口脉微，尺脉紧，其人虚损多汗，知阴常在，绝不见阳也。二句不可解，疑有脱文。

寸口诸微亡阳，诸濡亡血，诸弱发热，诸紧为寒。诸乘寒者，则为厥，郁冒不仁，以胃无谷气，脾涩不通，口急不能言，战而栗也。"诸乘寒者"以下数句，文义不连属，疑有脱文。

按："寸口卫气盛，名曰高"以下至此，凡二十一条，似《内经》之文，疑古来相传者，世代久远，故有误字、脱文而不可读也，存疑而可也。

问曰：濡弱何以反适十一头？师曰：五脏六腑相乘，故令十一。此条不可解，诸家强下注解者何乎？

问曰：何以知乘腑，何以知乘脏？师曰：诸阳浮数为乘腑，诸阴迟涩为乘脏也。《三难》及《二十难》有阴阳相乘之说，义甚详矣。

仲景于六经篇不一引《素》《难》之成文，又不一论《素》《难》所论，唯撰用《素》《难》之说而述治疗之要矣。今此篇往往引《难经》之成说，或重论《素》《难》所既论也，故余断为后人所辑而不预于《伤寒论》也。今人苟为方者，无不疑《平脉法》之非正义者也。然欲并《辨脉法》废之，不善读而明辨之过也。故初注《辨脉法》，明其义而雪其冤，今又辨《平脉法》之所伪而附篇末云。

　　昔者余祖考盛庵先生，以医共职，立诚居业，精也、忠也。曰：
道不究渊源，学不审古今，术不至于贯微者，则我匪人也。故能博
能约而慎思之而明辨之，老不懈，其业益进。于是纂注泉庵内藤先
生所草创《伤寒杂病论类编》而成，历年三十，日亦益逼崦嵫[①]，
有意于欲问大方而不果，奄忽乎长逝矣。孙子惟谨矣，除戚族门
人外，秘不复传播。近坊间有誊本以《类编》称者，眷其为书，即
此书未脱稿者，遗漏剩复，错谬尤多，理义或乖戾，盖其初必出胠
箧[②]者之为，故缪戾乃尔。此可忍也，甚则将夺生灵至贵之重器，
大非祖考所以立诚居业之意也。前于是嘱伯父仲和氏以此编相论难
考索者数，今又相谋，就彼是重复校订、上梨枣以问于世，非敢共

---

① 崦嵫（yān zī）：喻指人的暮年。
② 胠箧（qū qiè）：原谓撬开箱子，后亦泛指盗窃。

抗，聊欲彰先贤所以用心恪勤，惠于斯人之本志而已矣。言详载于《凡例》，不肖之孙惰怠，临事恐惶不知所寘①辞也。

文政二年己卯三月谷雨之日

冈 小岛鼎伯象谨撰

---

① 寘（zhì）：古同"置"。